DIE WIRKUNGEN VON GIFT- UND ARZNEISTOFFEN

VORLESUNGEN FÜR CHEMIKER UND PHARMAZEUTEN

VON

PROF. DR. MED. **ERNST FREY**
MARBURG AN DER LAHN

MIT 9 TEXTABBILDUNGEN

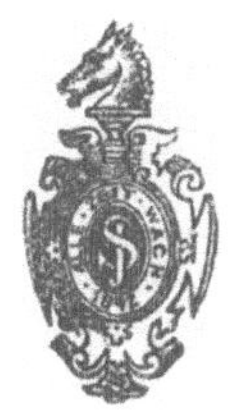

SPRINGER-VERLAG BERLIN HEIDELBERG GMBH
1921

ISBN 978-3-642-89703-0 ISBN 978-3-642-91560-4 (eBook)
DOI 10.1007/978-3-642-91560-4

Originally published by Julius Springer in Berlin 1921
Softcover reprint of the hardcover 1st edition 1921

Vorwort.

Im Wintersemester 1908/09 veranlaßte mich Herr Geheimrat Knorr in Jena, eine Vorlesung für Chemiker über die Wirkungsweise chemischer Substanzen auf den Organismus abzuhalten, um die Chemiker mit den Gefahren bekannt zu machen, welche ihnen bei ihren Arbeiten drohen. Eine solche Darstellung der Giftwirkung muß naturgemäß von physiologischen Gesichtspunkten ausgehen, welche dem Chemiker fremd sind, muß also ein Gebiet wissenschaftlicher Forschung in leicht verständliche Form fassen. Von den mancherlei Bedenken, die sich einer derartigen Darstellung entgegenstellen, ist wohl dasjenige am bedeutendsten, es könne sich eine solche eben etwas populäre Behandlung doch nur an der Oberfläche halten und eine Bereicherung des Hörers an tieferem Wissen nicht herbeiführen, weil nur einige besonders anziehende Tatsachen zur Abhandlung gelangen könnten. Auf der anderen Seite verfügt der Chemiker über eine allgemeine naturwissenschaftliche Vorbildung, welche es gestattet, an chemische und physikalische Tatsachen anzuknüpfen, und welche die Grundbedingung für ein Verständnis abgibt. Es war daher der Boden für einen Aufbau bei der Darstellung gegeben und nur das Material des Gebäudes selbst mußte etwas leichter gewählt werden; und es war reizvoll, zu versuchen, ob sich eine Form finden ließe, welche ein allgemeines Verständnis für die Wirkungsweise der chemischen Stoffe auf den Organismus übermittelt, ohne allzusehr an der Oberfläche zu bleiben. Denn nur ein Eindringen in die Art und Weise des Zustandekommens einer Giftwirkung wird das Ziel erreichen lassen, eine wirksame Warnung vor den Gefahren zu geben, wie sie die Kenntnis vom allgemeinen Giftcharakter einer Substanz nicht darstellen kann und auch erfahrungsgemäß nicht abgibt. Um aber dies Ziel zu erreichen, mußte ein Überblick über die Wirkung chemischer Stoffe überhaupt gegeben werden, um die vielfachen Angriffspunkte einer Wirkung chemischer Stoffe zu zeigen. Von besonderem Interesse werden solche Darstellungen für den Pharmazeuten sein, welcher sich ständig mit der Herstellung chemischer Präparate beschäftigt, und zwar mit dem Endzweck der Wirkung auf den Organismus. Man könnte nun glauben, daß derartige Erörterungen dazu Veranlassung geben würden, die selbständige Anwendung solcher Stoffe dem Hörer oder Leser nahe zu legen, aber ich meine, daß gerade ein tieferes Verständnis vom Wesen einer Arzneiwirkung eher davon abhalten wird, als ein Fernhalten jeden Einblickes in das komplizierte Getriebe einer Wirkung, weil ganz allgemein jede Bereicherung unseres Wissens zu einer Schärfung der Kritik beiträgt. Es handelt sich nur darum, ob eine solche Wissensbereicherung tatsächlich zustande kommt. Trotzdem habe ich es nicht für überflüssig gehalten, in dem Schlußkapitel auf die Schwierigkeiten der Indikationsstellung hinzuweisen. Und wer in diesem Buche Fingerzeige für die Arzneianwendung sucht, wird sich enttäuscht fühlen. Freilich habe ich auch an einzelnen Stellen die medikamentöse Anwendung der Stoffe beschrieben, aber es ist mit Absicht nur da erfolgt, wo eine Anwendung nicht in Frage kommt, wie etwa bei der Chloroformnarkose oder bei der Digitaliswirkung, und zwar aus dem Grunde, weil die so gut studierte Chloroformnarkose ein Beispiel für die allgemeine Pharmakologie der Gaswirkung ist und die Digitaliswirkung uns die besondere Wirkung am Kranken vor Augen führt.

Es ist nun in den Jahren, in welchen ich diese Vorlesung abgehalten habe, so oft der Wunsch meiner Hörer geäußert worden, einen solchen Überblick über die Wirkungsweise von chemischen Stoffen in Buchform zu besitzen, daß ich mich zur Herausgabe dieser Vorlesungen im Druck entschlossen habe. Die Anordnung des Stoffes konnte dabei naturgemäß nur von pädagogischen Gesichtspunkten ausgehen, d. h. es war für die Darstellung, die Folge der Besprechung, die Auswahl und Beschränkung des Gebietes maßgebend, in welcher Anordnung sich die Erörterung am zweckmäßigsten gestaltet. So sind zum Teil die Stoffe nach Wirkungsgruppen, zum Teil nach physiologischen Gesichtspunkten abgehandelt worden, und es ist häufig eine Wirkung dort besprochen worden, wo sich gerade Gelegenheit bot, an eben Auseinandergesetztes anzuknüpfen. Trotzdem ist die Anordnung so zufällig nicht, wie es vielleicht scheinen könnte. Denn es ist unerläßlich, zunächst dem Nichtmediziner einige Grundtatsachen der Physiologie zu zeigen, ehe man an die Erörterung der Funktionsänderung durch Gifte gehen kann. Später, wenn eine gewisse Grundlage der physiologischen Kenntnisse geschaffen ist, wird die Behandlung des Stoffes abgekürzt, wenn man ähnlich wirkende Substanzen hintereinander erwähnt. Und so findet sich anfangs eine Besprechung der Wirkungen nach Organsystemen, später eine solche nach Substanzgruppen. Ich glaube, daß der vorliegende Zweck dies rechtfertigt, denn es handelt sich darum, nicht eine möglichst lückenlose Kenntnis der Wirkungsweise aller giftigen oder medikamentös angewandten Stoffe zu übermitteln, sondern ein Verständnis von dem vielgestaltigen Bild einer Wirkung auf den Körper zu erstreben. Und so wurde der Schwerpunkt auf die Art der Darstellung gelegt, nicht eine Aufzählung der Symptome oder gar eine Erwähnung der Anwendungsarten der chemischen Stoffe gegeben, sondern die Art und Weise einer Wirkung dem Verständnis näher zu bringen versucht. Dies läßt sich vor einem Hörerkreise von Nichtmedizinern nicht in Form einer Darstellung der allgemeinen Pharmakologie erreichen, weil man bei Erwähnung jeder allgemeinen Wirkung sofort ein konkretes spezielles Beispiel anführen oder erst längere physiologische Vorbemerkungen machen müßte. Infolgedessen wurde dieser Mittelweg zwischen allgemeiner und spezieller Darstellung gewählt, weil sich, wie die Praxis lehrte, auf diese Weise am leichtesten ein Verständnis der Wirkungsweise erhoffen ließ. Der Erfolg dieser Vorlesungen läßt mich hoffen, daß ich diesem Ziel bis zu einem gewissen Grade nahe gekommen bin.

Inhalt.

I. Vorlesung.

Gift und Arznei. — Umwandlung der Gifte. — Entgiftung. — Verteilung des Giftstoffes. — Hauptwirkung und Nebenwirkung. — Lokale Wirkung und Wirkung nach der Aufnahme.

Meine Herren! Es kann nicht der Zweck dieser Vorlesungen sein, Ihnen eine systematische Übersicht über die Wirkungen von Gift- und Arzneistoffen zu geben, und Sie mit allen Wirkungen dieser Stoffe auf den Organismus bekannt zu machen, aber wir wollen eine Reihe von Tatsachen näher betrachten, die vielleicht geeignet sind, Ihnen ein Verständnis für das Zustandekommen einer Arznei- oder Giftwirkung zu geben, und wir wollen besonders mit Rücksicht auf Ihre Fachbeschäftigung chemischen Vorgängen unser Augenmerk zuwenden. Ein solches Verständnis für die Wirkungen eines Stoffes auf den Organismus entbehrt Ihres Interesse nicht; denn Sie können durch die Kenntnis einer schädlichen Wirkung beim Umgange mit Giftstoffen sich und andere vor Gefahren schützen und durch Kenntnis des Zustandekommens einer Einwirkung die Möglichkeit der Gefährdung beurteilen. Es ist Ihnen dabei bekannt, daß die Ausdrücke Gift und Arznei nur relative Geltung haben, indem eine Anzahl von Arzneikörpern die Bezeichnung Venena führen; und es handelt sich nicht nur um den Unterschied in der Gabengröße, ob wir von Arzneiwirkung oder Giftwirkung sprechen, sondern häufig liegt die Grenze zwischen beiden Begriffen nicht im Gebiete von Maß und Zahl, sondern der Unterschied ist in unserem Willen gegeben, ob wir z. B. die Absicht haben, eine Geschwulst, etwa eine Warze, zu zerstören, ober ob bei einem Unglücksfall eine Zerstörung von Körpergewebe durch ein ätzendes Gift entsteht. Der Vorgang der Wirkung kann dabei beidemal derselbe sein, und nur die Folge für den menschlichen Körper ist einmal eine gewollte günstige, die zur Gesundung führt, das andere Mal eine unbeabsichtigte Erkrankung. Dabei entfalten häufig die Stoffe eine Anzahl von Wirkungen, von denen einige bezweckt und erwünscht, andere ebenso gesetzmäßig auftretende und unvermeidbare, unangenehm, ja schädlich sein können, und entweder als der Schwere der Erkrankung gegenüber, die bekämpft werden soll, nicht ins Gewicht fallend, als Nebenwirkung mit in Kauf genommen werden müssen, oder aber als zu sehr in den Vordergrund tretend, die Anwendung des Körpers als Arznei leider verbieten. Wir werden also die Worte Gift und Arznei häufig für einander setzen.

M. H.! Sie kommen bei Ihren praktischen Arbeiten mit einer Anzahl von Stoffen in Berührung, von denen Sie wissen, daß sie eine schädigende Wirkung auf den Organismus ausüben und nennen solche Substanzen Gifte. Damit verbinden Sie die Vorstellung, daß solche schädliche chemische Körper schon in geringer Menge die Lebensvorgänge in ungünstigem Sinne beeinflussen oder ganz zum Aufhören bringen. Häufig handelt es sich dabei um Stoffe, die auch am toten Gewebe Veränderungen hervorrufen, die zur Vernichtung der Körpersubstanz führen, den chemischen Aufbau wie auch das mechanische Gefüge der Gewebe zerstören. Aber Sie verbinden mehr noch mit dem Worte Gift die Vorstellung, daß auch ohne solche sinnfällige Zertrümmerung eine verhängnisvolle Wirkung zustande kommen kann. Aber auch in solchen Fällen müssen wir uns vorstellen, daß es letzten Endes chemische Veränderungen an gewissen Stellen des Gewebes sind, die die Funktionsänderung bedingen, die wir Wirkung nennen. Eine solche Veränderung der Tätigkeit der Zelle, des elementaren Bausteines der Gewebe, kann schon eintreten, wenn Spuren eines Giftstoffes in den Körper eingedrungen sind; diese Stoffe werden gewöhnlich als giftiger bezeichnet als solche Substanzen, die erst in größerer Menge zu Schädigungen der Gesundheit führen, trotzdem mit einer solchen Rangstufe der Giftigkeit keineswegs die Größe der Gefahr für uns charakterisiert wird. Immer aber denkt man dabei an Substanzen, die im gewöhnlichen Leben nicht mit dem Organismus in Berührung kommen, und doch gibt es viele im Körper selbst enthaltene und entstehende chemische Körper, die am unrechten Ort oder in unrechter Menge Gifte für den Körper sind. So wissen Sie, daß unsere Körperflüssigkeiten einen bestimmten Salzgehalt aufweisen, daß hauptsächlich das Kochsalz darin einen beträchtlichen Teil ausmacht und andere Salze wie Kalium und Kalk in geringerer Menge vertreten sind. Trotzdem ist die Zusammensetzung der Gewebe verschieden, so enthalten die roten Blutzellen keinen Kalk, wie das Blut, in dem sie schwimmen, der Muskel ist frei von Natrium, dagegen reich an Kalium. Bringt man Froschmuskeln, die in einer Lösung, die die Salze des Froschblutes alle in richtigem Verhältnis enthält, lange Zeit sich am Leben erhalten und bei Berührung zusammenziehen, in eine Lösung, welche Kalium in so hoher Konzentration enthalten, als es in ihrem Inneren vorhanden ist, so werden sie gelähmt, verlieren die Fähigkeit, sich bei Berührung zu kontrahieren; dasselbe tritt ein, wenn man sie in natriumfreie Lösungen bringt; es ist also ein gewisses Quantum Natrium in der umgebenden Lösung zur Erhaltung der Funktion unerläßlich, trotzdem sie selbst in ihrem Innern natriumfrei sind. Sie sehen also, daß Giftstoffe Substanzen sein können, die in dem durch sie vergifteten Gewebe vorkommen, ja in höherer Menge vorkommen, als zur Entfaltung einer Giftwirkung notwendig ist, wenn sie von außen, am unrechten Orte vorhanden sind. Sodann entstehen im Körper immer eine Reihe von chemischen Substanzen, die zweifellos als Gifte im gewöhnlichen Sinne zu bezeichnen sind, und die nur deswegen keine Giftwirkung entfalten, weil ihre Menge jeweils zu gering ist. So ist das Phenol, die Karbolsäure, ein Spaltprodukt des Eiweißes, das bei der Fäulnis der Eiweißkörper im Dickdarm gebildet wird, und von dort vom Blute aufgenommen, in dem Körper herumgeschwemmt wird. Aber die Menge dieses Giftstoffes ist jeweils eine nur geringe, weil die Niere das Blut davon befreit, indem sie das Phenol mit dem Harn entläßt. Aber schon vorher hat ein Prozeß eingesetzt, der das Phenol seines Giftcharakters entkleidet; der Körper vermag den Giftstoff durch einen synthetischen Prozeß in eine ungiftige Verbindung zu überführen. Es findet eine Kuppelung mit Schwefelsäure derart statt, daß Phenolätherschwefelsäure daraus wird; es treten im Harn sogenannte gepaarte Schwefelsäuren auf, die mit Bariumchlorid direkt nicht fällbar sind, und erst nach Spaltung mit Salzsäure einen Niederschlag mit Barium geben. Und so dient das Verhältnis der freien, d. h. direkt fällbaren Schwefelsäure des Harnes, zu der erst nach Kochen des Harnes mit Salzsäure zu erhaltenden Schwefelsäure als ein Maß für die Fäulnisvorgänge im Darm, freilich in umgekehrtem Sinne: viel gepaarte Schwefelsäure und wenig sog. freie (als einfaches Salz) deutet auf lebhafte Darmfäulnis, wie sie bei Stagnieren des Darminhaltes z. B. bei Darmverschluß auftritt. Dieselbe Paarung des Phenols mit Schwefelsäure findet natürlich auch statt, wenn Phenol von außen in den Körper eingedrungen ist, etwa bei Applikation als Antiseptikum. Und erst wenn die verfügbaren Schwefelverbindungen, aus denen durch Oxydation Schwefelsäure entsteht, verbraucht sind, wird eine Giftwirkung von Phenol eintreten. Es verfügt also der Organismus über Einrichtungen der Entgiftung, er ist imstande, Gifte in ungiftige Stoffe umzuwandeln, und zwar einerseits durch Zerstörung, hauptsächlich durch Oxydation, aber auch durch synthetische Prozesse. Sie werden sich vielleicht wundern, daß der Körper einer Anzahl von Giften gegenüber solcher chemischer Umwandlung fähig ist, Giften gegenüber, deren Eindringen für gewöhnlich recht unwahrscheinlich ist, aber Sie müssen bedenken, daß chemische Veränderungen der verschiedensten Art dauernd im Körper ablaufen, daß ständig zur Erzeugung von Energie und Wärme eine Oxydation von Nahrungsstoffen stattfindet und daß auch synthetische Prozesse aller Art vom Körper vorgenommen werden. In einzelnen Fällen kann man solche Prozesse lokalisieren, das Gewebe bestimmen, in dem eine bestimmte Umsetzung vor sich geht. Am einfachsten liegen die Verhältnisse dort, wo eine Flüssigkeit losgetrennt vom Organismus Umsetzungen hervorruft, wie Ihnen z. B. von den Verdauungsfermenten bekannt sein wird; das Pepsin des Magens, das von den Drüsen daselbst zur Abscheidung kommt, verwandelt die Eiweißkörper in saurer Lösung in Peptone, Speichel spaltet Stärke und läßt in Stärkekleister Zucker auftreten. Daher werden auch Giftstoffe, die mit den Nahrungsstoffen eine gewisse Ähnlichkeit haben, in ganz analoger Weise verändert, wie jene. Nimmt man Amygdalin, ein Glykosid aus vielen Pflanzen, besonders aus bitteren Mandeln, ein, so findet eine Spaltung statt, und aus dem an sich ungiftigen Amygdalin wird Blausäure, ein heftiger Giftstoff, frei. Dies bewirken die Verdauungsfermente. Gibt man Amygdalin direkt in die Blutbahn eines Tieres ein, indem man eine Lösung dieses Stoffes in ein Blutgefäß einspritzt, so treten keinerlei Krankheitserscheinungen auf, weil im Blute solche Fermente fehlen, die das Amygdalin zerlegen, wie sie im Verdauungskanal vorkommen. Spritzt man aber dem Tier hinterher ein Ferment, welches aus dem Amygdalin die Blausäure frei macht, ein, etwa Emulsin, das Ferment, das zusammen mit dem Amygdalin in den bitteren Mandeln enthalten ist, so sehen wir sofort die Zeichen einer Blausäurevergiftung einsetzen. Es sind also derartige Möglichkeiten des Abbaues von Stoffen nicht jedesmal von Vorteil für den Organismus, und man kann nicht immer schlechtweg von einer durch die Entwicklung des Lebens angezüchteten Abwehrmaßregel sprechen. Immerhin sind die Fermentwirkungen durch die Verdauungsfermente im Interesse der Ernährung des Körpers unserem Verständnisse näherliegend, als die vielen anderen Umsetzungen, die in den Organen vor sich gehen; dies liegt zum Teil daran, weil das Studium solcher Organwirkungen ein viel schwereres ist, weil ein Gemisch von Organbrei und chemischem Stoff der Analyse größere Schwierigkeiten bereitet, wenn dann bestimmt werden soll, ob der chemische Stoff nach einer bestimmten Zeit durch den Organbrei verändert worden ist, ob also Fermente in dem Organ vorhanden sind, die den zugesetzten chemischen Stoff abgebaut haben oder verkuppelt. Einzelne Organe scheinen hauptsächlich solche Umsetzungen zu bewerkstelligen, während in anderen Organen die chemische Tätigkeit mehr untergeordneter Natur ist und mehr nebenbei geschieht. So passiert das gesamte Blut, welches aus dem Unterleibe, dem Darm, beladen mit den aus dem Darm aufgenommenen Nahrungsstoffen, zum Herzen zurückströmt, vorerst die Leber, die größte Drüse des Körpers, und daselbst erleiden die aufgenommenen Nahrungsstoffe weitgehende chemische Veränderungen. So wird der Zucker nicht in Form von Traubenzucker gleich dem ganzen Körper mit dem Blute übermittelt, sondern er wird in ein Disaccharid, das Glykogen, in der Leber verwandelt und in dieser Form als tierische Stärke in der Leber deponiert. Dann erst gelangt er, dem Bedürfnisse des Körpers entsprechend, wieder ins Blut und wird hauptsächlich durch die Muskeltätigkeit verbrannt. Dies wissen wir daher, weil bei angestrengter Muskeltätigkeit die Leber glykogenfrei gefunden wird, nach späterer Fütterung aber wieder Glykogen aufweist. Und so erleiden auch andere Stoffe in der Leber eine weitgehende Veränderung; so wird aus Kohlensäure und Ammoniak Harnstoff. Auch der Niere, die in erster Linie Ausscheidungsorgan ist, fehlt die synthetische Fähigkeit nicht, sie vermag Benzoesäure oder Salizylsäure mit Glykokoll zu kuppeln, so daß Hippursäure und Salizylursäure entsteht. Durch solche Paarungen von Giftstoffen im Organismus, welche zu einer Entgiftung führen, wird es verständlich, daß die Gifte nicht in allen Fällen gleich wirksam sind, daß es dem einen Organismus gelingt, größere Mengen Gift unschädlich zu machen als dem anderen; es kann z. B. durch eine vorhergehende Krankheit die Fähigkeit eines solchen Abbaues gelitten haben, oder es kann eine zeitweise Verarmung des Körpers an einem solchen Paarlinge die Entgiftung verhindern, denn nicht immer wird der fertige Paarling, also etwa die Schwefelsäure als solche mit dem Phenol zusammengefügt, sondern es scheinen in diesem Falle nur niedrigere Oxydationsstufen des Schwefels dazu befähigt. Ob solche Verhältnisse immer zutreffen, sei dahingestellt, aber wir können uns theoretisch auf diese Weise eine verschiedene Empfänglichkeit des Körpers konstruieren, die man mit dem Namen der individuellen Disposition bezeichnet. Und andererseits weisen uns solche Selbstentgiftungen des Körpers den Weg für unser ärztliches Vorgehen bei Vergiftungen am Menschen. Wir werden uns also immer bei Vergiftungen die Frage vorlegen müssen: Hat der betreffende chemische Stoff gewirkt oder ein Derivat desselben, und zweitens: finden wir den chemischen Körper unverändert im Harn wieder oder ist er durch Zertrümmerung oder Kuppelung verändert worden. Im Harne, denn der Harn kommt für die meisten Substanzen als Ausscheidungsstätte fast allein in Betracht; in geringem Grade, von den Metallen abgesehen, auch der Darm, durch welchen die Metalle in vorwiegender Menge den Körper verlassen. Natürlich machen die flüchtigen Stoffe eine Ausnahme, sie dunsten in der Lunge ab und werden mit der Ausatmungsluft hinweggetragen. Damit haben wir das Schicksal der in den Körper eingeführten Stoffe gestreift und gesehen, daß beim Zustandekommen einer Vergiftung die Umänderung, welche das Gift etwa erleidet, von Bedeutung sein kann. Es fragt sich nun, ob denn die Stoffe, welche unzersetzt den Körper wieder verlassen, nicht auch in das Getriebe des Organismus einbezogen wurden und wodurch denn in letzter Linie eine Wirkung zustandekommt, wenn der chemische Stoff durch den Organismus hindurchpassiert. Zunächst gibt es eine außerordentlich große Menge von Wirkungen — und hierher gehören fast alle Arzneiwirkungen —, welche rasch wieder verklingen. Hier sehen wir eine Wirkung, also eine Änderung in der Funktion eines Gewebes nach Einführen des Stoffes einsetzen, und nach einer gewissen Zeit wieder aufhören. Es muß also — wenn wir von Ermüdung, Abstumpfung etc. absehen, von Vorgängen, die zunächst mit der Wirkung als solcher nichts zu tun haben —, die Substanz den Körper wieder verlassen haben oder zerstört oder andersartig verändert sein. Wenn es sich also um eine chemische Festlegung am Orte der Wirksamkeit gehandelt hat, so muß diese Festlegung eine lockere, eine wieder lösbare gewesen sein; der Vorgang der chemischen Reaktion zwischen Gift und Körpergewebe muß reversibel, wieder umkehrbar gewesen sein. Wir werden später noch sehen, daß man sich an Beispielen einen solchen Vorgang plausibel machen kann, wenn es auch nicht feststeht, daß wirklich derartige Beispiele sich realisieren. Es könnte z. B. der eingeführte chemische Stoff einen für die Funktion des Gewebes notwendigen Bestandteil des Organismus ausfällen, mit ihm eine schwer lösbare Verbindung eingehen; dann würde, wenn durch die Ausscheidung der Niere die Konzentration des Giftes im Blute sinkt, wieder etwas in Lösung gehen, dieser Teil würde dann weiter ausgeschieden, es löst sich neuer Bodensatz auf, und so fort; es würde dann der Bestandteil des Körpers wieder frei und die Funktion könnte wieder einsetzen, die Lähmung wäre vorüber. Ich sagte Ihnen schon, daß sich Gewebe in überlebendem Zustande in einer Flüssigkeit halten, die die Mineralbestandteile des Blutes des Tieres enthält. Wenn ein solcher Bestandteil fehlt, so erlischt die Funktion oder wird anders, abnorm. Bringen wir einen Froschmuskel in eine kalkfreie Lösung, so treten Störungen der Funktion auf, und späterhin erlischt seine Funktion, d. h. seine Fähigkeit, sich zusammenzuziehen. Das gleiche sehen wir, wenn wir etwas oxalsaures Natrium in die Flüssigkeit bringen, in welcher der Muskel hängt. Dann wird der Kalk der Lösung ausgefällt, und die Folgen des Kalkmangels treten ein. Diese Vergiftung des Muskels ist leicht zu beheben: man ersetzt die Lösung, die Oxalsäure enthält, durch eine kalkhaltige Flüssigkeit und die Funktion kehrt wieder und wird normal. Dabei müssen die Veränderungen, die durch Einbringen eines Giftes gesetzt werden — solange es sich um eine Wiederherstellung handelt —, reversibel sein, es muß zwar eine gewisse Affinität des beeinflußten Gewebes zum Giftstoff vorhanden sein, die zum Festlegen, zur Anreicherung an dieser Stelle der Wirksamkeit führt, aber es muß eine solche Verbindung oder Festlegung auch verhältnismäßig leicht wieder zu lösen sein. Dabei wird natürlich die Affinität eine verschieden große sein, einmal wird die giftempfindliche Zelle alles an sich reißen, was an Giftstoff im Blute zirkuliert, und sei die Konzentration im Blute noch so gering, das andere Mal wird nur eine beschränkte Anreicherung in einzelnen Geweben stattfinden, sie werden vielleicht nur doppelt so viel Gift aufnehmen als ihnen die Blutflüssigkeit zuführt. Wir können uns von diesen Vorgängen ein Bild machen, wenn wir uns an die Verteilung eines chemischen Stoffes auf zwei verschiedene Lösungsmittel erinnern; es wird Ihnen nicht schwer fallen, Beispiele zu finden, wo ein Stoff sich auf gleiche Mengen Äther und Wasser, die miteinander geschüttelt werden, sich in der Weise verteilt, daß zwar die Hauptmasse in den Äther geht, daß aber immer noch ein beträchtlicher Teil im Wasser verbleibt; bei solchen Stoffen erhält der Chemiker dann eine sehr schlechte Ausbeute durch das Ausäthern, und er muß die Prozedur viele Male wiederholen, um ein annähernd quantitatives Ergebnis zu erhalten. In anderen Fällen geht die Substanz sofort fast quantitativ in den Äther über; hier ist die auswählende Löslichkeit für Äther eine große. Wir kennen nun Wirkungen, die in verschiedener Abstufung eine solche auslesende Reaktion verschiedener Gewebe zeigen, Wirkungen von Stoffen, die alle Gewebe betreffen, und Wirkungen, die nur an ganz bestimmten Stellen im Körper angreifen, und andere chemisch und physiologisch nahe verwandte Gewebe frei lassen. Lassen Sie mich Ihnen zwei Beispiele vorführen, die ihnen die Verschiedenheit des Mechanismus zeigen sollen. Wenn ich das eine von diesen beiden Schälchen, das 60 ccm faßt, mit Wasser fülle und ebenso das kleinere mit 30 ccm Fassungsraum und dann in beide eine Froschlarve bringe, so sehen Sie diese Tierchen munter darin durch die Bewegungen der Schwanzflosse herumschwimmen. Jetzt setzte ich dem Inhalt beider Schälchen 1 ccm Äthylalkohol zu; in kurzer Zeit wird das Tierchen in der kleineren Schale gelähmt sein, es wird seine Bewegungen einstellen, während das andere in voller Munterkeit seine Bewegungen fortsetzt. Dabei ist die gelähmte Kaulquappe nicht etwa tot, wenn ich sie in reines Wasser bringe, so wird sie sich schnell erholen, auch hat der Umlauf des Blutes in der Zeit der Lähmung nicht gelitten, was man leicht erkennen kann, wenn man die Schwanzflosse unter dem Mikroskop betrachtet; nur die willkürlichen Bewegungen haben aufgehört, das Zentralnervensystem hat keine Bewegungsimpulse mehr an die Peripherie gesandt, das Zentralnervensystem ist gelähmt, das Tier ist narkotisiert. Sie sehen aus diesem Versuch, daß hier dieselbe Giftmenge, nämlich 1,0 Alkohol, einmal zu einer Narkose führte, das andere Mal wirkungslos blieb. Beide Male war das Gift in derselben Weise mit dem Körper in Berührung gekommen, die giftempfindlichen Nervenzellen hätten es beidemal aufnehmen können, speichern können, aber nur einmal ist dieser Fall eingetreten. Nicht auf die absolute Menge Gift kam es also an, sondern auf die Konzentration. Diese bei der lokalen Wirkung, etwa der Schwefelsäure auf damit benetzte Gewebe selbstverständliche Tatsache, sehen wir hier, wo es sich um eine Allgemeinwirkung am ganzen Tier handelt, wiederkehren: die Beladung des Nervensystems ist von der Konzentration abhängig, in konzentrierteren Lösungen ist auch mehr Gift vom Nervensystem aufgenommen worden als aus verdünnten Lösungen. Wir haben also hier einen Fall von Verteilung vor uns, der sofort an die Verteilung zwischen zwei Lösungsmitteln erinnert, denn auch dort ist die Verteilung in der Weise geregelt, daß aus konzentrierteren Lösungen auch in das andere Lösungsmittel mehr übergeht, als aus verdünnten. Die Verteilung ist immer dieselbe, nach dem Schütteln ist z. B. immer doppelt so viel in dem einen Lösungsmittel als im anderen. Und wenn vorher, um in obigem Beispiel zu bleiben, im Wasser die doppelte Konzentration an gelöstem Stoff in der kleineren Schale war als in der größeren, so wäre beim Ausäthern auch doppelt so viel in den Äther gegangen. Es muß also das Nervensystem der Froschlarve sich bei der Aufnahme des Alkohols in Gleichgewicht gesetzt haben mit der Konzentration des Milieus; es handelt sich um einen Gleichgewichtszustand, nicht um ein quantitatives Aufspeichern, aus noch so großer Flüssigkeitsmenge. Hier ein Gegenbeispiel: Sie sehen — in der Projektion in auffallendem Licht verkehrt — eine Glaskanüle, die unten enger ist, eingebunden in ein kleines fleischiges Gebilde, das sich in permanenter Bewegung befindet. Es handelt sich um ein Froschherz, einen Hohlmuskel, in dem die Kanüle steckt. Sie sehen oben hinter dem runden Körper ebenfalls Bewegungen auftreten, die der Vorhof macht, welcher dem Herzen das Blut zuführt. Das Blut ist hierbei durch eine Salzlösung ersetzt, die das ganze Herz, Vorhof und Kammer — letztere ist der große runde Körper —, ausfüllt, außerdem noch einen Teil der Kanüle. Und Sie sehen, daß das Niveau in der Kanüle bei jeder Zusammenziehung der Kammer steigt, dann bei der Erschlaffung wieder in die Kammer zurückfließt, sie dabei ausdehnend. Ich gebe jetzt, um Ihnen die Verteilung recht deutlich zu zeigen, einen Tropfen eines Farbstoffes zu der Flüssigkeit in der Kanüle. Das Methylviolett, welches in 1 % Lösung zur Anwendung kommt, wird den Inhalt der Kanüle sofort gänzlich dunkel färben und auch das Herz nimmt eine dunklere Färbung an. Dabei wird die Tätigkeit des Herzens, wenigstens zunächst, nicht verändert. Aber Sie sehen schon jetzt, daß mit der Zeit der Inhalt der Kanüle heller wird und bald wird die Flüssigkeit, die das Herz hin und her bewegt, gänzlich farblos sein, während das Herz zusehends dunkler geworden ist. Es hat also ein Speicherungsprozeß stattgefunden: das Gewebe des Herzens hat sich mit dem Farbstoff beladen und ihn der Lösung in seinem Innern entzogen, und zwar quantitativ entzogen; trotzdem handelt es sich ja natürlich hier wie überall um einen Gleichgewichtsprozeß und eine kleine Menge des Farbstoffes ist auch noch in der Flüssigkeit geblieben. Aber Sie werden einsehen, daß die Verschiedenheit der Speicherungsfähigkeit der beiden Stoffe, die wir als Beispiele betrachtet haben, doch so groß ist, daß sich praktisch recht bedeutsame Unterschiede in der Wirkungsweise von Körpern aus diesen beiden Gruppen ergeben. Ist die Affinität eines Stoffes gegenüber einzelnen Elementen des Körpers groß, so wird der Ort und die Art der Beibringung ganz gleichgültig sein, ob Morphin, welches im Gehirn die Nervenzellen lähmt, welche der Schmerzempfindung dienen, innerlich oder subkutan gegeben wird, immer findet es seinen Weg zu den giftspeichernden Zellen der Schmerzempfindung und es ist daher auch gleichgültig, ob ich bei Schmerzen im Bein das Mittel in das Bein oder den Arm einspritze, ob ich Rücksicht nehme, mit der Stelle der Injektion auf den Sitz der Erkrankung, ob rechts oder links. Die Wirkung des Morphins ist eine so auslesende, daß bei der Wahl geringer Dosen eine kleine Gruppe von Nervenzellen schon eine Wirkung zeigt, während dicht daneben liegende Zellen des Gehirns noch in keiner Weise beeinflußt sind. Gerade die Schmerzempfindung und die Gruppe der der Atmung dienenden Nervenzellen werden durch Morphin gelähmt; daher bringt Morphin einen Hustenreiz zum Schwinden, in Dosen, die die anderen Funktionen des Gehirns noch intakt, selbst die hohen psychischen Assoziationen noch ungehindert ablaufen lassen. Und auch die Schmerzempfindung läßt sich durch Gaben stark einschränken, welche noch nicht die sonst auftretende Müdigkeit hervorrufen. Also nur ganz wenige Gruppen von Zellen reagieren zunächst auf beigebrachtes Morphin, auslesend gerade dort entfaltet es seine Wirkung, während es zu anderen Geweben des Körpers eine so geringe Affinität hat, daß es nicht einmal von dem Nervengewebe am Orte der Einspritzung, mit dem es ja in Berührung kommen muß, mit Beschlag belegt wird. — Anders dagegen bei Stoffen, die nicht so ausgeprägte Wahlverwandtschaften besitzen: sie werden zunächst eine lokale Wirkung entfalten, und diese Wirkung ist daher durchaus vom Ort der Beibringung beherrscht in ihren Folgen, Erfolgen sowohl wie Schädigungen: Will ich den Schmerz in einem bestimmten Nerven durch Einspritzung von Kokain beseitigen, so muß dieser Nerv, auch wenn er versteckt liegt, genau mit meiner Lösung getroffen werden, sonst hört der Schmerz nicht auf oder eine an die Einspritzung angeschlossene Operation verläuft nicht schmerzlos. Und ebenso ist beim Auftreffen eines ätzenden Stoffes auf den Körper die Schwere der Erkrankung oder auch die Bedeutung der späteren Narbe in absoluter Abhängigkeit vom Orte: Verätzungen im Schlund und Magen werden das Leben bei weitem mehr gefährden als solche auf der Haut und eine spätere Narbe ist meist bedeutungslos am Rücken oder der Brust, hindernd bei Bewegungen, an den Fingern, entstellend im Gesicht, das Sehvermögen aufhebend auf der Hornhaut des Auges, die Nahrungsaufnahme behindernd im Schlund. Und es sind fernerhin bei diesen Verschiedenheiten der Wirkungsweise der Stoffe die Unterschiede in der Dosierung zu bemerken: Beim Morphin ist die absolute Menge ausschlaggebend für die Wirkung, ob in 1 oder 2%iger Lösung injiziert — beim Kokain kann ich die Nerven vor der Zahnextraktion nur lähmen durch Einspritzung einer Lösung von so und so viel Prozent, und für den Erfolg der Schmerzbetäubung ist die absolute Menge gleichgültig und ebenso beherrscht auch bei der Verätzung mit Säure die Konzentration das Bild, schon ein Tropfen konzentrierter Schwefelsäure kann die schwersten Folgen haben, seine absolute Menge, in großer Verdünnung eingenommen, ist für den Organismus gleichgültig. Es stehen sich also gegenüber die Stoffe, die lokal beim Auftreffen auf den Körper eine Wirkung entfalten und die, welche erst nach der Aufnahme durch das Blut sich auslesend an bestimmte Stellen festlegen und diese beeinflussen. Freilich besitzt die Mehrzahl der Stoffe beide Wirkungen, die Substanzen haben ganz allgemein Affinitäten zum Körpergewebe, die am Ort ihrer Applikation sich zeigen, und haben besondere Verwandtschaft zu einigen wenigen Zellen, an die sie sich nach der Überschwemmung des Körpers festlegen: Sie werden sofort bei den Körpern, die nach der Aufnahme zur Wirkung kommen sollen, etwa wie die Schlafmittel, die lokale Wirkung, vielleicht ein Schmerz an der Einspritzungsstelle, Nebenwirkung nennen und die gewollte einschläfernde Wirkung Hauptwirkung nennen; und ebenso werden Sie die lokale Nervenwirkung des Kokains als seine Wirkung schlechtweg, die im Gehirn ansetzende, etwa Krämpfe auslösende Eigenschaft als Vergiftung bezeichnen.

Wir müssen also zwei Wirkungen von Giftstoffen ganz allgemein unterscheiden: die lokale am Orte des Auftreffens der Substanz auf das Körpergewebe, und der Wirkung nach der Aufnahme in den Säftestrom des Körpers, nach der Resorption. Für die Wirkung an der Berührungsstelle kommt allein die Konzentration in Frage, für die Allgemeinwirkung die absolute Menge. Freilich handelt es sich ja auch bei der Speicherung um einen Prozeß, der in letzter Linie von der Konzentration abhängig ist, aber in den meisten Fällen können wir diese Konzentration nicht genau verfolgen, weil die Ausgangslösung für den Verteilungsvorgang das Blut darstellt, in welchem die Giftstoffe ja nur in geringer Konzentration sind und die Speicherung in der giftempfindlichen Zelle zu groß ist, so daß die absolute Menge daher allein das Bild beherrscht.

Und nun können wir auch eine Definition für den Begriff der Giftigkeit einer Substanz geben: bei den Vergiftungen, welche erst nach der Aufnahme in den Körper zustande kommen, werden wir eine absolute Dosis dafür angeben; wir werden z. B. sagen: ein Metall ist giftiger als ein anderes, wenn das erste schon in kleinerer Menge zu Allgemeinerscheinungen führt, als das zweite. Oder — bei Gasen — werden wir den Arsenwasserstoff als giftiger bezeichnen, als die Dämpfe des Äthers, weil schon eine kleinere Konzentration in der Luft schwerere Erscheinungen hervorruft bei dem ersten Gas als bei dem zweiten. Und bei der lokalen Wirkung werden wir z. B. eine Säure als gefährlicher ansehen, welche in konzentrierter Lösung eine stärkere Ätzwirkung entfaltet als eine andere Säure in ebenfalls konzentrierter Form. Und trotzdem trifft auch eine solche Begriffsbestimmung noch nicht ganz zu, und damit kommen wir auf die Fassung des Begriffes der Giftigkeit in medizinischer Hinsicht. Wenn wir medikamentös eine Substanz anwenden wollen, so soll sie irgend eine gewollte Wirkung, eine Beeinflussung irgend einer Körperfunktion, ausüben, die anderen Körpertätigkeiten aber frei lassen und auch die Organe, welche das Ziel unserer Einwirkung sind, nur bis zu einem gewünschten Grade treffen. Wenn wir ein Schlafmittel geben, so soll eine Einschläferung des Patienten eintreten, aber keine tiefe Narkose, und auch nicht eine Lähmung anderer Körperfunktionen, etwa des Herzschlages; und wir bezeichnen als relativ ungiftig eine Substanz, welche die erste Wirkung, nicht aber die zweite, oder doch erst in weit höherer Dosis die zweite hervorbringt. Wir sehen als gefährlich die Stoffe an, bei denen schon eine geringe Überschreitung der Dosis zu entweder zu tiefen oder anderen ungewollten Erscheinungen führt. Je größer die Wirkungsbreite, wie man sagt, für einen Stoff ist, desto ungefährlicher ist er. Wenn also auch ein Körper schon in Dosen von einem Milligramm eine Wirkung entfaltet, so braucht seine Anwendung deswegen noch nicht gefährlich zu sein, wenn er nur in größeren Dosen, etwa zu 10 oder 20 Milligramm noch keine zu starken oder andersartigen Wirkungen entfaltet. Man sagt: ein Stoff ist dann ungefährlich, wenn er eine große therapeutische Wirkungsbreite besitzt; gefährlich ist er dann, wenn seine therapeutische Gabe dicht neben der toxischen, der vergiftenden, oder gar der tödlichen liegt. Für unsere Betrachtungen, wo wir hauptsächlich von Vergiftungen reden wollen, sind solche Dosenunterschiede zwar nicht von so großer Bedeutung, oder doch nur insofern, als wir die anfänglichen nach kleinen Gaben auftretenden Wirkungen als Warnung betrachten können, und so können wir auch von diesem Gesichtspunkt die Gabenbreite als ein Maß für die Giftigkeit betrachten, indem ein Stoff, welcher schon in kleiner Menge Erscheinungen irgendwelcher Art hervorruft, aber erst in sehr viel größerer Gabe tötet, ungefährlicher erscheint, als ein anderer, der zunächst in kleinerer Menge oder geringerer Konzentration auf den Körper gar nicht wirkt, dann aber sofort die schwersten Erscheinungen auslöst. Ein Stoff, welcher bei innerer Einnahme sofort Erbrechen hervorruft, wird natürlich sehr viel seltener zum Tode führen, als ein nach der absoluten Menge ebenso giftiger Stoff, der ohne Magenbelästigung vertragen wird. Ein Gas, welches sofort zum Husten reizt, wird seltener zu tödlicher Einatmung Veranlassung geben als ein geruchloses nicht reizendes Gas; denn ersteres wird nur dann trotz der Reizwirkung weiter eingeatmet werden, wenn wir außerstande sind, uns ihm zu entziehen. Es sind also auch für die Praxis der Vergiftungen solche Umstände von Wichtigkeit, auch hier ist der Unterschied zwischen wirksamer Gabe oder Konzentration und tödlicher Dosis oder tödlichem Giftgehalt ein gewisses Maß für die Giftigkeit.

II. Vorlesung.

Konzentration des Giftes im Körper bei verschiedener Applikation. — Schema der Herztätigkeit und des Kreislaufes.

In den meisten Fällen erfolgt bei der Wirkung der Arzneistoffe eine Einwirkung an Ort und Stelle, wo sie mit dem Körper in Berührung kommen, und zweitens eine Beeinflussung ganz bestimmter Stellen, zu denen eine besondere Affinität vorliegt oder die eine gesteigerte Empfindlichkeit gegen das Gift besitzen. Mehr oder weniger tritt eine dieser Wirkungen in den Hintergrund oder doch nur als Nebenwirkung auf, so daß wir die Stoffe in lokal wirksame und solche einteilen können, die erst nach der Aufnahme in den Körper, nach der Resorption, eine Beeinflussung der Körperfunktionen zeigen. Während, wie wir sahen, die Konzentration bei den lokal wirksamen Körpern allein den Ausschlag gibt, ist die Wirkungsstärke der resorptiv wirksamen Stoffe abhängig von der absoluten Menge, der Dosis. Und doch müssen wir uns auch hier den Prozeß so vorstellen, daß der Grad der Speicherung von der Konzentration der umspülenden Flüssigkeit abhängig ist, daß die Vergiftung der Zelle von der Giftkonzentration des Milieus bestimmt wird. Sie sahen schon am Alkohol, einem Stoff, der doch auch am ganzen Tier resorptiv wirkt und für den man eine wirksame Dosis für in der Luft lebende Tiere festsetzen kann, daß seine Konzentration ausschlaggebend für die Stärke der Vergiftung ist. Und ähnliche Verhältnisse finden wir bei der Wirkung einer Dosis etwa von Morphin wieder. Wenn auch die Konzentration der Arzneilösung gleichgültig ist, so doch nicht die Konzentration in dem Blute, das die Nervenzellen umspült und nur die Menge der einverleibten Flüssigkeit ist im Verhältnis zum Blute so gering, daß die Konzentration an Morphin im Blute gleich ist bei Injektion eines oder zweier Kubikzentimeter. Daß aber auch die Konzentration an resorptiv wirksamen Mitteln die Wirkungsintensität bedingt, lehrt uns ein Blick auf die zeitlichen Verhältnisse. Wenn wir eine Substanz subkutan einspritzen, so wird sich die Substanz dann erst an den Stellen ihrer Wirksamkeit festlegen können, wenn sie mit dem Blutstrom dorthin gelangt ist; erst wenn sich das Blut mit dem Giftstoff beladen hat, können wir eine Wirkung erwarten. Daher vergeht immer eine gewisse Zeit, bis der Stoff in die kleinen Blutgefäße hineindiffundiert ist oder sich der Gewebslymphe beigemischt hat, die eine Art von Kanalisation der Gewebe darstellt, deren Sammelleitung sich dann ins Blut ergießt. Im allgemeinen kommen die unter die Haut gespritzten Stoffe rasch zur Wirkung, nach einigen Minuten ist sie meist voll ausgeprägt. Noch schneller, momentan, tritt sie ein, wenn wir direkt in die Blutbahn, in eine Vene, das Gift bringen. Dann umgehen wir die Aufnahme, die Resorption, und mischen den Stoff dem Blute sofort bei. Dabei richtet sich die Aufnahmegeschwindigkeit nach der besseren oder schlechteren Blutversorgung, ein Schlangenbiß in die stark durchblutete Zunge ist gefährlicher als ein solcher in die blasse Haut des Beines. Das Gift bricht dann sofort in ganzer Menge in den Kreislauf ein, sonst kommt es erst allmählich bis zu der Höchstkonzentration im Blute. Im allgemeinen noch langsamer verläuft die Aufnahme eines Giftstoffes, wenn er in den Magen eingeführt wird. Der Magen, in den die Substanz zuerst gelangt, dient mehr als Speicherungsorgan, um einmalig einen Vorrat von Nahrung aufnehmen zu können, während das Aufsaugungsorgan für die Nahrungsstoffe hauptsächlich der Darm darstellt, in welchen die Nahrung in kleinen Portionen vom Magen übertritt. Dadurch ist dann eine Verdauung und fast restlose Aufnahme der Stoffe ermöglicht. Handelt es sich gar um Substanzen, die etwa erst verändert werden müssen, im Laufe der chemischen Verdauungstätigkeit erst löslich gemacht werden, so vergeht eine lange Zeit, ehe sie wirken können. Da nun, wie Sie wissen, der Körper über ein Organ verfügt, das dauernd für die Reinigung des Blutes sorgt, die Niere, die mit dem Harn auch die Giftstoffe ausscheidet, so wird bei langsamer Aufnahme schon ein Teil der giftigen Substanz das Blut wieder verlassen haben, ehe das Depot im Magen gänzlich erschöpft ist. Dann ist aber in keinem Zeitpunkte die Giftkonzentration im Blute so groß, wie sie wäre, wenn wir dieselbe Menge Gift direkt ins Blut gespritzt hätten. Also die Verzögerung der Aufnahme bedingt nicht nur eine langsamere Wirkung, sondern auch eine schwächere Wirkung. Und die Unterschiede in der Intensität können recht große sein, besonders dann, wenn die Aufsaugung einer Lösung von dem Unterhautzellgewebe eine sehr langsame ist, wie z. B. wenn der Stoff selbst die Durchblutung der Haut herabsetzt, wie das Nebennierenprodukt. Im allgemeinen kommt aber eine Wirkung bei Einspritzung unter die Haut schneller und intensiver zustande als bei der inneren Einnahme. Es handelt sich also auch bei dem Prozeß der Speicherung um einen Vorgang der Verteilung nach bestimmten Verhältnissen, daher muß die geringere Konzentration im Blute schon die Wirkungsstärke herabsetzen. Manchmal sind die Verhältnisse so auffallend, daß die innerlich tödliche Dosis viele Male so groß ist als die subkutan tötende; ja manche Stoffe, die sehr schwer vom Magen-Darmkanal aufgenommen werden, können innerlich so gut wie unschädlich sein, subkutan dagegen starke Gifte. So ist das Pfeilgift Curare der Amerikaner innerlich genossen so wenig wirksam, daß die Indianer das Fleisch der damit getöteten Jagdtiere genießen können; schon Spuren davon in die Blutbahn von der Wunde aus eingedrungen töten das Tier durch Lähmung seiner Muskeln, also wegen Aufhörens der Atembewegungen durch Erstickung; vom Magen wird es aber so langsam aufgenommen, daß die Niere inzwischen fast alles ausgeschieden hat, was der Verdauungskanal lieferte, wenn freilich auch die Dosis eine geringere ist, wenn ein Mensch ein Stück Fleisch des vergifteten Tieres ißt. Daß die Zeit bei der Wirkung eines Stoffes eine Rolle spielt, ist Ihnen ja aus dem gewöhnlichen Leben bekannt: Denken Sie etwa an die Wirkung alkoholischer Getränke; ein stark wirksames Quantum auf eine größere Zeit verteilt, wird die Wirkung vermissen lassen, weil der Alkohol zu den Stoffen gehört, die schnell im Körper verbrannt werden; dann kommt es eben nie zu einer Anhäufung des Stoffes im Blute in ausreichender Konzentration. Noch deutlicher zeigt sich die Abhängigkeit der Wirkungstiefe von der Konzentration im Blute und die Unabhängigkeit von der absoluten Menge, wenn ein Stoff fast momentan aufgenommen und momentan wieder ausgeschieden wird: bei den durch Inhalation aufgenommenen Mitteln. Dann haben wir die gleichen Verhältnisse wie bei dem Versuch an den Froschlarven mit dem verschieden konzentrierten Alkohol; denn das Milieu, in dem wir leben, ist die Luft, und unser Blut setzt sich in Austausch mit den Gasen der Luft so schnell wie das der Wassertiere mit den Bestandteilen des Wassers, soweit diese die Haut, die Kiemenbekleidung etc. durchsetzen können. Es kommen dann die Verhältnisse der Aufnahme und der Ausscheidung nicht in Betracht; solange nur die Luft dieselbe Menge eines giftigen Gases enthält, etwa Chloroformgas, so ist auch ständig im Blut das gleiche Quantum Gas, entsprechend dem Absorptionskoeffizienten des Gases für Wasser. Wir können also hier wie dort die Tiefe der Wirkung nur bemessen nach dem Prozentgehalt an Chloroform in der Einatmungsluft des Patienten, nicht etwa nach den Grammen Chloroform, oder doch nur dann nach der Menge, wenn wir die Zeit der Verdunstung auf der Maske mit angeben und sagen so viel Gramm in so viel Minuten. Wir erreichen also bei einer Gasvergiftung sehr schnell das Wirkungsmaximum für die betreffende Atmosphäre, dann bleibt in dieser Atmosphäre die Wirksamkeit der Gase auf dem gleichen Niveau, und beim Wechsel der Atmosphäre wird die Wirkung schnell zu Null abklingen, weil das Gas durch die Lungen wieder den Körper verläßt, die es vorher aufgenommen hatten. Und so geben wir die Dosen für ein Gas in Prozenten der Luft an, wir sagen Schwefelwasserstoffgas wirkt in so viel Prozent reizend auf die Schleimhäute des Auges und der Luftwege ein, eine Luft mit dem und dem Prozentgehalt ist tödlich. Das gleiche gilt für Kohlenoxyd, das mit der Luft eingeatmet, einen bestimmten Teil der Blutkörperchen, wie wir sehen werden, mit Beschlag belegt, einen Teil, welcher von seiner Konzentration in der Luft abhängt. — Sie werden sich vielleicht wundern, daß die Aufnahme der Gase so schnell erfolgen soll; der Stoff kommt doch nur mit einem Teil des Körpers, der Lunge, in Berührung, geradeso wie er bei subkutaner Injektion nur eine kleine Stelle des Körpers trifft. Aber Sie müssen bedenken, daß die Lunge ein sehr blutreiches Organ ist, das die Blutgefäße in schwammähnlicher Verteilung mit der Luft in Berührung bringt, das also eine sehr große Oberfläche dem Gase darbietet, etwa so wie in einem Trockenturm das Chlorkalzium in Berührung mit der Luft tritt. Dazu kommt aber noch der Umstand, daß bei dem Kreislauf alles Blut die Lunge durchströmen muß, ehe es wieder von neuem den Kreislauf beginnt, ehe es wieder einem anderen Organ des Körpers zugeführt wird, während sonst ein Organ immer nur von einem Teil des Blutes durchströmt wird. Die Lunge stellt einen Gesamtquerschnitt des Blutkreislaufes dar, einen Querschnitt wie ihn sonst alle Organe des Körpers zusammengenommen repräsentieren. Denn wenn wir den Lauf des Blutes im Körper betrachten, so wissen Sie, daß durch die Tätigkeit der Herzpumpe das Blut den Organen zugeführt wird, und daß es dann wieder zum Herzen zurückfließt. Es wird also in einem Röhrensystem im Körper herumbewegt, und zwar durch die Tätigkeit des Herzens, indem sich dieser Hohlmuskel abwechselnd zusammenzieht und wieder erschlafft. Sie sehen hier ein Schema dieses Kreislaufes, ein Röhrensystem, in welchem durch die Tätigkeit des Herzens die Flüssigkeit, eine Lösung der Salze des Blutes des Frosches, von einem Froschherzen im Kreise herumgetrieben wird. Dabei sind in das Froschherz, welches Sie dort unten sehen, zwei Glaskanülen eingebunden. Durch die eine umgebogene fließt aus einem trichterförmigen Reservoir die Flüssigkeit durch die eigene Schwere dem Herzen zu, und zwar in den etwas versteckt liegenden blassen Ball, den Vorhof, der die Flüssigkeit dann weiter zur Herzkammer leitet, dem dunkler gefärbten deutlich sichtbaren Abschnitt, den Sie sich zusammenziehen und ausdehnen sehen. Diese Kammer treibt die Flüssigkeit dann durch die zweite Kanüle nach oben in ein Gefäß, das nur halb mit Flüssigkeit gefüllt ist und in welchem eine Kanüle luftdicht von der Mitte nach oben geht, die in eine Kapillare mündet, aus welcher Sie die Lösung wieder in das erste Gefäß, den Trichter, tropfen sehen, welches die Flüssigkeit dem Herzen zuführte. Dabei muß das Herz den Druck einer Wassersäule überwinden und die Flüssigkeit in die Höhe pumpen, wobei die Luft in dem verschlossenen Gefäß als Windkessel dient. Bei jeder Zusammenziehung der Kammer tropft dann die Lösung aus der Kanüle heraus, ja sie wird mit Druck herausgespritzt. Dabei sehen Sie, daß beide Abschnitte des Herzens sich zusammenziehen, und zwar immer so, daß der Vorhof klein ist, wenn die Kammer erschlafft, und daß während der Zusammenziehung der Kammer sich der Vorhof wieder füllt. Ein Kreisprozeß ist dabei aber nur dadurch möglich, daß bei diesem System zweier sich abwechselnd zusammenziehender Hohlkugeln Ventile an irgend welchen Stellen eingeschaltet sind und die Flüssigkeit zwingen, nur nach einer Richtung hin zu fließen. Sonst würde eine bestimmte Menge Lösung immer nur zwischen Vorhof und Kammer hin und herpendeln. Es muß also zunächst ein Ventil zwsichen Vorhof und Kammer eingeschaltet sein, damit nicht die Kammer ihren Inhalt dem Vorhof wiedergibt. Dann aber muß noch ein zweites Ventil hinter der Kammer, über derselben gelegen sein, sonst würde ja die eben ausgeworfene Menge Flüssigkeit wieder in die Kammer hineinfallen, da der Druck in dem

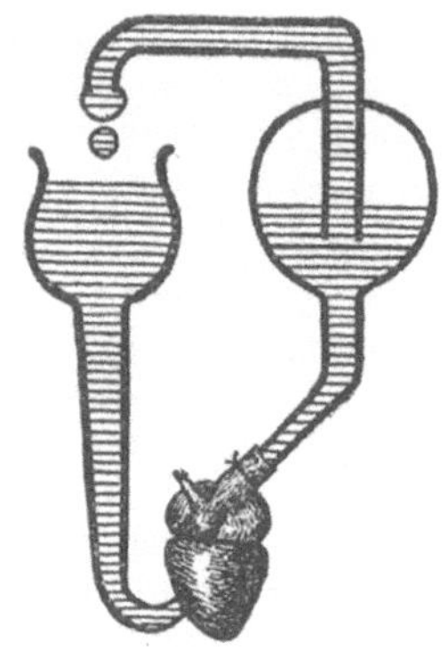

Abb. 1. Froschherz in künstlichem Kreislauf. Aus einem trichterartigen Gefäß (links) läuft die Salzlösung ins Herz, und zwar von unten und hinten in die Vorhöfe, die rechts und links oben sichtbar sind; aus ihnen (durch ein Ventil) in die Kammer, den großen Hohlmuskel unten. Dieser treibt die Lösung (durch ein Ventil) in das schräge Blutgefäß, welches an das Ende des (einem Destillationsaufsatz ähnlichen) rechten Gefäßes angebunden ist. Letzteres wirkt als Windkessel und gibt die Flüssigkeit wieder an den linken Trichter ab, aus dem sie durch die Schwere in die Vorhöfe läuft.

Flüssigkeitssystem, in das die Kammer ihren Inhalt hineinpreßt, ein sehr großer ist, größer jedenfalls, als der Druck vom Vorhof her. Ein drittes Ventil ist nicht erforderlich, man konnte denken, es müßte doch noch eine Vorrichtung das Zurückströmen der Flüssigkeit bei Zusammenziehung des Vorhofes nach dem ersten trichterförmigen Gefäß verhindern, aber eine solche Vorrichtung ist schon durch den Flüssigkeitsdruck gegeben, denn wenn sich der Vorhof zusammenzieht, so kann sein Inhalt nach beiden Seiten, rückwärts in das umgebogene Gefäß und vorwärts in die Kammer hinein durch das offene Ventil strömen, strömt aber tatsächlich vorwärts, weil im Glasröhrchen der Flüssigkeitsdruck der darüber liegenden Flüssigkeit darauf lastet und die Kammer bei ihrer Erschlaffung eher noch ansaugend wirkt, denn in sie kann wegen des Ventils oberhalb, das in diesem Moment geschlossen ist, nichts hineinfließen. Es wird also durch diese beiden Ventile ein Strömen in nur einer Richtung garantiert. Dabei herrscht in dem System, in welches das Herz die Flüssigkeit hineinpumpt, ein höherer Druck als in dem System, aus welchem das Herz schöpft.

III. Vorlesung.

Kreislauf beim Warmblüter. — Haargefäße in den Organen. — Blutdruck.

Die Tätigkeit des Herzens pumpt die Blutflüssigkeit in Form eines Kreislaufes im Körper umher. Dabei herrscht immer in dem Abschnitt, in welchen das Herz die Flüssigkeit preßt, ein höherer Druck als in den anderen Abschnitten. Auf diese Weise fließt das Blut dann weiter und zuletzt zum Herzen zurück. So sahen wir es beim Frosch. Beim Warmblüter liegen nun die Verhältnisse ganz ähnlich, nur daß gewissermaßen zwei Herzen nebeneinander gelagert sind. Denn das Warmblüterherz besitzt zwei Vorhöfe und zwei Kammern. Das Blut strömt dabei von der linken Kammer durch ein Gefäßsystem zum rechten Vorhof, der es der rechten Kammer weiter gibt, diese preßt es wieder in ein Gefäßsystem, nämlich das der Lunge, und von dort wird es zum linken Vorhof geführt, der es zur linken Kammer gibt. Diese befördert es dann wieder in das erste Gefäßsystem, das Gefäßsystem des Körpers, das alle Organe durchsetzt. Es besteht also beim Strömen des Blutes tatsächlich nur ein Kreislauf und wenn man vom großen Körperkreislauf und kleinen Lungenkreislauf spricht, so meint man damit nur das Gefäßsystem, das jedesmal von einer Herzhälfte versorgt wird. Gleichzeitig ersehen Sie daraus, daß jedes Teilchen Blut, welches aus einem Organ kommt, immer die Lunge passiert haben muß, ehe es wieder zu einem Organ, demselben oder einem anderen des Körpers, gelangen kann. Der Reinigungsprozeß in der Lunge — denn das Blut gibt darin Kohlensäure an die Luft ab und nimmt Sauerstoff auf —, muß also wohl sehr notwendig für die Organe sein, wenn das Blut jedesmal diesem Reinigungsprozeß unterworfen werden muß, ehe es wieder für die Durchströmung eines Organs brauchbar wird. Wir kennen noch andere Organe, die außer der Lunge das Blut reinigen, d. h. von Stoffen befreien, die Abfälle bei der Tätigkeit der Organe darstellen, so die Nieren; auch hier gelangen ständig Stoffe zur Ausscheidung, die schädlich sind und entfernt werden müssen, wenn die Tätigkeit des Organismus nicht leiden soll. Aber ihr Blutgefäßsystem gehört dem großen Kreislauf an, das Blut fließt durch sie hindurch durch eine Abzweigung des großen Kreislaufes, eine Abzweigung, wie sie das Blutgefäßsystem jeden Organes darstellt. Von dem Hauptkanal teilt sich der Blutstrom und verteilt sich auf Gehirn, Magen, Darm, Glieder, Niere. Es fließt also nur immer ein Teil des Blutes durch die Niere, und die schädlichen Stoffe werden dabei so entfernt, als wenn der Chemiker einen Stoff aus einer Lösung herausschaffen wollte, indem er in einem aliquoten Teil der Lösung den Stoff ausfällte, dann aber das Filtrat dieses Teiles wieder zur Hauptlösung, die noch nicht gefällt ist, dazufügte und nun von neuem in einem aliquoten Teile fällen würde — eine sicherlich sehr zeitraubende Operation, zeitraubend deswegen, weil die Trennung von gereinigter Flüssigkeit und noch zu reinigender nicht durchgeführt wird. Freilich ist der Teil des Blutes, der durch die Niere fließt und dort gereinigt wird, sehr groß, aber wir werden daraus schließen dürfen, daß wir bei der Ausscheidung eines Giftstoffes immer noch Spuren im Körper vermuten dürfen, auch wenn die Niere diesen Stoff sehr energisch eliminiert. Anders dagegen bei der Lunge: hier haben wir einen Gesamtquerschnitt des Blutkreislaufes vor uns, und wenn ein Stoff durch die Lungen zur Ausscheidung kommt, so wird der Reinigungsprozeß rationeller sich gestalten, denn es findet keine Mischung von gereinigtem und ungereinigtem Blute statt. Dementsprechend setzen auch Vergiftungen mit giftigen Gasen gewöhnlich recht schnell ein, weil die Aufnahme eine intensive ist. Dementsprechend sind aber auch alle Vergiftungen, die die schnelle Reinigung des Blutes in der Lunge gefährden, für das Leben so bedrohend, weil eine auch nur kurze Unterbrechung dieses Prozesses, eine Erstickung, mit der Tätigkeit der Organe unvereinbar ist. Freilich führen auch alle Vergiftungen der Niere zu den schwersten Folgeerscheinungen und bedrohen das Leben in hohem Grade, aber der Verlauf ist nicht ein so katastrophaler, immer vergeht einige Zeit, bis der Tod eintritt; und oft sind gerade Vergiftungen, die die Niere schädigen, in ihrem Verlauf trügerisch, indem nach Abklingen der ersten anderweitigen Erscheinungen die Niere ihre Tätigkeit einstellt und damit das Schicksal des Patienten besiegelt; so ist es eine traurige ärztliche Erfahrung, daß bei Sublimatvergiftung, mögen die ersten Erscheinungen schwer oder nur leichter auftreten, dennoch der Tod in so vielen Fällen unvermeidlich ist, weil die Niere in hervorragender Weise vom Quecksilber angegriffen wird. Und noch aus einem zweiten Grunde sind die Schädigungen der Niere so verhängnisvoll: gleichzeitig mit dem Erlöschen der Ausscheidung der Schlacken des Körperhaushaltes hört auch die Ausscheidung des Giftes auf, und der Ring ist geschlossen. Dazu kommt noch, daß es eine Anzahl von Giften gibt, die zu den lokal wirksamen Substanzen gehören und also Stoffe sind, deren Konzentration die Intensität der Giftwirkung beherrscht; hier sehen wir häufig eine lokal schädigende Wirkung, eine Ätzwirkung am Orte ihrer Aufnahme auftreten, etwa im Magen und dann erst wieder eine Schädigung dort auftreten, wo eben wieder eine wirksame Konzentration erreicht wird: bei der Ansammlung während der Ausscheidung mit dem Harn; denn im Organismus selbst ist eine solche Ätzwirkung wegen der Verdünnung im Blute ausgeschlossen, wenn auch andersartige Wirkungen durch besondere Affinitäten zustande kommen können. So reizt die Salizylsäure Magen und Niere, weil sie an diesen Punkten mit dem Gewebe in höherer Konzentration in Berührung kommt als an anderen Körpergeweben, wenn freilich auch hier noch die Reaktion eine Rolle spielt, weil nur an zwei Stellen des Körpers die Reaktion eine saure ist, im Magen und im Harn, und daher nur an diesen Stellen freie Salizylsäure vorhanden ist. Wir sehen solche lokale Reizwirkungen auch an anderen Stellen, wenn eine Speicherung an den Orten der Ausscheidung auftritt, so findet sich bei der Einnahme von Bromsalzen Brom besonders in den Talgdrüsen der Haut und daher ist es eine häufige und lästige Nebenwirkung bei Bromkuren, wenn sich diese Talgdrüsen entzünden und zu schmerzhaften und entstellenden Ausschlägen z. B. im Gesicht oder auf dem Kopf führen. Freilich gilt dies alles nur für Substanzen, die im Körperhaushalt nicht verändert werden, wenn sich am Orte der Einführung die gleichen Erscheinungen zeigen wie am Orte der Ausscheidung. Sie haben schon gehört, daß sehr viele Stoffe in das Getriebe der chemischen Umsetzungen unseres Körpers einbezogen werden; dies sind hauptsächlich solche Körper, welche eine gewisse Verwandtschaft zu den für den Haushalt verwertbaren Stoffen haben, den Nahrungsstoffen. Sie wissen auch schon, daß diese Umsetzungen in großem Ausmaße in der Leber vor sich gehen, und daß das gesamte Blut, welches aus dem Unterleib, aus dem Magen-Darmkanal, beladen mit den aufgenommenen Nahrungsstoffen, zum Herzen zurückströmt, erst die Leber passieren muß. Dort findet dann ein ausgiebiger Umsetzungsprozeß statt. Und wir haben hier den Fall vor uns, daß das Blut nicht nur aus großen Kanälen sich in kleine ergießt, um dann wieder in größeren Gefäßen gesammelt zum Herzen zurückzufließen, sondern daß zwei solcher Gefäßsysteme hintereinandergeschaltet sind, ehe das Blut wieder das Herz erreicht, und einen neuen Antrieb zum Weiterfließen erhält. Es sammelt sich also das Blut aus dem Magen und Darm zu einem großen Gefäß vereinigt und fließt der Leber zu, in welcher sich das große Gefäß wieder aufspaltet in kleinere bis zu den feinsten Haargefäßen. Sie werden einsehen, daß das Passieren eines solchen doppelten Kapillarsystems, wie man sagt, der Strömung größere Hindernisse entgegengesetzt, als wenn wie gewöhnlich das Herz nur durch ein System von Haargefäßen das Blut zu treiben hat. Daher treten auch bei schlechter Herztätigkeit, etwa bei einem Herzfehler, wo die Klappen des Herzens nicht in korrekter Weise schließen, gerade im Unterleib so leicht Stauungserscheinungen auf, während die Durchströmung der anderen Organe noch nicht leidet. Auch ist die Blutversorgung der verschiedenen Organe eine durchaus nicht gleiche und wechselt während des Lebens ständig, und zwar je nach dem Bedürfnis des Körpers: Den arbeitenden Organen fließt mehr Blut zu als den ruhenden, daher ist während der Verdauung die Blutdurchströmung des Unter-

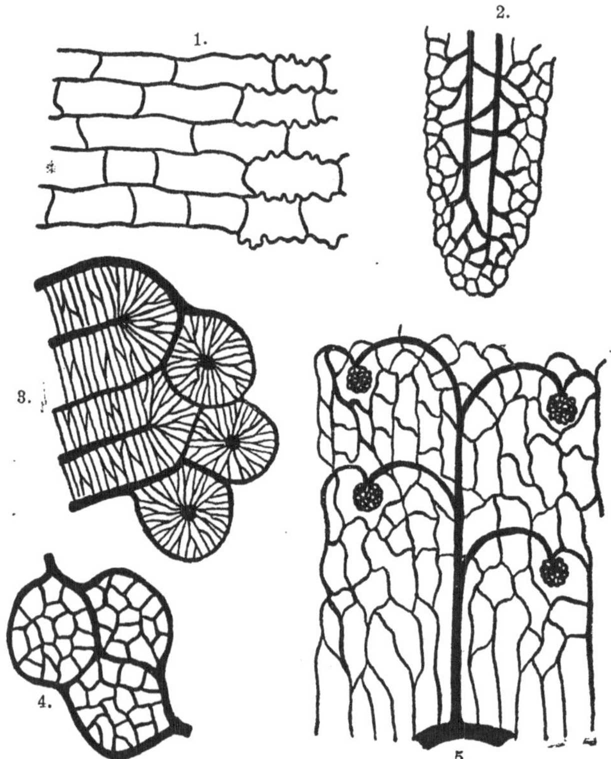

Abb. 2. Haargefäße in verschiedenen Organen. Die Blutgefäße sind mit warmem gefärbten Leim gefüllt, die Schnitte nach dem Erstarren angefertigt. Das Gewebe selbst ist nicht zu sehen und liegt in den Zwischenräumen der Haargefäße. 1. In dem Zungenmuskel; in den Zwischenräumen liegen die Muskelfasern, welche rechts zusammengezogen sind. — 2. In einer Darmzotte, die in den Darm hinein hängt; durch diese Anordnung wird die aufsaugende Oberfläche außerordentlich vergrößert und der Durchtritt der Nahrungsstoffe ins Blut beschleunigt. — 3. In der Leber; das Blut tritt am Rande der Läppchen ein, in der Mitte aus; ausgedehnte Berieselung des Lebergewebes, das in Form von Bälkchen zwischen den als Speichen erscheinenden Haargefäßen liegt. — 4. In der Lunge; die Luftbläschen werden in Körbchenform von den Blutgefäßen umsponnen. — 5. In der Niere; das Blut geht durch Gefäßknäuel, aus denen ein Dialysat des Blutes in einen Trichter, den Anfangsteil der Harnwege, abgepreßt wird; dann umspült es die weiteren Harnwege, lange Kanälchen, die oben gekrümmt, unten grade verlaufen, in welchen das Blutfiltrat zu Harn verändert wird.

leibes eine große, und für andere Organe zu dieser Zeit nicht ein größeres Quantum Blut zur Verfügung, daher die Unlust zu körperlicher Tätigkeit, etwa zur Fortsetzung des Marsches auf Fußtouren, oder zu größeren geistigen Anstrengungen nach der Nahrungsaufnahme. Im allgemeinen sind die Gefäße in den verschiedenen Organen recht verschieden gelagert, je nach der Art des Gewebes, nach Lage und Anordnung seiner Zellen. So sehen Sie in diesen Präparaten, die dadurch gewonnen sind, daß man gefärbten Leim in die Gefäße preßte, der dann erhärtend uns auch noch an feinen Schnitten den Verlauf des Blutgefäßes zeigt, nachdem das Gewebe selbst aufgehellt und durchsichtig gemacht wurde, — so sehen Sie also daran, daß der Verlauf sehr verschiedenartig ist, daß man ohne weiteres das Gewebe an seinen Gefäßen erkennen kann: Hier an einem Schnitt durch die Leber laufen alle Gefäße speichenförmig nach der Mitte zu, kommen von größeren Kanälen an der Peripherie der einzelnen Läppchen und münden in ein zentrales Rohr ein; wir haben also ein Berieselungssystem vor uns, das einen weitgehenden Austausch von Blut und Leberzelle ermöglicht, denn zwischen den Speichen der Blutgefäße liegen die Leberzellen säulenförmig angeordnet dazwischen. Sie wissen ja, daß die Leber eine Reihe von Umsetzungen der mit dem Blut ankommenden Nahrungsstoffe vornimmt. Bei der Lunge liegen die Verhältnisse anders, hier ist die Verteilung der Blutgefäße eine solche, daß immer ein feines Geflecht in Form eines Körbchens beisammenliegt, eines Körbchens, das von Luft erfüllt ist, so daß ein Gasaustausch zwischen Luft und Blut sehr rasch vor sich gehen wird. Am Darm, dem Organ der Aufsaugung der Nahrungsstoffe wie der Arznei- und Giftstoffe, hängt das Gewebe in Form von Zotten in den Innenraum des Darmes hinein, den die Nahrung erfüllt; dadurch wird die Oberfläche, in welcher sich Nahrungsbrei und Gewebe berührt, gewaltig vergrößert gegenüber einem einfachen Rohr. Und so sehen Sie, daß die Blutgefäße des Darmes in Form eines weitmaschigen Gewebes, nicht ganz unähnlich einem gestrickten Handschuhfinger, hineinhängt in den Verdauungsbrei, und zwar die kleinen Haargefäße, durch die der Austausch vonstatten geht, außen, während die ab- und zuführenden größeren Gefäße in der Mitte der Zotte liegen. Im Muskel ist die Verteilung der Blutgefäße derart, daß die einzelnen Fasern — denn aus solchen setzt sich der Muskel zusammen —, von den Blutgefäßen in Form von rechteckigen Figuren umgeben sind, indem die in der Längsrichtung liegenden Blutgefäße leiterförmig durch querverlaufende miteinander verbunden werden. Hat sich ein Muskel kontrahiert, wie Sie es in der rechten Hälfte des Bildes sehen, so müssen die Blutgefäße diese Formveränderung des Muskels mitmachen, sie verlaufen dann geschlängelt, weil der Muskel kürzer geworden ist. Endlich an der Niere tritt Ihnen ein kompliziertes Bild der Verzweigungen der Blutgefäße entgegen, in der Rinde sehen Sie knäuelförmige Gebilde, die an größeren Gefäßen hängen, wie die Früchte der Johannisbeere, im Marktteil sind die Blutgefäße streifenförmig gelagert; diese Beeren hängen in Trichter hinein, die Sie in diesem Präparat nicht sehen können, da hier wie auch in den anderen Präparaten das Gewebe durchsichtig gemacht wurde; und nun tropft aus diesem Knäuel von Blutgefäßen eine Flüssigkeit in den Trichter, den Anfang der Harnwege, die auf dem weiteren Wege durch die Niere in langen Kanälen in Austausch mit dem Blute tritt, teils Stoffe vom Blute dazuerhält, teils wieder welche an das Blut abgibt, bis endlich aus dieser Flüssigkeit

Harn geworden ist. Es entspricht also in vielfacher Modifikation die Anordnung der Blutgefäße der jeweiligen Funktion des Organs, ja nicht nur ihre Anordnung ist verschieden, sondern auch ihre Antwort auf Gifte: Es reagieren nicht alle Blutgefäße in derselben Weise auf einen Giftstoff, sondern jede Gefäßprovinz in ihrer Weise, trotz des einheitlichen Baues; freilich sind es fast immer nur graduelle Unterschiede, aber doch solche, daß die Verteilung des Blutes im Körper eine gänzlich geänderte werden kann. Würden alle Teile des Gefäßsystems in gleicher Weise — und zwar auch in gleich intensiver Weise auf ein Gift reagieren, so würde damit eine andere Blutverteilung im Körper nicht zustande kommen; da dies aber nicht der Fall ist, so machen sich Vergiftungen mit solchen Giften durch Änderung der Durchblutung bemerkbar, einmal strömt zum Beispiel mehr Blut durch die Haut, wodurch eine intensive Hautrötung erzeugt wird, das andere Mal wird die Haut blaß. In ebenso intensiver Weise wie durch einen Stoff, der die Blutgefäße beeinflußt, zeigen sich Wirkungen an der Zirkulation, wenn die Tätigkeit des Herzens von einem Giftstoff modifiziert wird. Wir sahen schon, daß die Zirkulation leidet, wenn die Kraft des Herzens eine ungenügende wird. Und Sie erinnern sich von dem schematischen Kreislauf her, dem Röhrensystem aus Glas, an dem ein Froschherz arbeitete, daß der Zufluß der Flüssigkeit zum Herzen dem Gefälle folgte, in unserem Fall der Schwere der Flüssigkeit, daß dies Gefälle aber von der Tätigkeit des Herzens selbst erzeugt wurde. Die Kammer pumpte das Blut in die Höhe, bis es aus der Kapillare austropfte. Die Strömung in einem solchen Röhrensystem und ebenso in dem Gefäßsystem des Körpers ist also von der Herztätigkeit abhängig, die ein Druckgefälle schafft, in dem künstlichen Schema ein solches des hydrostatischen Druckes, im Körper ein Gefälle, das durch den verschiedenen Spannungszustand der Gefäßwand, die elastisch ist, bedingt wird. Hinter dem Herzen herrscht der größte Druck, ist das Blutgefäß am meisten gedehnt, und dieser dort herrschende Blutdruck treibt das Blut durch die Haargefäße hindurch bis in die großen Sammelgefäße, ja bis ins Herz zurück. Freilich wird dieses Zuströmen zum Herzen verstärkt durch die ansaugende Tätigkeit des Brustkorbes bei der Einatmung, denn das Herz ist im Brustkorb gelagert, und wenn wir eine intensive Einatmung machen, so wird nicht nur Luft in die Lungen gesogen, sondern auch Blut in die großen Venen, die Gefäße, die das Blut dem Herzen zuführen. Dies sehen wir daraus, daß eine Blutstauung eintritt, wenn wir einen starken Überdruck im Brustkorb haben, wenn wir einen Hustenanfall bekommen, da staut sich das Blut in den Venen, es fließt nicht dem Herzen zu und unser Gesicht nimmt eine blaurote Färbung an. Und wenn einmal bei einer Verletzung ein solch großes venöses Blutgefäß lädiert wird, so kann es zu einem Ansaugen von Luft kommen, die dann in die Lunge geschwemmt, dort die Haargefäße verlegt und der Blutströmung unüberwindliche Hindernisse in den Weg legt. Dabei ist der Druck in den vom Herzen abführenden Gefäßen, den Arterien groß und der Druck in den Venen ein geringer; und die Erscheinung des Pulses, des rhythmischen Schwankens des Druckes ist nur dem Gefäßsystem eigen, das vom Herzen fortführt, dem System der Arterien, in denen der hohe Druck herrscht. Sie können an dem Schwanz der Froschlarve, der durchsichtig genug ist, um das Strömen des Blutes zu erkennen, den Kreislauf des Blutes verfolgen. Die Flüssigkeit Blut setzt sich zusammen aus einer Lösung von Salzen und Eiweiß, und aus kleinen roten Körperchen, die freilich einzeln mehr gelb erscheinen, und man sieht an diesen Körperchen, die in der Lösung suspendiert sind, das Strömen der Flüssigkeit. Sie sehen in den großen Gefäßen eine dunkelrot gefärbte Blutsäule vorrücken, und zwar

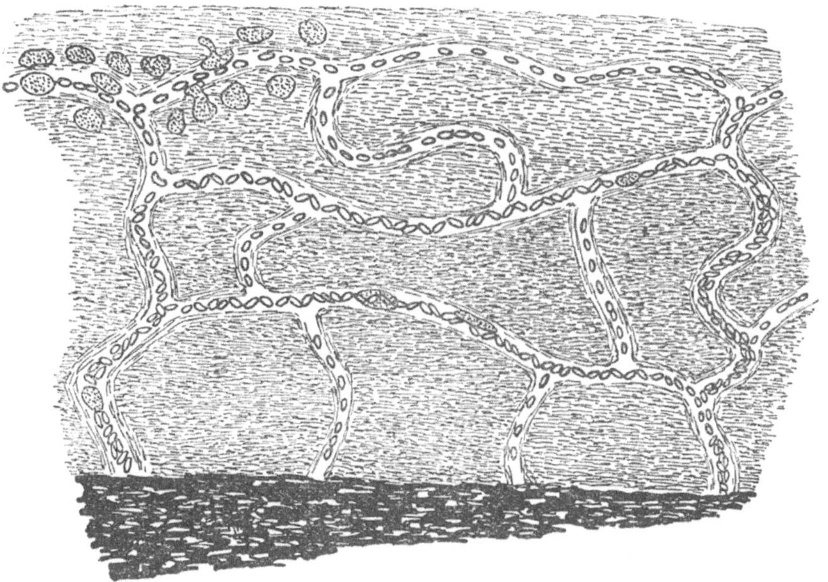

Abb. 3. Blutlauf in der Schwanzflosse der Froschlarve unter dem Mikroskop. Die Blutflüssigkeit mit den darin schwimmenden roten Blutscheiben wird von den Arterien durch die Haargefäße in die Venen gedrückt. Am lebenden Präparat sind nur in den Haargefäßen die einzelnen Blutzellen sichtbar, in den größeren Blutgefäßen bewegen sie sich zu schnell. Die bei weitem selteneren weißen Blutzellen rollen dabei an der Wand des Rohres langsamer hin. Links oben beginnt sich eine Entzündung (durch Austrocknung des Präparates) zu entwickeln; die weißen Blutzellen wandern durch Lücken der Gefäßwand aus den Blutgefäßen aus.

dem Pulse entsprechend immer ruckweise, während in anderen großen Gefäßen, die die Venen darstellen — im Gegensatz zu den ersten Gefäßen, den Arterien — der Blutlauf ein kontinuierlicher ist. Das Blut, das vom Herzen weggedrückt wird, strömt zwar auch kontinuierlich, aber erhält einen stoßweisen Druckzuwachs, der dem venösen Blut fehlt. Zwischen beide Arten von großen Gefäßen ist das Haarröhrchensystem eingeschaltet, in dem das Blut am langsamsten strömt, denn der Gesamtquerschnitt eines solchen Haarröhrchensystems in einem Organ ist größer als der Querschnitt der zuführenden Arterie und auch größer als der der abführenden Vene, daher ist der Strom in den Haargefäßen ein langsamer. Und so wird auch dort der Austausch von Gasen, der Austausch des für die Umsetzungen notwendigen Sauerstoffs und der von den Organen gebildeten Kohlensäure, in weitgehendem Maße stattfinden können; denn die Strömung in den Haargefäßen ist für die Tätigkeit des Organs ausschlaggebend. Abhängig ist sie von dem Druckgefälle zwischen Arterie und Vene; ist dieses Gefälle groß, so wird eine gute Durchblutung des Organs garantiert sein, ist das Gefälle gering, so wird nur wenig Blut das Organ passieren, dessen Ernährung dann Schaden leidet. Daher die große Bedeutung des „Blutdruckes", den wir bei der Wirkung von Arzneimitteln besonders genau zu studieren gewohnt sind. Und wenn Sie die Schwanzflosse in diesem Präparat betrachten, so sehen sie neben den großen Gefäßen eine Anzahl von Haargefäßen, in denen die Blutkörperchen nur einzeln hintereinander fließen, und Sie erinnern sich der früher gezeigten Injektionspräparate, in denen häufig eine Zelle von solchen Haargefäßen umsponnen wird, wo also die Blutversorgung eine recht ausgedehnte ist. Ebenso wie der Austausch von Nahrungsstoffen und Gasen und der von Abbauprodukten für die Tätigkeit des Organs von ausschlaggebender Bedeutung ist, so ist auch der Übertritt von Giften, die Schnelligkeit der Sättigung mit Giftstoffen von der Blutversorgung abhängig und auf der anderen Seite werden auch die Organe, die auf eine reichliche Blutversorgung eingestellt sind, zuerst leiden, wenn ein Giftstoff die Strömung des Blutes beeinträchtigt, trotzdem die Wirkung eine ganz allgemeine ist. Und wir haben in der Verschiedenheit der normalen Blutversorgung ein Moment der verschiedenen Disposition der Organe auf Gifte vor uns, wenn es sich um Gifte handelt, die die Blutzirkulation schädigen.

IV. Vorlesung.

Digitaliswirkung am Herzen. — Zusammensetzung des Mediums der Organe.

Für die Ernährung eines Organs und somit für seine normale Tätigkeit ist die Versorgung mit Blut von hoher Bedeutung. Und diese Blutdurchströmung ist wiederum gewährleistet durch das Gefälle zwischen Druck in dem zuführenden Gefäß und abführenden, zwischen Arterie und Vene. Am deutlichsten wird sich dies an Organen zeigen, deren Tätigkeit nach außen hin sichtbar ist, und irgend einem Maß zugänglich erscheint. Noch mehr wird die Wichtigkeit der Blutversorgung dann hervortreten, wenn ein Organ nicht nur für seine Funktion Nahrungsstoffe und Sauerstoff braucht, sondern wenn es eine absondernde Tätigkeit ausübt, also eine Drüse ist, die eine Flüssigkeit zur Abscheidung bringt und diese Flüssigkeit dem Blute selbst entnehmen muß. Und so machen sich Störungen der Zirkulation z. B. besonders an der Niere geltend, und wir haben bei den bettliegenden Kranken mit gleichmäßiger Nahrung und gleichmäßiger Flüssigkeitszufuhr in der Harnmenge einen Hinweis, ja geradezu eine Art Maßstab für die Beschaffenheit der Blutströmung; denn die Niere kann ihrer Ausscheidungsarbeit nur dann gerecht werden, wenn ihr reichlich Blut zuströmt, das ihr einerseits Material, andererseits Sauerstoff und Nährmaterial für ihre Zellarbeit bringt. Und so sehen wir, daß bei Darniederliegen der Blutströmung etwa infolge eines Herzfehlers die Absonderung der Niere recht gering werden kann, und wir sind gewohnt, die Harnmenge bei diesen Kranken besonders genau zu verfolgen und ein Ansteigen derselben als ein günstiges Zeichen im Sinne einer Verbesserung der Blutzirkulation anzusehen. Daher finden Sie bei der Besprechung der Wirkung von Digitalisstoffen immer die diuretische, die harntreibende, Wirkung dieser Präparate als besonders lobend erwähnt. Lassen Sie uns schon jetzt einen etwas näheren Einblick in die Wirkungsweise dieser Stoffe tun, weil die Besprechung einer Kreislaufwirkung und Kreislaufstörung eine allgemeine Grundlage für das Verständnis vieler Giftwirkungen abgibt und daher spätere Erörterungen abkürzt, wenn auch Digitalis als Giftstoff keine große Rolle spielt.

Aber Sie werden an diesem ersten Beispiel einer Wirkung sehen, wie die Kenntnis der Wirkungsweise eines Stoffes nur eine der Bedingungen zur Anwendung eines Arzneistoffes ist, und noch durch das Beurteilen des Krankheitsprozesses ergänzt werden muß. — In erster Linie ist die Digitaliswirkung eine Herzwirkung, und zwar eine Wirkung auf den Herzmuskel, wenn sich auch Einflüsse auf die Herznerven dazugesellen. Wenn wir einem Frosch, den wir durch Urethan narkotisiert haben, einige Kubikzentimeter eines Digitalisinfuses injizieren und die Tätigkeit des freigelegten Herzens betrachten, so sehen wir zuerst, daß das Herz seine Tätigkeit regelmäßig fortsetzt, daß vielleicht die Erschlaffung eine etwas stärkere wird, daß der Herzmuskel, in erschlafftem Zustande mit Blut gefüllt, dunkler erscheint, weil er mehr Blut enthält als vor der Giftgabe. Bald aber werden die Zusammenziehungen lebhafter, die Erschlaffung wird weniger ausgedehnt, der Herzmuskel erscheint nicht nur kleiner, sondern auch heller, weil er im zusammengezogenen Zustande blutleer ist und nur die Eigenfarbe des Muskels besitzt. Und bald hört die Erschlaffung vollständig auf, der Muskel bleibt zusammengezogen, das Herz steht in Systole still.

Wenn wir eine solche Tätigkeit am herausgenommenen Herzen beobachten, das an einer eingebundenen Kanüle schlägt, so sehen wir, daß nach Zusatz von Digitalisstoffen die Ausschläge des Hebels, den das Herz durch einen Faden bewegt, und die wir uns auf einer berußten rotierenden Trommel aufschreiben, größer werden, und zwar nach oben wie nach unten; das Herz erschlafft also stärker und zieht sich auch stärker zusammen. Es wird dann mit einem Herzschlage mehr Blut gefördert als vorher; das Schlagvolumen hat zugenommen. Dies ist die Hauptwirkung der Digitalis. Später, bei stärkerer Vergiftung, hört dann die Erschlaffung immer mehr auf, der Hebel bleibt auf der Höhe, und endlich steht das Herz in zusammengezogenem Zustande still. Wir sehen also in dem ersten sogenannten therapeutischen Stadium der Digitaliswirkung die Herzpumpe in der Weise arbeiten, daß die einzelnen Hubhöhen größer werden, daß gewissermaßen von einer Pumpe der Kolben tiefer gesenkt und höher gehoben wird. Wenn nun ein Herzfehler vorliegt, ein Krankheitsfall, bei welchem ein Ventil des Herzens schlecht schließt, durch einen narbigen Prozeß gelitten hat oder gar eine Verengerung an dieser Stelle sich ausgebildet hat, so kann sich das Herz bei jedem Schlage schlecht füllen, oder es fließt immer ein Teil des eben ausgestoßenen Blutes wieder bei der Erschlaffung zurück ins Herz. Sie werden sich sofort sagen, daß hierbei die normalen Verhältnisse wieder Platz greifen, wenn das Herz mit jedem Schlage mehr Blut fördert, eben die normale Menge plus der jedesmal zurückrieselnden, und Sie werden einsehen, daß gerade in solchen Fällen von Herzfehler Digitalis angezeigt erscheint. Sie werden aber auch an diesem ersten Beispiel einer Giftwirkung erkennen, daß wir nicht immer bei schlecht schlagendem Herzen Digitalis geben, weil dieser Stoff größere Anforderungen an die Leistung des Herzens stellt, und daß nur eine genaue Feststellung, woran die Verschlechterung der Zirkulation liegt — durch eine eingehende Untersuchung —, uns die Möglichkeit an die Hand gibt, das passende Mittel zu wählen. Denn gerade beim Herzfehler wird der Verlauf des Herzschlages durch Digitalis in günstigem Sinne geändert, sonst aber machen wir häufig von andersartig wirkenden Stoffen Gebrauch, wie Kampfer, Koffein oder Adrenalin, wenn wir den Kreislauf bessern wollen. Und Sie ersehen aus diesen Betrachtungen, wie wichtig für die Auswahl eines Medikamentes die genaue Kenntnis der Störung und ihrer Ursachen ist; und gerade aus diesem Grunde gehe ich auf die Digitaliswirkung näher ein, wobei wir gleichzeitig ein Bild erhalten von der Bedeutung der Herztätigkeit und der Strömungsverhältnisse des Blutes, welche für die Beurteilung so vieler Vergiftungen wichtig sind. Es wird also bei einem Herzfehler wieder eine normale Menge Blut gefördert, wenn jeder Herzschlag mehr Blut hinaustreibt; dann kann ein solches Herz wieder durch angestrengte Tätigkeit die für den normalen Ablauf der Organfunktionen ausreichende Blutmenge in Bewegung setzen: der Kreislauf ist unter Digitalis normal geworden, normal geworden freilich, indem das Herz dauernd eine Mehrleistung vollbringen muß. Aber für die Verbesserung der Zirkulation bei Herzfehlern kommen noch andere Wirkungen der Digitalis hinzu, die ebenfalls die Blutströmung begünstigen. Bei solchen dauernden Krankheitszuständen, wie es die Herzfehler sind, setzen im Körper Einrichtungen ein, die den Fehler auszugleichen bestrebt sind. Ist durch einen entzündlichen Prozeß eine Klappe teilweise zerstört, so bleibt nach Ausheilen dieses Entzündungsprozesses eine Narbe und damit ein schlechtes Schließen der Klappe zurück; oder der narbige Schrumpfungsprozeß führt sogar zu einer Verengerung an dieser Stelle: die Folge für die Zirkulation ist dieselbe, ob nun das Blut nur schlecht die enge Stelle passieren kann, oder ob jedesmal ein schon ausgestoßenes Quantum Blut wieder zurückfließt, immer wird weniger Blut in die großen Arterien gedrückt; diesem Minus auf der Seite der Arterien steht ein Plus auf Seite der Venen gegenüber, die das Blut dem Herzen zuführen; damit nimmt der Druck in den elastischen Arterien ab, der Druck der Venen zu und das Druckgefälle zwischen zuführendem und abführendem Gefäß wird kleiner; und dieses Gefälle ist für die Blutdurchströmung des Organs maßgebend, für seine Versorgung mit Nahrung und Sauerstoff, für seine Leistung. Und so leidet die Tätigkeit des Magens wie die Tätigkeit der Niere, es leidet aber auch die Tätigkeit des Herzens selbst, das ja selbst ein Organ des Körpers ist, das ebensolche Anforderungen an die Blutversorgung stellt wie die anderen Organe auch; und es müßte ein solcher Zustand des Herzens jedesmal sofort von den schwersten Folgen für das Leben sein, wenn nicht der Körper Einrichtungen besäße, die zum Ausgleich der Störung führten. Immer, wenn ein Organ dauernd mehr zu leisten hat, tritt eine anatomische Vergrößerung des Organes ein, wie Sie es von jedem geübten Muskel her kennen; das Herz wird größer und in seiner Wand dicker. So kann es den Mehranforderungen des Kreislaufes bei undichten Ventilen genügen. Aber es können Zeiten kommen, wo übergroße Anstrengungen gefordert werden, denen ein normales Herz noch gewachsen ist, nicht aber ein solches, wenn auch gut angepaßtes, krankes; und alle Störungen werden bemerkbar, die wir bei kompensiertem Herzfehler vermißten; die Tätigkeit der Organe leidet, die Tätigkeit des Herzens gleichfalls, weil auch seine Ernährung mit der schlechten Blutdurchströmung schlechter wird. Bald zeigen sich die Folgen der Blutstauung, die Beine schwellen an, im Unterleibe mit seinem doppelten Haargefäßsystem häuft sich das Blut, es kommt zum Austritt von Flüssigkeit im Unterleibe, zu Wassersucht, zu Schwellungen der Leber, zum Versiegen der Harnflut. Die Nervenzellen, welche den Sauerstoff des Blutes regulieren und welche auf schlechte Ventilation des Blutes mit gesteigerter Atemtätigkeit reagieren, veranlassen schnelle Atemzüge, Atemnot setzt ein, trotzdem das Blut Sauerstoff aufgenommen hat und seine Kohlensäure in den Lungen abgegeben hat, aber es kommt von diesem reinen Blut wegen der schlechten Blutströmung zu wenig zu den Nervenzellen; daher die völlig unnütze Atemnot, die dem Körper nur mehr Kräfte kostet. Und gleichzeitig setzt ein Regulierungsvorgang des Körpers ein, der in normalen Zeiten vortrefflich wirkt, aber hier zum Verhängnis führen kann: Wenn normalerweise der Druck in den großen Gefäßen, der Blutdruck sinkt, so arbeitet das Herz schneller, und es wird durch diese beschleunigte Herztätigkeit wieder mehr Blut in die Gefäße geworfen, der Blutdruck wird wieder normal. Hier aber, wo auch, wie wir sahen, immer der Druck in den Arterien zu klein ist, etwa weil durch ein verengtes Ventil dem Herzen zu wenig Blut zuströmt, wird der beschleunigte Herzschlag unnütz sein, denn in der kurzen Zeit der Erschlaffung wird das Herz noch weniger Blut schöpfen können. Und dieser sonst so zweckmäßige Regularisationsvorgang verschlechtert von neuem die Lage und erfordert einen medikamentösen Eingriff. Wir versetzen den Hemmungsnerv des Herzens durch Digitalis in einen Reizzustand, dadurch werden die Herzschläge langsamer und, da sie gleichzeitig ausgiebiger werden, so kann das langsam und kräftig arbeitende Herz nun wieder mehr Blut fördern. Es gewinnt unter Digitalis

Zeit, sich vollständig zu füllen, oder sich vollständig zu entleeren, auch wenn ein Hindernis für die Blutströmung vorliegt. Also die Reizwirkung der Digitalis auf den Hemmungsnerv des Herzens gesellt sich zu der Wirkung auf den Herzmuskel hinzu und begünstigt die Zirkulation. Und endlich verursachen die Digitalisstoffe auch noch eine Gefäßverengerung der kleinen Arterien und treiben den Blutdruck daselbst in die Höhe, damit wächst wieder das Gefälle in den Haargefäßen und die Durchblutung wird günstiger, das im Unterleib sich häufende Blut wird allmählich wieder ausgetrieben und den anderen Organen zugeführt, denn gerade die Gefäße des Unterleibes werden durch Digitalis verengt; und mit Verbesserung der Zirkulation hören alle krankhaften Erscheinungen auf, die Stauung, die Wasserergüsse, die Atemnot, und die Tätigkeit der Organe wird besser, die Nieren entlassen wieder Harn, dessen Wasser sich im Körper anhäufte, die Tätigkeit des Herzens wird wegen der Verbesserung seiner Blutversorgung wieder kräftiger: der Kreislauf ist kompensiert, und die Gefahr behoben; jetzt arbeitet wieder ein den Mehrforderungen angepaßtes Herz in ausreichender Weise. — Sie sehen, daß es ein glückliches Zusammentreffen von Eigenschaften ist, das die Digitalis zu einem so unentbehrlichen Mittel, zu einem so segensreichen Stoff für jene Unglücklichen macht, und Sie werden vermuten, daß die Natur nur einen solchen Körper im Pflanzenreiche hervorgebracht hat, und doch ist dem nicht so. Wir kennen eine große Anzahl von derartigen Glykosiden, die alle eine ebensolche Herzwirkung entfalten, wenn freilich auch die Gefäßwirkung bei einigen dieser Stoffe mehr oder weniger ausgebildet ist. Nun sind es ja schon in der Digitalisdroge mehrere Substanzen, die in den Grundwirkungen übereinstimmend, doch quantitative Unterschiede aufweisen, daß bald die Herzmuskelwirkung, bald mehr die Wirkung auf die Gefäße hervortritt. Auch ist die harntreibende Wirkung nicht nur auf Verbesserung der Zirkulation im allgemeinen zu beziehen, sondern es erweitern die Digitalissubstanzen die Gefäße der Niere und führen ihr so in besonders reichlichem Maße Blut zu; diese Wirkung scheint nun bei einigen dieser Substanzen im Vordergrunde der Wirkung zu stehen, während die Herzwirkung erst in zweiter Linie kommt. Aber die Wirkungen sind doch so gleichartig, daß wir von Digitalissubstanzen sprechen, auch wenn solche Stoffe nicht der Digitalispflanze entstammen. Und Sie verstehen auch, warum immer von seiten der Ärzte gesagt wird, ein aus der Digitalisdroge hergestellter reiner Stoff vermöge die gesamte Digitalisdroge nicht zu ersetzen, da eben die Kombination von mehreren Stoffen, wie sie in der Droge vorliegt, die vielseitige Wirkung in glücklicher Vereinigung besitzt. Freilich gibt es im einzelnen vielfache Unterschiede in der Wirksamkeit der Drogen, meist sind die chemischen Stoffe daraus schwer diffusibel und auch schwer resorbierbar, und in dieser Hinsicht bestehen mancherlei Unterschiede zwischen den einzelnen Körpern. Diese schwere und langsame Aufnahme zeigt sich auch noch, wenn wir an ein isoliertes Herz Digitalissubstanzen heranbringen, immer vergeht einige Zeit, ehe wir eine deutliche Wirkung sehen, und dementsprechend hält auch die Wirkung lange Zeit an, erstreckt sich bis zum folgenden Tage; wir sprechen von einer kumulierenden Wirkung der Digitaliskörper und meinen damit diese langdauernde Nachwirkung. Dies bedingt eine gewisse Schwierigkeit bei der Dosierung solcher Stoffe, da es einen Unterschied ausmacht, ob wir einem unbehandelten Herzen Digitalis zuführen oder die Dosis mehrere Tage wiederholen. — Auch die kumulierende Eigenschaft der Körper ist verschieden. — Man hat nun bei der leichten Zersetzlichkeit der Digitalisstoffe danach gestrebt, ein Verfahren der Wertbestimmung dieser Drogen auszuarbeiten, weil die chemische Analyse dabei versagt. Man hat dazu ein leicht festzustellendes Wirkungsbild gewählt, und zwar den Eintritt der systolen Stillstellung des Froschherzens. Solche durch den Versuch ausgewerteten Präparate nennen wir titrierte Drogen, und man kann durch Mischen verschieden stark wirksamer Digitalisblätter ein stets gleichstarkes Präparat herstellen. Allen diesen Digitalisstoffen kommt eine lokale Wirkung zu, und zwar eine reizende Wirkung am Orte der Beibringung, und so sehen wir im Vordergrunde der Vergiftung mit den digitalisartigen Pflanzen starke Magen-Darmerscheinungen stehen, Erbrechen und Durchfall. Dazu gesellt sich eine Schädigung des Herzens, die mit unregelmäßiger Herztätigkeit den Blutdruck zu Null absinken läßt und zum Tode führt.

Lassen Sie mich nicht unerwähnt lassen, daß außer den Digitaliskörpern auch gänzlich andersartige Stoffe eine Wirkung auf das Herz ausüben, die eine gewisse Ähnlichkeit mit der Digitaliswirkung hat; so das Kalziumion. Läßt man ein Herz an einer Kanüle schlagen und dabei seine Kontraktionen an einem Hebel aufschreiben und gibt einem solchen Herzen Kalziumchlorid zu der Ringerlösung dazu, so treten bei geringer Konzentration an Chlorkalzium größere Pulse auf, bei einer etwas höheren Gabe hört die Erschlaffung des Herzens auf, und das Herz bleibt in zusammengezogenem Zustande stehen. Spülen wir dann ein solches Herz mit Ringerlösung, so beginnt es wieder zu schlagen. Es ist vielleicht interessant, daß ein schon normalerweise im Blut vorkommender Stoff eine solche Wirkung entfalten kann, einen Stoff sogar, den wir aus der Ringerlösung nicht fortlassen dürfen, wollen wir nicht die Herztätigkeit schwerstens schädigen. Denn bringen wir in ein solches Herz, welches mit Ringerlösung gefüllt an der Kanüle schlägt, eine ebensolche Lösung, die nur kein Kalziumchlorid enthält, hinein, so steht das Herz still. Dabei beträgt der Gehalt an Kalziumchlorid in der Ringerlösung nur 0,025%; außerdem enthält sie 0,625% Natriumchlorid und 0,025% Kaliumchlorid. Also das Fehlen von so geringen Mengen eines Stoffes führt schon zu einem Aufhören der Herztätigkeit, die eben nur in einem ganz bestimmten Medium möglich ist. Freilich sehen Sie nach einiger Zeit an dem Herzen wieder Kontraktionen auftreten, die erst ganz schwach allmählich wieder an Ausmaß zunehmen; wenn wir jetzt nochmals mit kalkfreier Ringerlösung spülen, so hört der Herzschlag definitiv auf; es scheint also zuerst noch eine Verteilung von Spuren von Kalzium vor sich gegangen zu sein oder das Herz selbst hat Kalk abgegeben, so daß wieder eine geringe Menge von Kalziumionen in der Lösung vorhanden waren, die erst die zweite Waschung beseitigte.

Ein solches Herz ist nicht tot, denn bei Ersatz der Lösung durch gewöhnliche Ringersche Flüssigkeit beginnt es sofort wieder kräftig zu schlagen, ja es genügt auch der Ersatz nur eines Teiles der Speiseflüssigkeit des Herzens durch die kalkhaltige Ringerlösung, um die Funktion des Herzens wieder herzustellen. — Lassen Sie mich an dieser Stelle noch einige allgemeine Bemerkungen einfügen: Es ist also ein bestimmter Gehalt an bestimmten Ionen für die Funktion der Organe unerläßlich. Und wie beim Kalk liegen die Verhältnisse auch für die anderen Stoffe; wir sahen schon, daß etwas Natrium in der Außenflüssigkeit, die einen Muskel umgibt, vorhanden sein muß, soll er funktionieren; daß Kalisalze ihn lähmen, wenn sie in der Außenflüssigkeit in etwas höherer Konzentration vorhanden sind, ihn lähmen, trotzdem er selbst reich an Kali ist. Setzen wir der Ringerlösung etwas mehr Kali zu, und bringen sie in ein schlagendes Froschherz, so stellt es sofort seine Tätigkeit ein, und beginnt erst wieder zu schlagen, wenn wir die Speiseflüssigkeit ersetzen durch das normale Medium der Ringerlösung. Da nun, wie Sie schon wissen, die roten Blutkörperchen viel Kalisalz enthalten, so kann bei einer Vergiftung, welche die roten Blutzellen zerstört, in der Blutflüssigkeit so viel Kalisalz durch diese Blutzellenauflösung entstehen, daß das Herz gelähmt wird. Es scheinen dabei Kalk und Kali eine gewisse gegensätzliche Wirkung zu entfalten, indem man eine geringe Kalivergiftung durch Kalk beheben kann und umgekehrt. Es sind also die Gewebe außerordentlich empfindlich gegenüber Schwankungen in der Zusammensetzung ihres Milieus, und wo wir eine Berührung der Gewebe mit verschieden zusammengesetzten Außenflüssigkeiten sehen, wie am Magen-Darmkanal, müssen wir besondere Einrichtungen vermuten, die dies ohne Schädigung der berührenden Zellschicht ermöglichen. Das heißt nicht etwa, daß wir eine undurchlässige Oberschicht annehmen müssen; denn gerade dort findet ja ein Austausch von Stoffen statt; es muß also eine gewisse Beschaffenheit der Oberschicht an solchen Stellen wie im Darm vorhanden sein, die die Zelle trotz ihrer Durchgängigkeit schützt. Und so sehen wir solche Epitheldecke gegenüber Giften eine größere Widerstandsfähigkeit besitzen als andere Zellschichten, welche für gewöhnlich nur mit einer immer gleichbleibenden Flüssigkeit in Berührung kommen, wie etwa die Hornhaut des Auges oder die Bindehaut der Lider mit der Tränenflüssigkeit. Freilich weisen bei der experimentellen Prüfung der Durchlässigkeit der Zellen die einzelnen Zellen eine sehr geringe Differenz auf, wir konstatieren im allgemeinen eine weitgehende Gleichheit der Aufnahmefähigkeit der Zellen ganz verschiedener Organe. Wir können dies beobachten, wenn wir isolierte Zellen in verschieden zusammengesetzte Flüssigkeiten bringen, sie verhalten sich dann alle recht übereinstimmend. Wenn nämlich die Außenflüssigkeit sehr konzentriert ist, so führt dies zu den Erscheinungen der Schrumpfung, ist die Außenflüssigkeit sehr verdünnt, so tritt Quellung der Zellen ein. So z. B. bei Einbringen der Zellen in Salzlösungen verschiedener Konzentration; sie behalten dann nur ihr altes normales Volumen in einer ganz bestimmten Konzentration, und zwar in einer solchen, welche der Konzentration im Inneren der Zelle entspricht. Da wir aus Versuchen an künstlichen Membranen wissen, daß die Salze eine Wasseranziehung ausüben, einen osmotischen Druck, und daß dieser Druck nur dann zustandekommt, wenn die Salzteilchen durch die Membran nicht hindurchwandern können, wenn sie „semipermeabel“ ist, d. h. für Wasser durchgängig, nicht aber für Salze, so schließen wir, daß auch die Oberschicht jeder Zelle, die Plasmahaut, für Wasser durchgängig ist, aber Salzen den Durchtritt verwehrt. Eine Anzahl von Stoffen nun führen auch in hoher Konzentration nicht zu einer Schrumpfung der Zellen, ja eine reine Lösung solcher Stoffe, wie etwa die von Harnstoff, bewirkt auch in hoher Konzentration eine Quellung, geradeso als enthalte sie gar keinen gelösten Stoff. Daraus folgt, daß ein solcher Stoff in die Zelle einwandert, so daß ein osmotischer Druckunterschied gar nicht zustande kommt, den man auf Kosten des gelösten Stoffes setzen könnte. Es stellt sich nun heraus, daß alle die Substanzen in den Protoplasten eindringen müssen, welche öllöslich sind, und man hat daraus den Schluß gezogen, daß die Plasmahaut sich zusammensetzt aus öláhnlichen Stoffen, aus Lipoiden, wie etwa Cholesterin, Lezithin, Stoffen, die wir ja in allen Zellen vorfinden.

V. Vorlesung.

Vergiftungen bei der Aufnahme des Giftes durch die Lungen; ätzende Gase, Ammoniak, flüchtige Säuren. — Halogene.

Zuerst wollen wir uns der Aufnahme von Gasen durch die Lungen zuwenden, also dem Austausch unseres Körpers mit unserem Milieu. Im allgemeinen geht ein solcher Austausch, also die Aufnahme von giftigen Gasen sehr rasch vor sich, weil in der Lunge ein Gesamtquerschnitt des Blutgefäßsystems vorliegt, weil die Berührungsoberfläche eine ungemein große ist, denn das schwammige Gewebe, das so reich mit Blut durchströmt wird, ermöglicht eine rasche Absorption der Gase. Ehe aber das Gas mit der Luft in die Lungen kommt, muß diese Luft die Nase und die oberen Luftwege passieren; nun stellt die Nase einen Gang dar, der durch drei in diesen Gang hineinragende Muscheln verengt wird, so daß der Querschnitt des Ganges jeweils recht klein ist und die Luft Gelegenheit findet, sich zu erwärmen und Staub abzulagern. Dadurch wird auch eine gewisse Reinigung der Luft in chemischer Beziehung erreicht, denn es können sich leicht in Wasser lösliche Gase schon an den feuchten Nasenwänden niederschlagen; meist wird dieser Prozeß der Lösung in dem Nasenschleim nicht zu einer ausgiebigen Reinigung genügen, wohl aber zu einer Wirkung auf die Nasenschleimhaut führen. Besonders natürlich dann, wenn das Gas eine lokale Wirkung, eine Reizung veranlaßt; so können wir eine auch für chemische Stoffe geltende Schutzeinrichtung in dieser komplizierten Anordnung der Nasenwege erblicken, die nicht nur Staub abfängt, sondern durch die Beladung mit reizenden Gasen wegen der damit verbundenen lokalen

Empfindungen Abwehrmaßnahmen des Körpers veranlaßt, die ein weiteres Eindringen des giftigen Gases verhindert. So führt die lokale Reizung der Nase durch Ammoniakdämpfe sofort zur Einstellung der Atembewegungen, und wir sehen Vergiftungen mit solchen Gasen durch einige zufällige unachtsame Atemzüge überhaupt nicht eintreten; solche Gase, zu denen auch Chlorgas zählt, sind irrespirabel, verhindern selbst durch lokale Reizung der ersten Luftwege ihre Aufnahme. Nur dann können Vergiftungen allgemeiner Natur oder auch nur der tieferen Luftwege, der Luftröhre und der Lungen einsetzen, wenn wir dem Gase nicht entgehen können und der Atemstillstand durch allmähliche Erstickung die Atmung wieder erzwingt. Und so sehen wir Vergiftungen mit lokal reizenden Gasen nur dann eintreten, wenn etwa durch Platzen eines Ballons mit einer Flüssigkeit, die solche Gase abgibt, die ganze Luft damit beladen wird oder wenn sie die Kleider des Trägers durchfeuchtet, denen er sich mit der nötigen Schnelligkeit nicht entledigen kann. Und aus dem gleichen Grunde sind für uns giftige Gase ohne lokale Reizung und ohne starken Geruch so viel gefährlicher und führen so viel häufiger zu schweren Vergiftungsbildern, weil eben jene Alarmvorrichtung nicht betätigt wird. Gleichzeitig sehen wir bei der Einwirkung von ätzenden Gasen nicht nur die Schleimhäute der Lunge, sondern auch die Bindehaut des Auges befallen werden, auch dort stellt sich Schmerz und Entzündung ein. Die Folgen für die tieferen Luftwege werden allemal die gleichen sein, durch welchen Stoff sie auch veranlaßt sind, es resultiert eine Entzündung. Dies ist ein Vorgang, der zunächst in einer lokalen Blutfülle besteht, zu einem Durchtritt von Flüssigkeit aus dem Blute in die Gewebe führt, welche die Ursache einer Anschwellung ist, aber weiterhin auch zu einem Ergusse nach außen Veranlassung gibt. Da nun die Blutflüssigkeit häufig die Eiweißstoffe des Blutes mit sich führt, so tritt nachträgliche Gerinnung ein und es bildet sich auf einer Schleimhaut eine Membran, ein Belag, wie er am bekanntesten von der Diphtherie her ist. Gleichzeitig wandern weiße Blutzellen durch kleine Lücken in den Haargefäßen aus den Blutröhren heraus, dadurch gewinnt die Absonderung ein weißliches Aussehen, wird zu Eiter; denn die darin vorkommenden Eiterzellen sind eben weiße Blutzellen, welche — besonders angelockt durch Bakteriengifte — die Blutgefäße verlassen haben, wie Sie früher an dem Blutkreislauf des Frosches sahen, wenn eine Stelle des Präparates auszutrocknen beginnt. Im Eiter finden sich also massenhaft weiße Blutzellen und Bakterien, und auch in einer solchen Membran wie bei Diphtherie liegen zwischen den Gerinnselfäden weiße Blutzellen und Bakterien. Die weißen Blutkörperchen fressen dann die Bakterien, nehmen sie auf, geradeso wie sie Kohleteilchen, Staub usw. aufnehmen, und werden dazu durch die Anwesenheit von Stoffen angeregt, die im Körper durch die Einwirkung der Bakterien entstehen, und die man Opsonine nennt. In einzelnen Fällen enthält eine solche Absonderung auch rote Blutkörperchen, dann hat der Erguß ein rotes, ein blutiges Aussehen. Die die Entzündung begleitende Schwellung ist nun sehr verschieden stark entwickelt je nach dem lockeren oder festen Gefüge des Gewebes; Entzündungsvorgänge in der Umgebung des Auges machen starke Schwellungen, an derberen Geweben ist die Schwellung gering, aber häufig gerade dort sehr schmerzhaft, weil dabei ein starker Druck auf die Nervenelemente ausgeübt wird. Diese Schwellung kann bei reizenden Gasen besonders verhängnisvoll werden, weil sie sich gern an einer engen Stelle der Atemwege lokalisiert, der Stimmritze, einer schmalen Spalte, die von zwei elastischen Bändern gebildet, beim Sprechen durch die Strömung der Ausatmungsluft in Schwingungen versetzt wird. Schwellungen an dieser Stelle können zur Verlegung des Spaltes und zu Erstickung führen, und es ist Ihnen bekannt, daß wir in solchen Fällen durch Anlegen einer Öffnung unterhalb der Stimmritze, unterhalb des Kehlkopfes für Zutritt der Luft zur Lunge sorgen müssen; der Luftröhrenschnitt richtet sich also nicht gegen die Erkrankung als solche, sondern gegen das Symptom der Erstickung und kann in vielen Fällen von lebensrettender Wirkung sein, leider ist er es nicht in allen, weil eben die eigentliche Erkrankung dadurch in keiner Weise beeinflußt wird. Die Intensität der lokalen Erscheinungen ist bei allen Ätzgiften abhängig von der verschiedenen Beschaffenheit der Gewebe, von ihrer Zartheit. Schleimhäute sind empfindlicher als die äußere Haut, und auch bei den Schleimhäuten ist der Grad der Einwirkung verschieden. Wird die abschließende Schicht nur von einer Lage nebeneinander liegender Zellen gebildet, so ist diese Deckschicht naturgemäß zarter, als wenn viele Lagen von Zellen den Abschluß darstellen. Immer dort, wo die Schleimhaut schon normalerweise gewissen Insulten ausgesetzt ist, wie im Munde, liegt geschichtetes Pflasterepithel, in den tieferen Luftwegen, der Luftröhre wird die Bedeckung von einer Lage hoher Zellen, von Zylinderepithel, gebildet. Es werden also die schwereren Erscheinungen bei der Einatmung von ätzenden Gasen die tieferen Luftwege betreffen und am meisten wird das Gewebe dort geschädigt werden, wo nur eine dünne Haut als Deckung von der Außenwelt dient, in der Lunge selbst, wo durch diese dünne Haut der Austausch der Gase normalerweise vor sich gehen muß. Sie werden sich vielleicht eine solche Schädigung der bedeckenden Schicht leichter vorstellen können, wenn ich Ihnen sage, daß diese Lage von Zellen auch eine nach außen hin sichtbare Tätigkeit entfaltet, eine motorische Funktion besitzt, die für die Reinigung der Luftwege bedeutungsvoll ist und die durch Ätzgifte geschädigt werden muß. Auf den Deckzellen der Luftröhre stehen nämlich Haare, die in fortwährender Bewegung sind, und es laufen Wellen über dieses Feld von Haaren hin, wie Wellen über das Getreide bei Wind laufen. Diese Bewegung treibt den eingedrungenen Staub aus der Luftröhre hinauf bis zu der Stimmritze, wo er dann durch einen Hustenstoß entleert wird. Und es wird Ihnen schon aufgefallen sein, daß Sie nach einem in staubiger Luft verbrachten Abend oder einer durchtanzten Nacht am anderen Morgen nicht nur einen beträchtlichen Staubgehalt des Nasensekretes feststellen können, sondern auch mit dem ersten Hustenstoß aus den tieferen Luftwegen Staub herausbefördern, den die Epithelzellen der Luftwege über Nacht bis zur Stimmritze hinaufbefördert haben. Wir können am Kaltblüter, dessen Organe ja so leicht in überlebendem Zustande ihre Funktion bewahren, diese

Tätigkeit der Haarzellen unter dem Mikroskop erkennen, wir sehen dann an der Umschlagstelle der Schleimhaut die Haare frei hervorragen und in lebhaften Schwingungen. Auch ohne Zuhilfenahme des Mikroskopes sehen wir das Resultat der Flimmertätigkeit — so nennt man diese Eigenschaft — der Zellen; wenn wir auf eine solche flimmernde Oberhaut ein Stückchen Fließpapier legen, so wird es allmählich bewegt, und Sie sehen deutlich das Herabrücken des Papierstreifens auf der Schleimhaut, die ich auf ein Korkbrettchen aufgespannt habe. Der Frosch hat solches Flimmerepithel auch im Schlund und Mund, was dem Menschen an diesen Stellen fehlt, aber wir verfügen aus diesem Grunde über ein Präparat von großer Ausdehnung, an dem wir den Erfolg der Bewegung beobachten können. Von den lokalschädigenden Gasen sind es außer dem Ammoniak, der auch durch Undichtwerden von Eismaschinen, die damit gefüllt sind, zu Vergiftungen führen kann, Chlorgas und Bromdampf, die eingeatmet werden können, ferner Salzsäure, schweflige Säure und ähnliche Gase, die alle zu denselben Erscheinungen führen und wohl nur in chemischen Betrieben zu Vergiftungen führen werden. Auch das Dimethylsulfat hat schon Anlaß zu tödlicher Entzündung der Lunge gegeben; vor allem aber lassen Sie sich vor den Dämpfen der Salpetersäure und salpetrigen Säure warnen, mit denen wir ja so häufig bei unseren Arbeiten in Berührung kommen; Sie werden glauben, daß man bei der starken Reizwirkung dieser Gase eine irgend in Betracht kommende Einatmung gar nicht ertragen konnte, leider ist dies nicht der Fall, sondern es werden bei einiger Energie von diesen Dämpfen so große Mengen aufgenommen, daß auch die tieferen Luftwege, die Lungen noch in Berührung mit dem Ätzmittel kommen, wenn auch anfangs die Einatmung als sehr lästig empfunden wird. Ist aber einmal ein solch reizender Stoff bis in die Lungen vorgedrungen, so entstehen die schwersten Folgezustände, leider erst so spät, daß sie nicht mehr warnend wirken können. Die Lungenentzündung, welche sich danach einstellt, braucht zu ihrer Entwicklung einige Zeit, die nach Stunden bemessen sein kann, also zu einer Zeit einsetzt, wenn längst die giftige Atmosphäre verlassen worden ist. Eine solche Entzündung der Lunge ist deswegen so gefährlich, weil die entzündliche Ausschwitzung zu einer Verlegung der Luftbläschen in der Lunge führt und darum die Atmung beeinträchtigt. Nun kommt es bei einer solchen Absonderung in die Luftbläschen zu einer späteren Gerinnung der Flüssigkeit, und erst die langsam einsetzende Verdauung der erstarrten Masse führt zu einer Lösung; im ersten Stadium ist also die Lunge nicht mehr das schwammige Gewebe, sondern gleicht einem massiven Organ, etwa der Leber, weswegen man von Hepatisation des Lungengewebes spricht. Diese dann gelösten Massen müssen allmählich ausgehustet werden, soll die Lunge wieder frei werden. In nicht seltenen Fällen aber stellt die Beeinträchtigung der Atmungsoberfläche oder die Erschwerung der Blutzirkulation in der Lunge eine so schwere Schädigung des Körpers dar, daß sie mit dem Leben unverträglich ist. Natürlich können solche ätzenden Gase auch nach der Aufnahme eine Wirkung an anderen Körperstellen entfalten; so führt Ammoniak zu Erregung der Gehirnzellen, salpetrige

Säure zu Schädigung des Blutfarbstoffes, Erscheinungen, die uns später noch beschäftigen werden. Solche Fernwirkungen kommen natürlich nach Absättigung der Laugen- oder Säureaffinität zustande, also auch bei Zufuhr von Salzen, wie Ammoniaksalzen oder Nitriten. Vorläufig aber, hier bei Betrachtung der Gifte für die Lunge, interessieren uns nur die freien Ätzstoffe.

VI. Vorlesung.

Ätzgifte, Säuren und Laugen. — Karbolsäure. — Folgezustände der Verätzung. — Hautreizende Stoffe.

Die gleichen Zerstörungen des Gewebes, die gleiche Ätzwirkung wie nach der Einatmung ätzender Gase greift natürlich auch Platz, wenn Stoffe mit starken Affinitäten sonst auf den Körper auftreffen, wenn also z. B. Säuren oder Laugen getrunken werden. Die Ätzungen betreffen dann die Wege, welche die Nahrung nimmt, also den Mund, Schlund, Magen und Darm. Dabei werden aber die einzelnen Abschnitte nicht gleichmäßig affiziert, sondern der Grad der Schädigung richtet sich nach der Widerstandskraft des Gewebes, nach der Art seines Aufbaues. So ist die äußere Haut durch ihren verhornten Zellbelag gegen vielerlei chemische Angriffe geschützt, und nur die stärksten Ätzmittel zerstören in kurzer Zeit die äußere Haut, so konzentrierte Schwefelsäure, Salpetersäure, Chromsäure, dagegen schon nicht mehr die Salzsäure. Natürlich entstehen auch durch schwächer wirksame Stoffe Schädigungen der äußeren Haut, wenn die Einwirkung längere Zeit dauert, aber ein kurzes Benetzen auch mit stark wirksamen Ätzstoffen führt nur bei den oben erwähnten Ätzgiften zu dauernder Vernichtung der Haut. Schwerer dagegen wird durch ein Ätzgift die Schleimhaut des Mundes betroffen, weil eine Schleimhaut ja bei weitem zarter gebaut ist als die äußere Haut, es fehlt die verhornte Zellschicht und bis in die obersten Partien hinein wird sie durch Lagen lebender Zellen gebildet. Freilich liegt das Epithel im Munde in vielfacher Schichtung übereinander und erst die tieferen Verdauungswege, der Magen und der Darm werden gegen die Innenseite dieser Hohlorgane nur durch eine Schicht nebeneianderliegender Zellen geschützt. Aber die Zartheit der Mundschleimhaut gegenüber der äußeren Haut geht ja schon aus ihrem Aussehen, ihrer roten Farbe hervor, sie läßt das Blut in den unter dem Epithel laufenden Blutgefäßen besser durchscheinen als die blasse äußere Haut. Demgemäß sind also die Schädigungen durch verschluckte Ätzgifte im Munde stärker ausgeprägt, als an der äußeren Haut, noch schlimmer wird der Magen und Darm betroffen werden. Aber ehe das Gift in den Darm übertritt, kann schon eine Verdünnung der Lösung eintreten durch den massenhaften Übertritt von normalem Sekret, oder durch die Absonderung von einer Flüssigkeit, welche durch den Entzündungsreiz selbst veranlaßt wird. Und mit fortschreitender Verdünnung läßt auch die Ätzwirkung nach, so daß wir bei den Säuren und Laugen in den tieferen Partien des Darmes normale Schleimhaut vorfinden. Freilich wenn es sich um reizende

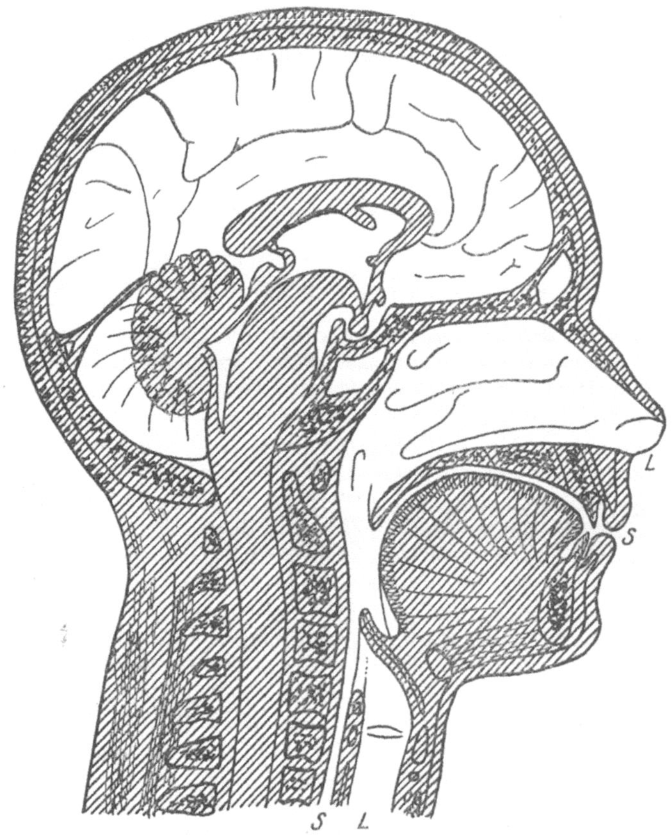

Abb. 4. Schnitt durch Kopf und Hals; durchschnittene Gewebe schraffiert. Großhirnhälfte mit durchtrenntem Verbindungsstück nach der anderen Seite; Kleinhirn im Hinterhaupt. Rückenmark im Wirbelkanal; oberes verdicktes Ende des Rückenmarkes, der Übergang ins Gehirn = „verlängertes Mark", Sitz der Atemtätigkeit, der Blutgefäßspannung usw. Luftwege: Nase (mit Scheidewand, hier entfernt, und den drei Muscheln an der Seitenwand, Rachen, Kehlkopf (unterhalb der Zunge), Stimmband (quere Falte in der oberen Luftröhre) und Luftröhre (am Halse vorn). (Die Luftröhre hat also am oberen Ende eine ovale Öffnung unter dem Kehldeckel.) Speisewege: Lippen, Zahnreihe, Mundhöhle zwischen Zunge und Gaumen, dessen hinterer muskulöser Teil das Gaumensegel mit Zäpfchen ist, (der vordere Teil ist knöchern), Schlund zwischen Wirbelsäule und Luftröhre. Stellung beim Atmen wie Zeichnung. Stellung beim Schlucken: Kehldeckel klappt nach unten über die Luftröhrenöffnung, Gaumensegel nach oben und schließt die Nase ab. Kreuzung der Luft- und Speisewege.

Stoffe handelt, nicht um eigentliche Ätzgifte, deren Affinitäten allmählich abgesättigt werden oder durch Verdünnen bis auf unschädliche Grade herabgesetzt werden, wenn es sich also um reizende Stoffe handelt, wie sie manche Pflanzenprodukte darstellen, da können wir bis in die tiefsten Darmpartien die reizende Wirkung verfolgen. Aber nicht nur die Zartheit der Schleimhaut, nicht nur die allmählich zunehmende Verdünnung modifiziert die Heftigkeit der Gewebszerstörung, sondern auch die anatomische Anordnung der Organe. Wie der Name Schleimhaut sagt, finden wir auf ihr stets mehr oder minder große Mengen von Schleim, die einen meist stark haftenden Überzug darstellen und einen außerordentlich guten Schutz für die Schleimhaut bedeuten. Und es können auch stärkere Ätzmittel bei schnellem Gleiten über diese Schleimschicht die darunter liegende Schleimhaut intakt lassen. Wir sehen dementsprechend gerade dort die stärkste Verätzung des Gewebes, wo beim Abwärtsgleiten eine gewisse Stauung der Fortbewegung eintritt. Wenn wir einen Schluck einer Flüssigkeit in den Magen hinabbefördern, so geschieht dies dadurch, daß wir die Nasenhöhle durch das Gaumensegel, das mit dem Zäpfchen in der Mitte herabhängt, zwischen Mund- und Rachenhöhle verschließen, indem es nach hinten und oben umklappt; dann wird in der Gegend der Zungenwurzel durch Zusammenziehung der dort verlaufenden Muskeln von allen Seiten der Bissen oder der Schluck zusammengedrückt, so daß er nach unten in die Speiseröhre entweicht, und zwar mit großer Gewalt; er wird in den Magen hinabgespritzt. Daher kann eine Verätzung der Speiseröhre fast ganz fehlen, wohl aber eine solche des Magens vorhanden sein. Freilich erfährt der Bissen oder Schluck auf dem Wege durch die Speiseröhre eine Hemmung dort, wo der eine Zweig der Luftröhre die Speiseröhre kreuzt, und die zweite Hemmung, von viel wesentlicherer Bedeutung, liegt am Eingang des Magens, am Magenmund. So finden wir häufig beim Übergang der Speiseröhre in den Magen Verätzungen schwerer Art, während sonst die Speiseröhre davon bis auf die Stelle der Kreuzung mit dem Luftröhrenzweig verschont geblieben ist. Schwer verätzt ist fast immer der Schlund, also die Gegend hinter der Zunge, weil dort sich beim Schluckakt die Schleimhaut fest um den Bissen legt, also in ausgiebige Berührung mit der ätzenden Flüssigkeit kommt. Gleichzeitig muß beim Schlucken die Luftröhre abgeschlossen sein, indem sich der Kehldeckel auf den Kehlkopf, den Anfang der Luftröhre legt, er klappt, an dem Zungengrund angewachsen, nach hinten unten um, und verschließt so den Kehlkopfeingang und damit die vor der Speiseröhre gelegene Luftröhre. Wird nun sehr hastig getrunken, wie es bei Selbstmord geschieht, so kann auch etwas durch mangelhaften Schluß des Kehldeckels in die Luftröhre kommen, in die falsche Kehle, und dort starke Verätzungen setzen. Auch im leeren Magen sind alle Teile der Wand in gleichem Maße der Gefahr der Verätzung ausgesetzt; wenn der Magen gefüllt ist, so gleitet eine Flüssigkeit am oberen Rand, der gleichzeitig nach rechts zu liegt, entlang, während sie den ausgebauchten linken Teil unversehrt lassen kann. Die ersten Folgen der Verätzung sind sofortige heftige Schmerzen, welche die Leute häufig aufschreien lassen, und zu Ausspeien der Flüssigkeit führen. Die Verätzung des Magens führt zu langandauerndem Erbrechen, meist sind Blutbeimengungen in dem Erbrochenen sichtbar. Natürlich sind die Schmerzen von seiten des

Magens ebenso heftig. Die Verätzung sieht natürlich ganz verschieden aus je nach dem ätzenden Gift. Eiweißniederschläge sind weiß, und so haben die Verätzungen häufig ein weißes Aussehen. Sind sie aber durch konzentrierte Schwefelsäure entstanden, so sieht das Gewebe schwarz aus, wie verkohlt; nur schwächere Schwefelsäurekonzentrationen bieten eine weiße Farbe dar. Kommt Blutfarbstoff mit Schwefelsäure zusammen, so entsteht eine Modifikation des Blutfarbstoffes von schwarzer Farbe, daher erscheinen die erbrochenen Massen schwarz. Im allgemeinen sind die Schorfe bei Säurevergiftung fest, lederartig, die bei Laugenvergiftungen dagegen glasig, durchscheinend, zerfließlich. Das Blut kann nach Laugenvergiftung an Ort und Stelle oder im Erbrochenen ein hellrotes Aussehen haben. Von ätzenden Säuren sind zu nennen: Schwefelsäure, Salzsäure, Fluorwasserstoffsäure und die anderen Wasserstoffsäuren, Salpetersäure, Chromsäure, Oxalsäure und saures oxalsaures Kali, Milchsäure; von Laugen, Kali- und Natronlauge, Ammoniak, Kalk und die Alkalikarbonate. Außerdem kommen eine Reihe von ätzenden Körpern in Betracht, wie Karbol, Kreosot und insbesondere die Metallsalze, die in ihren löslichen Formen zu heftiger Verätzung führen. Natürlich ätzen in letzterer Linie alle organischen Säuren, nicht nur die oben angeführten, sondern auch Essigsäure, Zitronensäure, es ätzen auch Verbindungen wie Formaldehyd, kurz alle chemischen Stoffe, die Eiweiß zur Koagulation bringen, aber am häufigsten haben die oben angeführten Stoffe zu Vergiftungen Veranlassung gegeben. Reizungen, also geringere Grade der Verätzung entfalten schon Körper von weniger starken Affinitäten, und ihre Zahl erscheint fast unbegrenzt; aber es handelt sich dann fast immer um Stoffe, die neben ihrer Ätzwirkung auch andere Wirkungen im Körper entfalten, während hier bei den angeführten Substanzen die Ätzung zunächst einmal so in den Vordergrund tritt, daß sonstige Wirkungen als nebensächlich erscheinen. Natürlich können die Säuren und Laugen auch nach der Aufnahme noch Fernwirkungen entfalten, so werden die Säuren zu einer Verschiebung der annähernd neutralen Reaktion des Körpers führen, ebenso wie in anderer Richtung die Laugen, aber eine solche Verschiebung ist nur minimal; jede stärkere Änderung wäre mit dem Fortbestand des Lebens unvereinbar. Daß eine derartige Verschiebung der Reaktion sich nur in geringen Grenzen bewegt, liegt an dem Vorhandensein von kohlensauren Salzen in den Körperflüssigkeiten. Sie dienen gewissermaßen als „Puffer". Denn die Kohlensäure besitzt zwei Eigenschaften, welche zur Wahrung der alten Reaktion der Körperflüssigkeiten von ausschlaggebender Bedeutung sind: sie ist eine Säure, welche Alkali absättigen kann, und sie ist ein Gas, welches ausgeatmet werden kann, welches in der Lunge abdunsten kann. Wir sind also gegen einen Überschuß an Alkali bis zu einem gewissen Grade geschützt, weil ständig bei den im Körper vonstatten gehenden Oxydationen Kohlensäure gebildet wird, die das Alkali zu Neutralsalz binden kann; wir haben also eine immer fließende Säurequelle zur Verfügung. Auf der anderen Seite bietet der Gehalt an Karbonaten oder doppeltkohlensauren Salzen einen Schutz gegen eine Überschwemmung mit Säure dar; die Säure nimmt der Kohlensäure das Alkali weg und macht sie frei, diese freie Kohlensäure aber können wir durch die Atmung aus dem Körper ausscheiden, so daß wir uns von dem Überschuß an Säure befreien können. Sie sehen leicht ein, daß dieser Vorrat an Alkali in Form des Karbonats beschränkt ist, daß es eben nur ein Vorrat ist, keine dauernd liefernde Quelle, und daß daher eine zu reichliche Säurezufuhr die Grenzen der Absättigung überschreiten kann. Außerdem aber sehen wir noch eine zweite Regularisationseinrichtung im Körper sich betätigen, die einer Verschiebung der Reaktion vorbeugen.

Schon im normalen Zustande entläßt der Körper mit dem Harn wechselnde Mengen von Säuren und Alkali, kann das Verhältnis von Säure und Alkali variieren, so daß bald Säure, bald Alkali im Körper zurückbleibt. Die Fleischfresser und der Mensch haben für gewöhnlich einen sauren Harn, legen also Alkali zurück, sparen mit Alkali; denn die Fleischnahrung ist eine relativ saure, während in der Pflanzennahrung große Mengen von organischen Salzen enthalten sind, die Alkali liefern können. Die organischen Säuren werden in der Mehrzahl im Organismus verbrannt, liefern also Kohlensäure, die den Körper mit der Ausatmung verläßt, während das fixe Alkali, das mit ihnen in den organischen Salzen gebunden ist, im Körper zurückbleibt und zur Absättigung anorganischer Säuren dienen kann. Dem Pflanzenfresser stehen also immer in seiner Nahrung große Mengen von Alkali zur Verfügung, und sein Harn ist dementsprechend alkalisch. Er wird aber sofort sauer, wenn wir aus dem Pflanzenfresser einen Fleischfresser machen, indem wir ihn hungern lassen, ihn also zwingen, von seiner eigenen Körpersubstanz zu leben. Und wenn durch künstliche Alkalizufuhr der Fleischfresserorganismus mit Alkali überschwemmt wird, so wird auch sein Harn alkalisch. Also je nach Bedürfnis ändert der Organismus die Reaktion seines Harnes, und erhält so die Reaktion seiner Körperflüssigkeiten und Gewebe konstant. Dabei zeigt es sich, daß der Organismus des Fleischfressers diese Regulation in ausgedehnterem Maße besorgen kann als der Pflanzenfresser. Nicht nur mit dem zugeführten Alkali vermag er nach seinen Bedürfnissen zu schalten, sondern auch über die Zufuhr hinaus erschließt er sich eine neue Alkaliquelle: er macht aus dem Eiweiß Ammoniak, vermindert die Ausscheidung von Stickstoff als Harnstoff, in welchen er Ammoniaksalze verwandeln kann, und der Stickstoff erscheint als Ammoniak an Säuren gebunden im Harn. Wenn also stärkere Anforderungen an das Alkalisparvermögen des Fleischfressers gestellt werden wie bei Säurevergiftung, so neutralisiert er die Säure durch Ammoniak. Diese Möglichkeit der Säurebindung ist dem Pflanzenfresser verschlossen, und so sind die Pflanzenfresser bei weitem empfindlicher gegen eine Säurevergiftung, z. B. gegen die Säurezufuhr in nicht ätzender Konzentration. Die saure und alkalische Reaktion des Harnes bewegt sich bei aller Verschiedenheit der einzelnen Harnproben immer in recht geringen Grenzen: niemals wird die Konzentration an H-Ionen und OH-Ionen eine große; die Breite des Spielraums ist die zwischen der Reaktion des sauren Mononatriumphosphates und der Reaktion des alkalischen Dinatriumphosphates; der Harn reagiert also immer alkalisch auf Methylorange, sauer auf Phenolphthalein. Begreiflich, denn ein gehäuftes Auftreten von H-Ionen oder OH-Ionen würde ja schon deswegen unmöglich sein, weil an Ort und Stelle, wo diese Konzentration an H- oder OH-Ionen gebildet wird, in der Niere, sonst eine lokale Säure- oder Laugenverätzung der Funktion ein Ende setzte, also die Ausscheidung dieser stark reagierenden Flüssigkeit zum Erlöschen brächte. Denn die Niere reichert im Harn die Ausscheidungsstoffe an, konzentriert sie, wenn man die Anfangsflüssigkeit, das Blut, mit dem Harn vergleicht, und wir hätten schon besprochen, daß deshalb giftige lokal wirkende Stoffe, bei deren Wirkung die Konzentration maßgebend ist für den Wirkungsgrad, häufig am Orte ihrer Einführung im Magen reizend wirken und am Orte ihrer Ausscheidung, in der Niere, weil nur dort die Konzentration so groß ist, daß sie die Schwelle der Wirksamkeit überschreitet. — Von der Wirkung der einzelnen Ätzgifte wollen wir nicht in ausführlicher Weise reden, natürlich bietet jeder Ätzstoff Besonderheiten dar; die Farbe der Ätzschorfe bei der Vergiftung mit Chromsäure wird rot sein, das Erbrochene ebenfalls rot oder grünlich-blau, wenn eine Reduktion zu Chromoxyd stattgefunden hat. Bei einigen Ätzgiften wird die Nierenschädigung besonders in den Vordergrund treten, wenn nämlich auch schon nichtätzende Verbindungen, z. B. Salze dieselbe Wirkung als Fernwirkung entfalten, wie es bei den Salzen der Chromsäure der Fall ist. Ebenso wird die Niere bei der Karbolvergiftung besonders betroffen, auch wenn nur geringe Mengen in großer Verdünnung, also in nicht ätzender Form zugeführt werden; natürlich wird dann, wenn eine Verätzung des Magens mit Karbol zustande gekommen ist, sich ebenfalls eine solche Nierenschädigung entwickeln, da wir es hier neben der lokal ätzenden Wirkung mit einer besonderen auswählenden Stelle der Vergiftung zu tun haben. Dabei wird Phenol nicht als solches ausgeschieden, sondern in Form der gepaarten Ätherschwefelsäure, die im Harn bei Stehen an der Luft bei alkalischer Reaktion wieder zerfällt; alkalisch wird der Harn dabei durch die Vergärung des Harnstoffes zu Ammoniak, und wegen dieser alkalischen Reaktion wird dann weiterhin das Phenol oxydiert, woraus eine grünschwarze Farbe resultiert, die Farbe des Karbolharnes. Auch sonst können resorptive Erscheinungen im Körper auftreten, bei Karbolvergiftung z. B. Krämpfe oder häufiger Lähmungserscheinungen. Je nach der Natur des Ätzgiftes werden diese resorptiven Erscheinungen verschieden sein, wir wollen hier nur die ätzende Komponente betrachten, aber dabei betonen, daß naturgemäß mit der Ätzwirkung nicht alle Wirkungen dieser Substanzen erschöpft zu sein brauchen. — Leider kann ich das Kapitel über die Vergiftungen mit solchen starken Ätzgiften nicht schließen, sondern muß noch von den Folgezuständen der Verätzung sprechen. Sind die Patienten dem ersten Ansturm der Vergiftung mit seiner ungeheuren Schmerzhaftigkeit und den Störungen der Funktionen durch die resorptiven Wirkungen nicht erlegen, so bleibt die Verätzung des Gewebes zurück. Schon ganz am Anfang können durch die Ätzung so tiefe Zerstörungen zustandegekommen sein, daß zum Beispiel der Magen durchbrochen ist und Nahrungsbrei mit seinen Bakterien in die freie Bauchhöhle übertritt; dies führt dann zu einer Bauchfellentzündung.

Oder aber die Speiseröhre ist ihres schützenden Epithels verloren gegangen, und es setzt ein Einwandern von Bakterien in die Umgebung ein mit Eiterung im Mittelbrustraum. Natürlich ist die Ernährung bei solchen Ätzvergiftungen zunächst nicht auf natürlichem Wege möglich, und die Patienten kommen hochgradig herunter. Wenn dann allmählich die Ausheilung der verätzten Partien zustandekommt, so sind die Heilungsvorgänge die gleichen wie bei einer Wunde. Der Ätzschorf wird durch eine Entzündung der Umgebung vom lebenden Gewebe abgegrenzt, durch narbiges Gewebe ausgefüllt und mit Epithel, das von den Rändern darüber hin wächst, geschlossen. Nun neigen alle Narben zu späterer Schrumpfung. Und diese Schrumpfung ist bei allen Hohlorganen deswegen bedeutungsvoll, weil damit eine Verengerung verknüpft ist, die bis zum vollständigen Verschluß des Röhrenorganes führen kann. Dies wird also an den oben genannten Stellen besonders stark in Erscheinung treten, also am Eingang des Magens oder an der Kreuzungsstelle mit dem Luftröhrenzweig oder an dem Magenausgang. Dann wird die Nahrungsaufnahme erheblich eingeschränkt oder häufig ganz unmöglich gemacht werden; erst passiert noch flüssige Nahrung die verengte Stelle, dann aber auch diese nicht mehr, und langdauernde Dehnungskuren oder operative Eingriffe müssen die Wegsamkeit des Verdauungskanals wieder herstellen.

Solche lokal schädigende Stoffe gibt es nun im Pflanzenreich in großer Verbreitung, und sie werden nicht nur zum Herbeiführen einer Hautrötung bei Entzündungen tieferer Teile angewandt, sondern können auch bei solchem Bestreben Vergiftungen machen. Früher machte man häufiger davon Gebrauch, und im Publikum herrscht eine gewisse Vorliebe für solche Einreibungen bei Schmerzen aller Art. Häufig sind es Harze, ätherische Öle, welche das wirksame Prinzip darstellen, und es kann auch durch die intakte Haut davon so viel aufgenommen werden, daß es bei sehr wirksamen Stoffen zu Fernwirkungen kommt, die hier als ungewollt Vergiftungserscheinungen darstellen. Noch leichter findet dies statt, wenn der Stoff so stark die Haut irritiert, daß das schützende Epithel abgehoben wird und nun eine ausgiebige Resorption einsetzen kann, so beim Kantharidin. Es kommt zu einem Bläschenausschlag, aber auch zu einer Entzündung der Niere, die lebensbedrohend werden kann, und zu einer Reizung der Harnwege, weswegen man diesem Stoff eine Wirkung auf den Geschlechtstrieb zugeschrieben hat; aber eine solche Wirkung beruht auf einer Entzündung der Harnwege, und tritt beim Menschen wenigstens erst dann auf, wenn die Schädigung der Niere gefährliche Grade angenommen hat. In geringerem Grade machen wir von solchen hautreizenden Stoffen auch heute noch Gebrauch, bevorzugen aber die milderen Substanzen, wie etwa Jodtinktur oder Salizylsäure und ihre Ester; auch von diesen Stoffen werden geringe Mengen aufgenommen, aber man darf aus einer positiven qualitativen Reaktion des Harnes auf Salizylsäure noch nicht auf das Vorhandensein von wirksamen Mengen des Stoffes im Körper schließen. Auch hat man früher die hautreizende Wirkung durch das Setzen von Schröpfköpfen unterstützt, indem man die wund gemachten Stellen z. B. mit Krotonöl einrieb, wodurch denn eine sehr ergiebige Hautreizung zustandekommt, ein Verfahren, welches unter dem Namen Baunscheidtismus im Volke recht verbreitet war. Man nannte solche Kuren ableitende und verband damit die Vorstellung, als gelänge es, Giftstoffe aus der Tiefe auf der Haut zur Abscheidung zu bringen, oder wie man sich ausdrückte, schlechte Säfte. In Wirklichkeit kommt durch den Reiz der Haut ein vermehrter Blutzufluß zustande, welcher sich auch auf tiefere Teile erstrecken kann, und auf diese Weise teils schmerzlindernd wirken, teils auch den Heilungsprozeß selbst günstig beeinflussen kann. Aber man wird nach dieser Erkenntnis eine solche Wirkung nicht gern allzustark gestalten oder gar bis zur Hautschädigung übertreiben wollen.

Wir haben bisher die Beeinflussung der Eingangspforten der Gifte, der Lungen und des Magendarmkanals, besprochen und dem Kreislauf des Blutes unsere Aufmerksamkeit zugewandt, als Vermittler der Giftwirkung auf fernere Organe. Wir werden uns jetzt nach Abhandlung der Mechanik des Kreislaufes der Chemie des Blutes zuwenden und seine Beeinflussung durch Gifte betrachten.

VII. Vorlesung.

Zusammensetzung des Blutes; Blutgerinnung; Blutkörperchengifte: Hämolyse durch Wasser, fettlösende Stoffe, spezifische Stoffe, Saponine; Agglutination.

Es traten uns bisher häufig Fälle entgegen, in denen eine Behinderung der Atmung auf mechanischem Wege zustande kam, indem durch Stimmritzenschwellung eine Verlegung der Atemwege eintrat, indem ein anderes Mal durch Lungenentzündung ein Teil der atmenden Oberfläche dieses Organs ausgeschaltet wurde, oder indem die Gasversorgung der Organe durch schlechte Blutdurchströmung Schaden litt. Es kann aber auch der Fall eintreten, daß ein rein chemischer Vorgang die Atmung stört. Denn die Atmung findet in der Weise statt, daß sich der Sauerstoff der Luft an das Blut bindet und mit ihm den Organen zugeführt wird. Dabei ist nur ein kleiner Teil des Sauerstoffes physikalisch in der Blutflüssigkeit gelöst, der bei weitem größte Teil ist chemisch gebunden an einen Blutbestandteil, den roten Farbstoff, das Hämoglobin. Dieser Farbstoff ist nicht im Blute gelöst, sondern nur in den roten Blutkörperchen, kleinen ovalen Scheibchen, die in dem Plasma, der Blutflüssigkeit, schwimmen. Die roten Blutkörperchen stellen Zellen dar, die beim Säugetier keinen Zellkern haben, oder wenigstens nur in ihrer Jugend, ehe sie dem Blut von den Bildungsstätten beigemischt werden. Dies findet fortwährend statt, da die Lebensdauer der Blutkörperchen nur einige Wochen beträgt. Sie haben ja bei Betrachtung der Blutzirkulation schon die kleinen einzeln schwach gelblich aussehenden Blutzellen gesehen; erst in dickerer Schicht haben sie eine rote Farbe. Wenn wir Blut, dem Körper frisch entnommen, stehen lassen, so gerinnt es, wie Sie wissen.

Es wird eine feste gallertartige rote Masse daraus. Dieser Vorgang findet durch Berührung des Blutes mit irgend einem Körper statt, der Luft, der Glaswand. Dabei ist der gerinnende Eiweißkörper im Blute vorhanden, und er gerinnt unter dem Einfluß eines Fermentes, das sich erst unter den Bedingungen, unter denen Blut eben gerinnt, bildet, vielleicht aus den weißen Blutzellen oder aus den Geweben. Unerläßlich ist aber bei diesem Vorgange das Vorhandensein von Kalk. Fängt man Blut frisch auf, und sorgt für das Ausfällen des Kalkes durch Natriumoxalat oder Zitrat, so bleibt die Gerinnung aus, und wir haben so ein Mittel vor uns, eine Blutprobe in ungeronnenem Zustande aufzubewahren, etwa einige Tropfen Blut eines Patienten zur Zählung der Blutkörper mit nach Hause zu nehmen. Es gibt also Substanzen, welche die Blutgerinnung hemmen, wenn freilich auch in einer solchen Eigenschaft nicht etwa die Ursache für eine Oxalsäurevergiftung zu suchen ist. Eine andere Substanz, die die Blutgerinnung hemmt, ist ein Absonderungsprodukt des Blutegels, das eine Drüse am Kopf liefert und der Bißwunde beimengt. Auch kann man die Blutgerinnung verzögern, wenn man das Blut vor Berührung möglichst schützt, wenn man also das Gefäß vorher mit Paraffin ausgießt, welches von wäßrigen Flüssigkeiten nicht benetzt wird. Auch gibt es Stoffe, welche die Blutgerinnung befördern, so Gelatine, die man einem Patienten zuführen kann, bei welchem eine Blutung nicht zum Stehen kommen will, wenn es sich dabei nicht um die Verletzung eines größeren Blutgefäßes handelt, das allemal chirurgisch gefaßt und unterbunden werden muß; denn chemisch werden wir einer solchen Blutung nicht Herr. Nun ist die Anwendung von Gelatine nicht ohne Gefahr, weil sie häufig Keime — und zwar Sporen — des Starrkrampfbazillus enthält, die sich sehr schwer abtöten lassen, zum Beispiel nicht durch bloßes Kochen, das sonst alle Keime vernichtet. Noch andere Substanzen wirken gerinnungsbefördernd, Kochsalz und andere Salze, sie scheinen im Körper die Bildung oder Abgabe eines fermentartigen Stoffes zu begünstigen. Lokal angewandt, können natürlich noch eine ganze Reihe von chemischen Körpern eine Blutgerinnung veranlassen, so alle eiweißfällenden Substanzen, auch Stoffe, welche eine ausgiebige Berührung zulassen, stillen auf der Wunde eine Blutung, Gaze, Wundschwamm, Pengawar Djambi; man könnte diese letztere Art der Wirkung blutstillender Mittel eine physikalische nennen. Kommt es einmal vor, daß sich im kreisenden Blute unter der Einwirkung von gewissen Giftstoffen Blutgerinnsel bilden, so bedingen sie ein unüberwindliches Hindernis für die Blutbewegung. Sie werden dann mit dem Blutstrom zunächst fortgeschwemmt, bis das Kaliber des Gefäßrohres kleiner wird und sie stecken bleiben und dabei das Blutgefäß verstopfen. Dann kann zu dem Bezirk, welches von diesem Blutgefäß versorgt wird, kein Blut mehr gelangen und die Funktion hört damit auf. Besonders dort wird sich ein solches Aufhören der Funktion sofort bemerkbar machen, wo schon eine kleine Stelle des Gewebes eine gesonderte, von ihrer Umgebung weit sichtbare Funktion ausübt, im Zentralnervensystem, das gewissermaßen die Tätigkeit des gesamten Körpers zusammenfassend, die Leistungen des Körpers reguliert. Wird an dieser Stelle plötzlich durch Festsetzen eines Blutgerinnsels die Blutzufuhr unterbrochen, so setzt sofort eine Lähmung ein, die meist mit augenblicklicher Bewußtseinsstörung einhergehend, den Schlaganfall darstellt. Natürlich bedingt ein Platzen eines Gefäßes dasselbe Bild, ein Platzen, welches nur durch eine Brüchigkeit des Gefäßrohres ermöglicht wird, wie sie die chronische Zufuhr vieler Gifte veranlaßt, Nikotin, Alkohol, Blei. Solche Gefäßverlegungen durch Gerinnsel werden unter dem Einfluß von Giften meist lokal entstehen und nicht durch lange Wege mit dem Blutstrom befördert werden. Entstehen sie im Herzen oder den großen Arterien, so werden sie in den Körperkreislauf geschwemmt. Entstehen sie im Körper sonst, so würden sie immer mit dem Blutstrom der Lunge zugeführt werden und Anlaß zu Lungenschlag geben, denn wenn das Blut aus den Organen des Körpers kommt, muß es ja, wie Sie wissen, erst die Lunge passieren, ehe es wieder dem großen Kreislauf beigemengt wird. Das Haargefäßsystem der Lunge wird also alle aus dem großen Kreislauf kommenden Gerinnsel abfangen und so muß es auch sein, wenn einmal von einer Wunde aus ein Gerinnsel dem Blutstrom beigemischt wird. — Jedes Blutgerinnsel ist anfangs locker; läßt man Blut in einem Glasgefäß gerinnen, so wird die gesamte Masse gallertartig. Nach einer Weile nun zieht sich die geronnene Masse zusammen und preßt eine farblose Flüssigkeit aus, das Serum. Dies Serum ist nicht gleichbedeutend mit der ursprünglichen Blutflüssigkeit, in der die Blutkörperchen schwammen, dem Plasma, sondern hat einige Eiweißkörper verloren, die die Blutgerinnsel bilden. Diese Gerinnsel haben sich zu einem Maschenwerk verklebt, welches die roten Blutkörperchen mit einschließen, so daß das abgepreßte Serum dann farblos erscheint. Wenn wir rote Blutkörperchen haben wollen, an denen wir den Einfluß von Giften studieren können, etwa wie dies Blut aus dem Schlachthof, so müssen wir den Faserstoff des Blutes, der die Gerinnsel bildet, aus dem Blute vorher entfernen, damit er uns nicht die Blutkörperchen bei der Gerinnung in der festen Masse mit verklebt. Dies geschieht durch Rühren des Blutes mit einem Stäbchen, an dem die Gerinnsel festkleben oder auch durch Schütteln mit Glasperlen. Wir erhalten dann Serum mit Blutkörperchen darin. Lassen wir solches „geschlagenes Blut" stehen, so senken sich die schwereren Blutzellen zu Boden und oben darüber

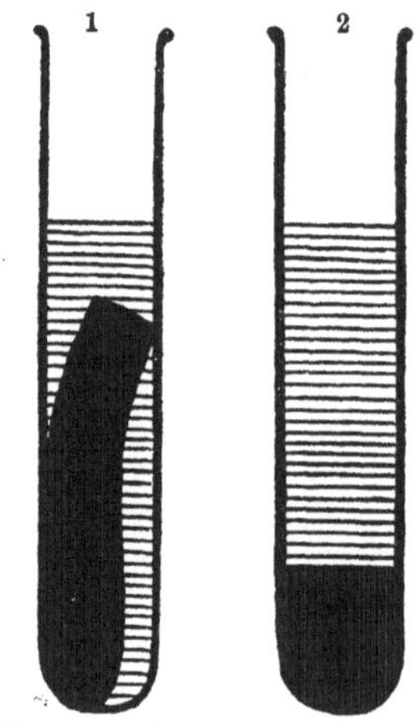

Abb. 5. 1. Blut ohne Zusatz: Das Blutgerinnsel bildet sich aus der Blutflüssigkeit, verklebt die roten Blutzellen und schließt sie ein, schrumpft später und preßt Serum ab, d. h. die Blutflüssigkeit ohne den Gerinnungsstoff. 2. Blut mit oxalsaurem Natron versetzt: Ohne Kalk gerinnt Blut nicht; im ungeronnenen Blute senken sich die roten Blutzellen zu Boden, darüber steht die Blutflüssigkeit = Plasma.

steht farbloses Serum. Sind durch irgend einen Prozeß, etwa durch die Einwirkung eines Giftstoffes die roten Blutkörperchen zerstört, so tritt der rote Farbstoff aus, und das Serum wird nach Absetzenlassen der Blutkörperchen nicht farblos, sondern rot erscheinen. Es kommt bei ärztlichen Eingriffen recht häufig die Möglichkeit eines Zugrundegehens der roten Blutzellen vor, in irgend erheblichem Maße aber praktisch sehr selten. Denn wenn Sie hören, daß jede Lösung eines Arzneistoffes, die nicht genau die Konzentration unseres Blutserums hat, zur Auflösung von roten Blutkörperchen führt, so müßte eigentlich bei jeder subkutanen Injektion eine solche Auflösung stattfinden, wenn nicht die Konzentration der Injektionsflüssigkeit mit Kochsalz aufgefüllt wird. Aber in der Tat kommt die injizierte Lösung ja nur mit dem Blut in Berührung, wenn sie in das Blutgefäß hineindiffundiert, sie wird sich also dem Blutstrom nur sehr langsam beimischen, dadurch vom Blutstrom so stark verdünnt werden, daß eine solche Schädigung gar nicht in Betracht kommt. Wohl aber ist eine solche Schädigung an anderen Geweben bemerkbar, den Nerven an der Injektionsstelle, die auch auf eine bestimmte Konzentration eingestellt sind, und auf nicht ebenso konzentrierte Lösungen mit Schmerz reagieren. Da diese Schädigungen durch die verschiedene Konzentration sich deutlich sichtbar an den Blutzellen abspielen, so benützen wir häufig Blut, um solche Schädigungen der Arzneilösungen zu studieren. Wenn die Auflösung von Blutkörperchen nur zum Teil stattfindet, nur einen Teil der Körperchen betrifft, so sehen wir sie erst nach Senkung der Blutzellen an dem Gefärbtsein des Serums. Dieses Absetzen der Blutkörperchen kann man mit der Zentrifuge beschleunigen, dann ist das Serum schwach rötlich oder stärker gefärbt und am Grunde liegen die Blutkörperchen, die noch nicht zerstört sind. Ist die Auflösung, die Hämolyse, nicht partiell, sondern total, so sieht man sie ohne weiteres am Blute selbst. Denn das Blut ist deckfarben, wie man sagt, d. h. die rote Farbe deckt alles Darunterliegende zu, auch wenn wir das Blut in zweckmäßiger Weise verdünnen; man kann bedrucktes Papier, vor das man ein Reagenzglas mit Blut bringt, nicht lesen. Anders, wenn die Blutkörperchen aufgelöst sind, dann fehlen die vielen kleinen Teilchen, die das Licht reflektierten, und das Blut ist lackfarben geworden, durchsichtig, man erkennt dahindurch unterliegende Schrift. Im auffallenden Licht sieht es dabei dunkler aus, weil eben weniger Licht reflektiert wird, mehr Licht hindurchgeht. Lassen Sie uns dies an dieser Blutprobe verfolgen; ich setze zu einigen Tropfen Blut in jedem Reagenzglas etwa 20 ccm Flüssigkeit hinzu, einmal Wasser, das andere Mal Ringerlösung, die wie Sie wissen, die Salze der Blutflüssigkeit enthält. Das Blut mit Ringerlösung ist seinem Aussehen nach so geblieben, wie es war, es ist nur recht wenig heller geworden wegen der Verdünnung, das Blut mit Wasser ist total verändert, im auffallenden Licht; wenn ich die beiden Reagenzgläser vor die schwarze Tafel halte, erscheint es dunkler, weil es durchscheinend geworden ist, lackfarben. Die Blutkörper sind durch das Wasser zerstört worden, der Blutfarbstoff ist ausgetreten, in dem Wasser in Lösung gegangen; lassen wir ein solches Blut absetzen oder zentrifugieren wir es, so bleibt die Lösung rot. Das Blut, das wir mit Ringerlösung verdünnten, sieht nach der Senkung der Blutkörperchen dagegen in seinem oberen Teile farblos aus, weil der Farbstoff noch in den unversehrten Blutzellen enthalten ist. Dieser Vorgang ist so sinnfällig, daß man ihn als Indikator benutzt, und zwar, um festzustellen, ob in einem Blutserum gewisse Schutzstoffe enthalten sind oder nicht. Es gehört bei allen Schutzstoffen bei infektiösen Erkrankungen, immer noch ein ergänzendes Drittes dazu, um die Bindung von Bakteriengift und Schutzstoff eintreten zu lassen, das sogenannte Komplement. Wenn ich also feststellen will, ob ein Organismus Schutzstoff enthält, so bringe ich Bakteriengift zusammen mit dem Serum des betreffenden Organismus. Wenn dann die Bindung von Gift und Schutzstoff eingetreten ist, so ist auch dies Komplement mit verankert, das im Serum des Organismus war; es fehlt also, wenn ich nochmals so einen Vorgang sich vollziehen ließe. Da man solche Vorgänge nicht sieht, so wähle ich als Probe einen zweiten sichtbaren Vorgang, die Hämolyse, die Auflösung der roten Blutzellen. Denn eine solche Blutlösung findet auch statt, genau wie die Vorgänge bei der Bindung von Bakteriengift und Schutzkörper, wenn man den Organismus nicht mit Bakteriengiften, sondern mit fremden Blutkörperchen impft. Dann produziert der geimpfte Organismus Gegengifte gegen die fremden Blutkörper, die sie zerstören. Auch dazu ist Komplement erforderlich. Ist also durch eine Bindung von Bakteriengift und Serum eines Patienten, welches Schutzstoffe gegen dieses Bakteriengift enthält, gleichzeitig mit der Absättigung von Gift und Schutzstoff eine Komplementbindung eingetreten, so ist jetzt kein Komplement mehr frei und, wenn ich jetzt ein hämolytisches System dazusetze, bestehend aus Blutkörperchen und Serum eines mit diesem Blutkörperchen geimpften Tieres, so tritt keine Auflösung der Blutkörperchen ein, weil das Komplement fehlt, abgelenkt ist. Man muß nur vorher das im zweiten System vorhandene Komplement durch Erwärmen zerstören. Dies ist der Vorgang bei der Wassermannschen Reaktion auf Syphilis. Hat das Patientenserum beim ersten Prozeß das syphilitische Gift gebunden, weil es Schutzstoffe gegen Syphilis enthielt, so fehlt das Komplement für den zweiten Prozeß, den hämolytischen Versuch und eine Lösung der Blutzellen bleibt aus, der Patient ist syphilitisch. Tritt Hämolyse ein, so enthält sein Blut noch Komplement, es hat also eine Verankerung nicht stattgefunden, er ist gesund oder geheilt. — Wie aber kommt nun eine solche Zerstörung der Blutzellen zustande? Warum lösen sie sich auf? Dies geschieht erstens deswegen, weil die Blutkörperchen platzen. Man kann direkt dieses Platzen unter dem Mikroskop verfolgen, wenn man Blut in Wasser bringt. Aber wir können auch die Vorstufen dieses Platzens verfolgen, wenn wir nur wenig verdünnte Lösungen mit Blut in Berührung bringen, wenn wir die Ringerlösung nur etwas mit Wasser verdünnen. Zentrifugieren wir dann mehrere Röhrchen, die wir mit gleichen Blutmengen beschickt haben und die wir mit Ringerlösung oder verdünnter Ringerlösung aufgefüllt haben, so sehen wir, daß die Blutsäule am Boden verschieden hoch steht, höher in der verdünnten Ringerlösung. Die Blutkörperchen sind gequollen. Hätten wir eine stark konzentrierte

Lösung angewandt, so wäre die Blutkörperchensäule kleiner, die Blutzellen wären geschrumpft. Dadurch werden wir auf die Bedeutung der Konzentration der Lösung hingewiesen, auf die Bedeutung des osmotischen Druckes. Sie wissen, daß alle Lösungen von Stoffen einen Druck ausüben, ganz analog dem Gasdrucke, indem die gelösten Teilchen in der Flüssigkeit Bewegungen ausführen, bis sie auf die Grenzwand auftreffen, die sie zu dehnen trachten. Haben wir nun eine Grenzwand vor uns, die die gelösten Teilchen nicht hindurchläßt, wohl aber für Wasser durchgängig ist, so wird diese Grenzwand gedehnt werden, wenn innerhalb der Grenzwand — im Blutkörperchen — viele Teilchen gelösten Stoffes auftreffen. Ist aber außen die Lösung gleich konzentriert, treffen in der Sekunde ebensoviele Teilchen von außen auf wie innen, so bleibt die Wand unverändert, es herrscht osmotisches Gleichgewicht. Ist die Lösung außen konzentrierter, so entziehen die in Überzahl auftreffenden Teilchen dem Blutkörperchen das Wasser. Nun wird eine solche Dehnung, wenn sie die Elastizität der Blutkörperwand nicht übersteigt, nur zu einer Quellung führen, dann aber wird ein Platzen eintreten, wenn die Wand den Widerständen nicht mehr gewachsen ist. Wir ersehen aber gleichzeitig daraus, daß die begrenzende Schicht der Blutkörperchen — und so verhalten sich alle Zellen — durchgängig ist für Wasser, undurchlässig für Salze. Denn wenn ein Stoff durch die Blutkörperchen hindurchdringt, dann kann er solche osmotische Erscheinungen überhaupt nicht auslösen, das Volumen der Blutzellen wird sich so verhalten, als wäre er nicht da, weil ein Konzentrationsunterschied an der Grenzschicht nicht besteht. Wollten wir die Konzentration der Ringerlösung ersetzen durch Auflösen eines anderen Körpers, der ebensoviele Teilchen im Liter enthielte als diese Salzlösung, also durch eine äquimolekulare Harnstofflösung, so würde doch in einer solchen Lösung die Auflösung der roten Blutkörperchen eintreten, denn der Harnstoff böte keinen osmotischen Gegendruck gegen die Salze dar im Innern der Blutzellen, weil er durch die Haut der Blutkörperchen hindurchdringt. Ich gehe auf diese Verhältnisse etwas näher ein, weil wir durch solche Studien wichtige Aufschlüsse über die Durchlässigkeit der Zellhaut erhalten, und weil man auf diese Weise feststellen kann, welche Stoffe die Zellmembran durchdringen und welche nicht. Es sind alles öllösliche Substanzen, die glatt die Grenzmembran durchsetzen; alle ölunlöslichen Substanzen, insonderheit die meisten Salze, vermögen in lebende Zellen nicht einzudringen. Und dabei scheinen zwischen den verschiedenen Zellsorten nur sehr geringe Unterschiede zu bestehen, die Beschaffenheit der Zellhaut scheint elementar überall dieselbe zu sein, nicht nur bei den verschiedenen Geweben, sondern auch in Tier- und Pflanzenreich, denn wir können an Pflanzenzellen ganz das gleiche konstatieren; nur daß die Pflanzenzellen nicht so leicht platzen, weil sie durch eine Zellulosemembran gestützt werden, dafür aber sehen wir Schrumpfungserscheinungen direkt unter dem Mikroskop, weil die Zellulosehülle die Kontur der intakten Zelle uns festhält, auch wenn der Protoplast kleiner geworden ist und sich von der Zellwand losgelöst hat. Es ist also für die Unversehrtheit eines Blutkörperchens von ausschlaggebender Bedeutung, daß die Salzkonzentration außen und innen die gleiche ist. Bei starker Quellung kann die Membran dem Drucke nicht standhalten und zerreißt. Wenn nun diese Zellhaut durchgängig ist für alle Stoffe, die sich in Öl lösen, so liegt der Gedanke nahe, daß sie selbst aufgebaut ist aus öligen Substanzen, von denen uns die chemische Analyse Lezithin, Cholesterin und ähnliche in jedem Gewebe dartut. Dann muß aber auch eine Zerstörung der Zelle stattfinden, wenn wir Blut mit Substanzen zusammenbringen, die alle Fette leicht auflösen, dann werden wir die Zellhaut auflösen und es muß der Farbstoff austreten, geradeso als sei die Hülle gesprengt. Setze ich zu Blut eine Ätherlösung oder eine Lösung von Chloroform in Ringerlösung zu, so sehen Sie, daß das Blut lackfarben wird, daß also tatsächlich eine solche Auflösung stattgefunden hat. Es gibt auch besondere Zellhautgifte, die in hervorragendem Maße die Oberflächenschicht der roten Blutkörper schädigen. Dahin gehört die Helvellasäure, der Giftstoff der falschen Morchel, der Helvella; freilich entfaltet dieser Stoff selten eine Giftwirkung, weil die Lorcheln vorher gebrüht werden und so der leicht wasserlösliche Giftstoff mit dem ersten Spülwasser, das zur Entfernung des Sandes unbedingt nötig ist, fortgegossen wird. Aber eine ganz gleiche Wirkung entfalten die Saponine, die stark schäumend zum Reinigen dort angewandt werden, wo empfindliche Farben die Verwendung der Seife wegen des Alkalis verbieten. Setzen wir zu einer Blutaufschwemmung etwas Saponin, den Seifenstoff aus Quillaja saponaria, so sehen sie alsbald eine Lösung der Blutkörper erfolgen, die sich in dieser Schattenprojektion in einer Aufhellung der vorher grauen Flüssigkeit kundgibt und zugleich in einer roten Färbung: aus der Aufschwemmung ist eine rote Lösung geworden.

Diese Saponine, die die Zellhaut besonders schädigen, müssen nun nach der eben erwähnten Gleichheit des Baues der Zellmembran auch andere Zellen schädigen, d. h. sonst an Geweben Störungen hervorbringen, mit denen sie gerade in Berührung kommen; oder mit anderen Worten, die Saponine entfalten eine lokal reizende Wirkung. So benützen wir das Saponin der Senegawurzel als einen auswurfbefördernden Stoff. Auch werden Sie solchen Stoffen als Zusatz zu Zahnpulvern begegnen, teils wegen der reinigenden Wirkung, der Lösung des Schmutzes, aber auch, weil man dadurch eine bessere Durchblutung des Zahnfleisches herbeiführen will. Man hat — verbotenerweise — auch die Saponine verwandt, um den künstlichen Limonaden zu einem Schäumen zu verhelfen, welches die natürlichen Fruchtsäfte wegen ihres Pektin- oder Eiweißgehaltes besitzen. Aber man erreicht dadurch eben nur das äußerliche Schaumbildungsvermögen, nicht die gleichzeitige einhüllende Wirkung der Schleimstoffe, welche die Schärfe der Pflanzensäuren mildert. Diese mildernde Eigenschaft ist recht erheblich; jeder wird Johannisbeeren als saurer bezeichnen als Himbeeren, und trotzdem ist das gegenseitige Verhältnis von Säure zu Zucker in der Johannisbeere kleiner als in der Himbeere, aber letztere ist bei weitem reicher an solchen schleimigen Stoffen, welche den scharfen Geschmack der Säure herabsetzen. Und dies kann durch Saponine nicht erreicht werden, auch wenn die künstliche Limonade dadurch geradeso schäumt wie die natürliche.

Es wird Sie vielleicht interessieren, daß man diese Blutauflösung direkt zum Nachweis des Saponins benutzen kann, da die Probe außerordentlich fein ist, oder mit anderen Worten, die Saponine noch in großer Verdünnung wirksam sind. — Noch eine andere Blutgiftwirkung kann zum Nachweis einer chemischen Substanz dienen, die Agglutination der Blutkörperchen durch Rizin. Sie wissen, daß in den Samen der Rizinuspflanze außer dem Rizinusöl ein stark giftiger Körper enthalten ist, das Rizin, welches in das Öl nicht übergeht. Er stellt ein Albuminoid dar und läßt sich aus den Samen durch $10^0/_0$ Kochsalzlösung ausziehen. Wenn man die Samen mit Kochsalzlösung zu einem Brei anrührt, so erhält man durch zweimaliges Filtrieren eine hinreichend klare Flüssigkeit, die dann auf Blutisotonie verdünnt, einer Aufschwemmung von Blut zugesetzt werden kann. Hat man eine solche Blutprobe, die etwa $^1/_2{}^0/_0$ Blut in Ringer enthält, hergestellt und beobachtet sie im Vergleich mit einer ebenso konzentrierten Probe in reiner Ringerlösung, so tritt nach einiger Zeit, etwa einer Stunde ein Unterschied der Proben hervor: Etwas gesenkt haben sich in der Ringerlösung zwar auch die Blutzellen, aber in der Rizinlösung sehen wir deutlich grobe rote Punkte, die sich schneller zu Boden setzen als die roten Blutzellen in der Ringerlösung; es handelt sich offenbar um größere Aggregate, nicht um einzelne Zellen. Deutlich wird dies sofort, wenn wir beide Proben filtrieren, die Blutkörperchen in der Ringerlösung gehen durchs Filter und der im Filter zurückgebliebene Rest ist durch Waschen mit Ringerlösung schnell entfernt, das Filter ist farblos. Anders dagegen die Rizinprobe; hier bleiben die roten Punkte auf dem Filter und beim Waschen mit Ringerlösung gehen sie nicht durchs Filter hindurch. Die Blutzellen haben sich zusammengeballt, sie sind agglutiniert worden. Dabei vergeht immer einige Zeit, ehe solche Zusammenballungen entstehen, erst müssen sich die Blutzellen mit dem Gift beladen, dann erst tritt das Zusammenklumpen ein. Solchem Verkleben begegnet man auch bei Infektionskrankheiten, hier werden Agglutinine gebildet, die nun nicht Blutzellen, sondern die betreffenden Bakterien zusammenkleben. So treten im Körper eines Patienten mit Typhus Stoffe auf, welche Typhusbazillen agglutinieren. Auf diese Weise kann man feststellen, ob das Serum eines Patienten solche zusammenballende Schutzstoffe enthält oder nicht, ob sein Serum Typhusbazillen, die man sich in Bouillon gezüchtet hat, zusammenklebt; dadurch senken sie sich schnell zu Boden in Form grober Flocken, während sonst eine Aufschwemmung von Bazillen in Bouillon eine leichte bleibende Trübung aufweist. Es ist dies die Widalsche Typhusreaktion, mit der man die Diagnose Typhus sichern kann, was bei dieser übertragbaren Krankheit auch für die Umgebung, nicht nur für den Patienten, von großer Bedeutung ist, besonders da das sofortige Feststellen von Typhus durch eine einmalige Untersuchung des Patienten allein nicht immer mit Sicherheit möglich ist. Es ist theoretisch von Interesse, daß sich gegen ein solches Gift wie das Rizin bei Einspritzung unter die Haut ein Gegengift herstellen läßt, welches also in derselben Weise vom Organismus geliefert wird, wie die Antitoxine gegen Bakteriengifte. Geradeso verhält es sich mit dem Giftstoff aus den Paternostererbsen, den roten kleinen Kügelchen mit dem schwarzen Punkt, die man manchmal auf Muschelkästen findet. Diese Jequiritysamen von Abrus precatorius enthalten ebenfalls einen Giftstoff, gegen den eine Immunisierung möglich ist. Man verwendet den Giftstoff zur Aufhellung von narbigen Trübungen der Hornhaut, die durch entzündliche Prozesse hervorgerufen das Sehvermögen in erheblichem Maße stören. Man hat nämlich beobachtet, daß solche milchige Trübungen sich durch einen darüberkriechenden Katarrh aufhellen und hat bei der ungenauen Dosierung von bakteriellen Giften einen chemischen Giftstoff, eben das Jequiritol, versucht, welches auch lokale Entzündung hervor ruft. Ist nun die hervorgerufene Entzündung zu stark, so kann man durch Anwendung von Jequiritolserum die Entzündung wieder dämpfen. Beide Stoffe werden ins Auge geträufelt. Dabei handelt es sich um Albuminoide, also Stoffe, die den Bakteriengiften nahestehen.

VIII. Vorlesung.

Spektrum des Blutfarbstoffes; Kohlenoxydvergiftung; Leuchtgasvergiftung, Gelegenheit, Symptome.

Es werden also die Blutzellen durch verschiedene Stoffe zerstört, erstens durch zu schwach konzentrierte Lösungen, die weniger Salze enthalten als das Innere der Blutzellen, dann durch Substanzen, welche die ölige Außenschicht der Blutkörperchen lösen und drittens durch spezifische Blutzellengifte, Gifte, die auslesend gerade die Blutzellen schädigen, wie Saponine oder auch gewisse durch Impfung mit artfremdem Blut im Serum eines Tieres auftretende Stoffe. Noch andere Arten von Zellen finden sich im Blute vor, die farblosen oder weißen Blutkörperchen, wie Ihnen bekannt sein wird, und Sie werden sich wundern, daß wir bisher von ihnen nur nebenbei Erwähnung getan haben. An Zahl viel geringer als die roten — denn es kommt immer ein weißes Blutkörperchen auf 700 rote — kommt den weißen Blutzellen eine verschiedene Bedeutung zu, indem sie einmal eingedrungene Bakterien aufnehmen und verdauen, und wohl auch die Träger fermentativer Eigenschaften des Blutes sind. Mit der Atmung aber, die uns hier beschäftigt, haben sie nichts zu tun; denn den Sauerstofftransport besorgen die roten Blutzellen, und zwar in ihnen der Farbstoff, das Hämoglobin. Sie werden vielleicht meinen, daß doch der Farbstoff den Sauerstoff noch transportieren konnte, auch wenn er nicht in den Blutzellen, sondern frei gelöst in der Blutflüssigkeit sich vorfände; aber die Niere scheidet solch gelösten Blutfarbstoff sehr schnell als fremden Bestandteil der Blutflüssigkeit aus und so geht er für die Atmung verloren. Es gefährden also alle Blutkörperchengifte auch den Sauerstofftransport zu den Organen, die Sauerstoffversorgung der Organe, die innere Atmung, wie man im Gegensatz zu der Aufnahme des Sauerstoffes in den Lungen, der äußeren Atmung, sagt. Diese Aufnahme geschieht, wie ich schon sagte, dadurch, daß sich eine lockere Verbindung zwischen Blutrot und Sauerstoff bildet, locker wohl darum, weil ja der Sauerstoff nur provisorisch gebunden werden soll und später an die Organe weitergegeben wird. Diese Bindung ist so locker, daß wir schon unter der Luftpumpe Sauerstoff entweichen sehen, er wird also ans Vakuum abgegeben. Und auch durch chemische Reduktionsmittel kann er prompt entfernt werden. Ein solches reduziertes Hämoglobin sieht anders aus als das mit Sauerstoff beladene sogenannte Oxyhämoglobin; letzteres ist hellrot. Aber besser noch erkennen wir diesen Unterschied, wenn wir das Spektrum des Blutes betrachten. Sie wissen, daß das weiße Licht sich zusammensetzt aus allen möglichen Farbenarten, und daß wir es in seine Komponenten durch ein Prisma zerlegen können, weil die Lichtstrahlen je nach ihrer Schwingungszahl verschieden stark gebrochen werden. Wenn ein Körper rot aussieht, so muß er natürlich die roten Strahlen durchlassen und nur andersfarbiges Licht absorbieren. Aber er braucht trotz seiner roten Farbe noch nicht alles andere Licht zu absorbieren, und reines Spektralrot, wie wir sagen, ist verhältnismäßig schwer zu bekommen, ist aber z. B. in dem Glas der photographischen Dunkelkammerlampe vorhanden, sie darf kein anderes Licht durchlassen, soll die Platte nicht geschädigt werden. Nun entsteht, wie Sie sich erinnern, auch eine Farbe dadurch, daß man aus dem gesamten Spektrum die Komplementfarbe entfernt, die sich mit der ersten zu weiß ergänzt. Nehmen wir aus einem Spektrum am einen Ende das rote Licht fort, und sammeln den Rest durch eine Linse wieder, so resultiert eine grüne Farbe. Wenn grün im Spektrum einer Flüssigkeit fehlt, so muß sie rot aussehen. Der Blutfarbstoff absorbiert nun im gelben und grünen Teile des Spektrums das Licht, so daß zwei Streifen auftreten, wenn wir Licht durch eine Blutlösung schicken und dann mit dem Prisma zerlegen, dann fehlen dort die Lichtstrahlen, und wir sehen zwei dunkle Streifen. Sie sind charakteristisch für Blut. Es wird auch im violetten und blauen Teil des Spektrums wenig Licht durchgelassen, und wählen wir die Schicht der Blutlösung etwas dicker oder stellen wir uns eine konzentrierte Blutlösung her, so sehen wir nur noch rotes Licht die Blutschicht durchdringen. Es ist aber zweckmäßiger, eine Verdünnung von 1—2$^0/_0$ Blut in Wasser anzuwenden, damit man die Einzelheiten besser sieht. Reduzieren wir nun die Blutlösung durch Zusatz von einem Tropfen Schwefelammon, so tritt nach einiger Zeit an Stelle der zwei Streifen, die recht dunkel und scharf waren, ein breiter Streifen, der etwas verwaschener aussieht, auf. Um diese Einzelheiten besser sehen zu können, möchte ich Ihnen empfehlen, lieber größere Verdünnungen des Blutes anzuwenden und den Spalt des Spektroskops zu verengern und auf diese Weise die Lichtfülle einzuschränken, nicht aber dadurch, daß Sie eine konzentrierte Lösung anwenden. Da diese Linien für Hämoglobin charakteristisch sind, so können wir leicht entscheiden, ob wir es mit normalem oder krankhaft verändertem Blut zu tun haben, soweit das Gift den Farbstoff schädigt; wir haben dann eine Farbenreaktion vor uns, die wir noch mit dem Spektroskop verfeinern können.

Eine solche Blutfarbstoffvergiftung liegt nun in der Kohlenoxydgasvergiftung vor, also einer der häufigsten Fälle, wo Gifte unser Leben bedrohen. Sie wissen ja, daß diese Vergiftung uns am häufigsten in Form der Leuchtgasvergiftung entgegentritt, und daß eine große Zahl von solchen Vergiftungen in selbstmörderischer Absicht herbeigeführt werden. Gleichzeitig mit den Gefahren, die unserem Blutfarbstoff gelten, besitzt aber das Leuchtgas die Eigenschaft, mit Luft gemengt, explosiv zu sein, d. h. sich beim Entzünden so lebhaft mit Sauerstoff zu verbinden, daß durch die einsetzende Volumensschwankung der Atmosphäre heftige Zertrümmerungen stattfinden. Sie sehen daraus, daß Personen, welche sich selbst durch Leuchtgas ums Leben bringen wollen, gleichzeitig eine große Gefahr für ihre Umgebung darstellen, und daß es unumgänglich nötig ist, Menschen, die sich mit derartigen Gedanken tragen, etwa melancholisch gestörte Personen, sorgfältig zu überwachen, um nicht nur für ihre eigene Person Unheil abzuwenden, sondern auch eine große Gefahr für die Umgebung zu beseitigen, sorgfältig zu überwachen, was wohl am besten in einer Irrenanstalt geschieht, da dort die Einrichtungen dafür am zweckmäßigsten getroffen sind. Sie wissen, daß nicht nur das Leuchtgas eine Quelle von Kohlenoxyd darstellt, sondern daß bei jeder Art Verbrennung dieses giftige Gas auftritt, wenn nicht genügend Sauerstoff zur vollständigen Verbrennung des Kohlenstoffes zu Kohlensäure vorhanden ist. Auch in anderen Sorten von Gas, die der Erzeugung von Licht und Kraft dienen, dem Wassergas etc. findet sich reichlich CO; mit uns in Berührung kommt es bei jeder Art von Verbrennung, die in primitiver Form angesetzt wird, beim offenen Kohlenfeuer in Körben zur Austrocknung von Neubauten, zur Erhitzung von Lötkolben und unter ähnlichen Verhältnissen, aber auch bei jeder Feuerung, die nicht für schnellen Abzug der Verbrennungsgase sorgt und also auch nicht für einen genügenden Zustrom von Sauerstoff, bei schlecht ziehenden Öfen, beim Erhitzen von Plätteisen durch Gas oder Glühstoff, weil das darüberruhende Eisen den Zug behindert. Häufig sehen wir die blaue Flamme, mit der das Kohlenoxyd verbrennt, über einer glimmenden Kohlenschicht darüberschweben, häufig machen uns Explosionserscheinungen auf sein Vorhandensein aufmerksam, s. z. B. wenn wir einen Ofen geschlossen haben, während noch glühende Kohlen in ihm waren, und wenn wir ihn dann nach einiger Zeit etwa zum Verbrennen eines Stückchens Papier wieder öffnen, so kann das im Ofen wegen der mangelnden Sauerstoffzufuhr sich bildende Kohlenoxydgas mit dem nun neu eindringenden Sauerstoff durch die Flamme des Papiers sich entzünden, und eine Explosion findet statt, die zum Herausschlagen der Flamme führt oder zur Sprengung des Ofens, was allerdings meist nur zum Abheben des Deckels und zu einem Regen von Ruß führt. Sie werden nun glauben, daß sich die Quellen der Gefahr bei ihrer Kenntnis leicht meiden ließen, doch ist dies keineswegs der Fall. Häufig finden sich noch Einrichtungen an unseren Stubenöfen, die eine Regulierung der Verbrennungsstärke erst hinter dem Brandherd besitzen, die also nur den Abzug der Verbrennungsgase beeinflussen und so leicht dazu führen, daß letztere nicht in den Schornstein, sondern in das Zimmer geleitet werden. Aber auch Schleichwege nimmt der Kohlendunst: wenn es in der Bauordnung zugelassen ist, daß Öfen mehrerer Etagen in denselben Schornstein münden, so ist zwar damit eine Gefahr unter gewöhnlichen Verhältnissen nicht gegeben, wenn im Winter alle Öfen gleichmäßig geheizt, für einen guten Zug sorgen; wohl aber, wenn im Sommer bei kaltem Schornstein nur ein Ofen geheizt wird, so ist der Zug meist schlecht; dies kann dann vorkommen, wenn z. B. im Keller eine Werkstatt liegt, in der abends die in einem Tischlereibetrieb entstandenen Hobelspäne verbrannt werden; dann nehmen die Verbrennungsgase nicht immer ihren Weg durch den Schornstein ins Freie, sondern können unter unglücklichen Verhältnissen (bei offenem Fenster etc.) auch zum Ofen einer anderen Etage entweichen und hier eine schlafende Familie vergiften. Solche Vergiftungen kommen immer wieder vor, wenn auch die Hauptform der Kohlenoxydvergiftung die Leuchtgasvergiftung ist. Zum Ausströmen von Leuchtgas kommt es nun nicht immer nur gewollt bei geöffnetem Hahn, sondern es treten Fälle ein, wo man zunächst nicht an Leuchtgas denkt. Der Fall, daß man abends sämtliche Flammen durch Abschließen des Haupthahnes löscht und dann später, z. B. am anderen Morgen, beim Anstellen des Haupthahnes die auch damit erloschenen Kleinbrenner in Schlafstuben die Heizung eines Trockenschrankes etc. vergißt, wird ja selten sein. Aber es kommt vor, daß sich eine Gasleitung betätigt, die man übersehen hat; häufig liegen ja die Röhren verdeckt und nur das Anschlußgewinde ragt aus der Decke hervor; hat nun ein Mieter in einer Wohnung kein Gas gebrannt, sondern elektrisches Licht, so war die Leitung leer, und man konnte z. B. Stuckverzierungen über eine Gasöffnung an der Decke anbringen, die die Öffnung verdeckten. Ein späterer Mieter brennt dann Gas und glaubt, daß unter dem Stuck der Schlafstube gar keine Leitung liegt, und erst — in günstigem Fall — ein Gasgeruch lehrt ihn, daß irgend etwas an der jetzt wieder gefüllten Gasleitung nicht in Ordnung ist. Solche Fälle leichtfertiger Abänderung der bestehenden Leitungen sind vorgekommen, und ich möchte Sie auf die auch fernliegenden Möglichkeiten aufmerksam machen, weil die Prophylaxe der Vergiftungen einen Teil, oder doch wenigstens einen Zweck dieser Vorlesungen darstellen soll. Sie werden nun sagen, daß derartige Vorkommnisse doch ungefährlich sind, angesichts des starken Geruches des Leuchtgases, das uns ja erfahrungsgemäß einen Gehalt von Kohlenoxyd in der Luft anzeigt, der bei der Einatmung einiger Atemzüge doch der Gesundheit kaum schädlich, geschweige denn gefährlich sein kann. Dies ist in der Tat richtig, und wir werden auch einen geringen Gehalt an Leuchtgas sofort bemerken, aber Sie wissen, daß verschiedene poröse Körper große Mengen von Gasen absorbieren können — ich erinnere Sie an das Experiment von der Absorption von Ammoniak durch Kohle — und gerade die riechenden Bestandteile der Kohlenwasserstoffe im Leuchtgas werden in ausgiebiger Weise von porösen Stoffen absorbiert. Daher wird Leuchtgas geruchlos, wenn es erstmal größere Strecken durch solche poröse Schichten, z. B. im Erdboden zurückgelegt hat und das geruchlose Kohlenoxyd bleibt übrig. Da kommt es denn vor, daß im Winter bei

Rohrbrüchen, wo der gefrorene Boden oben eine deckende Schicht bildet, das Gas weit unter der Erde sich ausbreitet und dann seinen Weg durch die Häuser nimmt, die wie Saugglocken wegen ihrer warmen Luft wirken; da steigt denn das geruchlose Kohlenoxydgas durch den Boden des Kellers aufwärts und gefährdet die Bewohner der Kellerwohnungen, ohne daß der warnende Geruch des Leuchtgases sich bemerkbar macht. Aber auch sonst kann durch Eindringen von Leuchtgas in Kanalisationsschächte der Geruch des Gases durch die Fäulnisgase verdeckt werden und Arbeiter in solchen Schächten in Gefahr bringen. Dabei will ich gleich bemerken, daß nicht alle Krankheitserscheinungen bei allen in derselben Atmosphäre atmenden Personen dieselbe Stärke haben müssen, daß eine Person schwer vergiftet sein kann, während andere leicht erkranken. Daraus ziehen wir den Schluß für die Beurteilung solcher Fälle, daß das Gesundbleiben einiger Menschen, die in demselben Raum atmeten wie schwer Erkrankte, nicht einen Gegenbeweis gegen das Vorliegen einer Gasvergiftung darstellt: die Verteilung im Raum kann je nach den Strömungen der Ventilation eine ganz verschiedene sein, und es kommt häufig vor, daß z. B. von Plätterinnen in einem Betrieb nur wenige erkranken, andere bei völliger Gesundheit ihrem Berufe nachgehen, wobei freilich auch individuelle Unterschiede, wie Bleichsucht, mitspielen können, trotzdem ich beim Kohlenoxyd an das Vorhandensein von individueller Disposition erst in letzter Linie denken möchte, sondern zunächst der verschiedenen Konzentration an Giftstoff in der Atmosphäre die Unterschiede in der Intensität der Giftwirkung zuschreiben würde. — Was nun die Wirkung des Kohlenoxydgases anlangt, so haben wir hier einen Giftstoff vor uns, der auslesend durch einen bestimmten Körper im Organismus gebunden wird, durch den Blutfarbstoff, und alle klinischen Erscheinungen können wir aus dieser Bindung erklären. Ein solcher Fall ist selten, wir sehen sonst häufig verschiedene Einflüsse nebeneinander hergehen, und auch wenn wir versuchen, in das komplizierte Bild einer Vergiftung Klarheit zu bringen durch die Annahme einer besonders hervorstechenden Elementarwirkung, so lassen sich meist alle Erscheinungen nicht restlos durch eine solche primäre Wirkung erklären. Freilich auch beim Kohlenoxyd sehen wir Nachkrankheiten auftreten, die vielleicht nicht immer durch diese Schädigung des Blutfarbstoffes zu erklären sind, aber zunächst werden wir auch ferner liegende Erkrankungen, wie die psychischen Störungen nach Kohlenoxyd auf eine Schädigung des Blutfarbstoffes und damit verbunden der Sauerstoffversorgung des Gehirns zurückführen müssen. Den Blutfarbstoff betrifft die Kohlenoxydvergiftung in so elektiver Weise, daß nicht einmal die Blutzellen selbst eine Schädigung davonzutragen brauchen, nur die chemische Substanz Hämoglobin ist betroffen. Es besteht eine so ausgeprägte Affinität des Blutfarbstoffes zum Kohlenoxyd, daß wir sie zum Nachweis benützen können, in Fällen, wo chemische Methoden versagen. Atmet ein Tier eine Atmosphäre ein, in der neben dem normalen Sauerstoffgehalt von 21 % nur 0,1 % CO enthalten ist, so ist der Blutfarbstoff zu gleichen Teilen an Sauerstoff und CO gebunden. Man könnte als von einer zweihundertmal so großen

Affinität des Hämoglobins zum Kohlenoxyd als zum Sauerstoff reden. Und auch aus einer nur geringe Mengen Kohlenoxyd enthaltenden Atmosphäre wird der Blutfarbstoff reichliche Mengen des Giftes an sich reißen. Dadurch ist dann dieses Hämoglobin festgelegt und kann nicht mehr zum Sauerstofftransport dienen, es wird also zu einer Art Erstickung kommen. Und so sehen wir auch bei der Einatmung von Kohlenoxyd Erscheinungen auftreten, die denen einer Erstickung gleichen, Atemnot und Krämpfe. Atmet man nicht sofort große Mengen Kohlenoxyd ein, so zeigt sich zuerst Kopfweh, das nach Aufenthalt in frischer Luft wieder schwinden kann; nur eine gewisse Schwere des Atmens bleibt zurück. Dann kommt es zu Schwindel, Schwächegefühl, Ohnmacht, Benommenheit. Häufig machen die Leute den Eindruck wie Betrunkene, und sie können in solchem Zustande nicht nur törichte und planlose Handlungen vornehmen, sondern auch mit dem Strafgesetzbuch in Konflikt kommen. Jedenfalls ist der normale Ablauf der Gedanken gestört und die Überlegung aufgehoben oder erschwert. Tritt die Vergiftung in der Nacht ein, so kann der Zustand des Schlafes in den der Bewußtlosigkeit übergehen und der Tod eintreten. Häufig aber wachen sie auf, gehen umher, wollen z. B. ans Fenster und brechen dann wieder zusammen. Oder es tritt Übelkeit auf. In den meisten Fällen findet man die Erkrankten in bewußtlosem Zustande mit schlechtem Puls. Nicht immer sind die Erscheinungen die gleichen, nicht immer zeigen Menschen, die in demselben Zimmer die Giftatmosphäre einatmeten, das gleiche Vergiftungsbild hinsichtlich Schwere und Qualität. Als Nachkrankheiten stellen sich Schmerzen, Blutungen, Blutarmut, ja auch psychische Störungen ein. Wie ich Ihnen schon früher sagte, ist die klinische Bedeutung solcher Blutungen sehr verschieden je nach dem Sitz der Blutung, ob im Zentralnervensystem oder an anderen Stellen des Körpers; immer kommt es dann zu einem Aufhören der Funktion des betreffenden Gebietes, also bei Gehirnblutungen zu Bewußtseinsverlust und Lähmungen, bei Blutungen ins Rückenmark zu Lähmungen und so fort. Nicht nur Blutungen treten im Zentralnervensystem auf, sondern Erweichungsherde, Absterben einer Partie wegen schlechter Blutversorgung durch die häufig längere Zeit bestehende Stauung des Blutes, und solche Ernährungsstörungen werden auch an den psychischen Nachkrankheiten die Schuld tragen. Auch an der Niere kommt es zu abnormen Erscheinungen; es tritt Zucker im Harn auf; da bei allen Formen von Erstickung die gleiche Erscheinung beobachtet wird, so liegt es nahe, auch hier diesen Durchtritt von Zucker aus dem Blut in den Harn als Folge der Erstickung aufzufassen, als Folge der mangelhaften Sauerstoffversorgung des Körpers. Unter dem Einfluß der Erstickung wird nämlich der Zuckergehalt des Blutes, der normal sehr gering ist, erhöht und eine solche Vermehrung des Blutzuckers ist immer von einer Zuckerausscheidung im Harn gefolgt. Es gibt also Vergiftungen, welche Zucker in den Harn treiben, und daher muß nicht jedesmal, wenn man Zucker im Harn findet, der Patient an Zuckerkrankheit leiden, einer Stoffwechselstörung, die mit dem Unvermögen, den Nahrungszucker zu verbrennen, einhergeht. — Wenn Sie erfahren, daß das Kohlenoxyd eine so große Affinität zum Blutfarbstoff besitzt, so werden Sie fragen, wie denn überhaupt eine Erholung eines Verunglückten möglich ist; Sie werden vielleicht daran denken, daß der Körper neue rote Blutkörperchen bildet oder seine Reservebestände der Blutbahn zuführt. Dies kann zwar geschehen, aber der Grund der Erholung ist dies nicht, sondern die Verbindung des Kohlenoxyds mit dem Blutfarbstoff ist wieder zu lösen und zwar durch die dauernde Zufuhr von Sauerstoff. Denn wenn es sich um ein Gleichgewicht der beiden Gase bei ihrem Besitz des Blutfarbstoffes handelt, so muß der Vorgang reversibel sein, vorausgesetzt, daß in der Atmosphäre kein Kohlenoxyd mehr vorhanden ist. Wenn auch langsam, wird durch den dauernden Ansturm des Sauerstoffes das Kohlenoxyd allmählich wieder verdrängt werden. Dies wird viel leichter geschehen, wenn wir reinen Sauerstoff zur Einatmung verwenden, als wenn man nur reine Luft zuführt, denn dann ist die Sauerstoffkonzentration 5 mal so groß in der Einatmungsatmosphäre. Und auch im Glase können wir aus einem mit Kohlenoxydgas beladenen Blut das giftige Gas wieder austreiben, wenn wir Luft durchleiten. Dabei haben zunächst die Blutkörperchen durch die Vergiftung nicht gelitten, und auch der Blutfarbstoff funktioniert in ihnen wieder als Sauerstoffträger in alter Weise. Diese Verbindung von Kohlenoxyd und Blutrot besitzt eine Farbe, die sich von der des gewöhnlichen Oxyhämoglobins unterscheidet. Das Kohlenoxydblut sieht hellkirschrot aus, während das Oxyhämoglobin etwas dunkler erscheint. Besonders wenn man das Blut mit Wasser verdünnt und schüttelt, sieht man den Unterschied oder auch, wenn man die Kugel des Kölbchens, in dem das Blut ist, betrachtet. Wenn ich in einer Waschflasche Blut oder Blutlösung mit Leuchtgas zusammenbringe, so genügt kurze Zeit des Durchleitens oder Schüttelns, um das Hämoglobin in CO-Hämoglobin zu verwandeln. Am auffälligsten ist die Farbe des Kohlenoxydblutes an der Leiche, weil dort das normale Oxyhämoglobin umgewandelt ist in reduziertes Hämoglobin und auch, wenn man Blut im Glas stehen läßt, wird der Sauerstoff allmählich verbraucht und das Blut wird dunkler, venöser. Solche Veränderungen können aber mit dem Kohlenoxydhämoglobin nicht vor sich gehen, weil es ja keinen Sauerstoff enthält. Wir sehen also die Totenflecke dann nicht in der gewohnten Färbung, sondern hellrot. Sie wissen schon, daß wir für die feinere Hämoglobinuntersuchung das Spektrum des Blutfarbstoffes benutzen. Wenn wir uns das Spektrum des normalen Oxyhämoglobins und das des CO-Hb daneben betrachten, so werden Ihnen die kleinen Unterschiede dieser beiden Spektren nicht auffallen, dazu sind sie zu gering. Sie werden sich aber sofort sagen, wodurch wir den Unterschied deutlich machen können; wir müssen den Farbstoff verändern; wir müssen das Blut reduzieren, dann entsteht aus dem Oxyhämoglobin reduziertes Hämoglobin mit nur einem großen Streifen, dagegen das CO-Hb bleibt wie es war, weil daran ja nichts zu reduzieren ist; es behält also auch nach Zusatz von $(NH_4)_2S$ seine beiden Streifen, denn an Stelle des Sauerstoffes ist CO getreten. Dabei muß Sauerstoff und Kohlenoxyd an derselben Stelle eintreten, denn sonst konnte ja das Kohlenoxydhämoglobin noch zur Atmung tauglich sein.

Wie hier den reduzierenden Stoffen, so ist auch gegenüber anderen chemischen Eingriffen das CO-Hb resistenter als das O-Hb; solche Proben sind sehr viele bekannt und zur Unterscheidung angegeben worden. Sie befriedigen im allgemeinen wenig. Alle Eiweißfällungsmittel hat man vorgeschlagen, sie alle rufen schmutzige Gerinnsel in gewöhnlichem Blut hervor, in CO-Hb dagegen haben die Niederschläge ein röteres Aussehen. Am besten ist noch die Fällung mit Tannin und die mit Essigsäure + Ferrozyankalium. Auch wenn wir CO in einer Atmosphäre nachweisen wollen, binden wir es an Blut und weisen dann CO-Hb spektroskopisch nach. Ebenso werden wir vor Betreten einer suspekten Luft, z. B. eines Schachtes uns vorher zu vergewissern haben, ob die Luft atemfähig ist oder nicht, ehe wir Menschenleben in Gefahr bringen; wir werden in einer Falle eine weiße Maus in den Schacht hinablassen und beobachten, ob Vergiftungserscheinungen entstehen. So wird der Tod des Tieres eventuell einen Menschen retten oder erfahrungsgemäß meist mehrere. Doch darüber später.

IX. Vorlesung.

Kohlensäure, Kloakengas, Schwefelwasserstoff, Blausäure.

Von anderen Gasen, welche die Atmung nicht zu unterhalten vermögen, ist zunächst die Kohlensäure zu erwähnen. Sie bildet sich bei der Gärung, daher ihr reichliches Vorkommen in Gärkellern, sie entströmt der Erde in zahlreichen Gasquellen oder mit Wasser zusammen in Mineralquellen. Es ist Ihnen bekannt, daß Kohlensäure schwerer als Luft ist, daß daher in der berühmten Hundsgrotte bei Neapel Hunde sterben, die die Luft am Boden einzuatmen gezwungen sind, während den Menschen die geringe Kohlensäuremenge der höheren Luftschichten unschädlich ist. Aber auch in Schächten, Grüften kann einmal eine erhebliche Ansammlung von Kohlensäure stattfinden, so daß Todesfälle eingetreten sind, wenn Personen in solche Räume ohne vorherige Lüftung eindrangen. Die Folge der Einatmung größerer Kohlensäuremengen ist natürlich eine Erstickung, einmal weil der zur Tätigkeit der Organe nötige Sauerstoff fehlt, sodann weil die Kohlensäureanhäufung selbst einen Teil der Erstickung ausmacht, deren anderer eben der Sauerstoffmangel ist. Wir werden also wieder die Symptome der Erstickung, Atemnot und Krämpfe vermuten, wenn wir die Symptome der Kohlensäurevergiftung aufzählen wollen; aber es tritt dazu eine neue Erscheinung, das ist die Lähmung, die Narkose. Man könnte nun daran denken, daß bei dieser narkotischen Eigenschaft die Kohlensäure vielleicht ein brauchbares Narkotikum darstellen würde, das für den Organismus nicht sehr schädlich sein könnte, da es ja ein ständiger Bestandteil des Blutes ist; denn Sie wissen ja, daß die Atmung in der Weise erfolgt, daß das Blut die Kohlensäure im Körper transportiert, wie den Sauerstoff auch, nur daß der Weg der entgegengesetzte ist; während Sauerstoff von der Lunge aus den Organen mit dem Blute zuströmt, wird die Kohlensäure von den Organen weg der Lunge zugeführt, die sie mit der Ausatmungsluft entläßt. Dabei ist die Kohlensäure nicht an den Blutfarbstoff in der Weise gebunden wie der Sauerstoff, sondern zum Teil an die Alkalien des Blutes, also an Natrium in der Hauptsache, zum Teil gelöst als Kohlendioxyd, besonders wenn es zu Kohlensäurestauung kommt; in der Regel wird die Hauptmenge als Bikarbonat vorhanden sein; freilich entweicht unter der Luftpumpe aus dem Blut mehr Kohlensäure als seinem Gehalt an Bikarbonat entspricht, es scheint also auch ein Teil der Kohlensäure an organische Substanzen gebunden zu sein. Wieviel bei der Atmung Kohlensäure abgegeben wird und Sauerstoff aufgenommen wird, ist leicht zu bestimmen: Denken Sie sich, wir unterhielten den Stoffwechsel lediglich durch Verbrennung von Kohlehydraten — und die hauptsächlichste Kraftquelle sind diese Stoffe in der Tat —, so würden wir zur Verbrennung dieser Kohlehydrate Sauerstoff aufnehmen müssen, damit die Endprodukte der Verbrennung, Wasser und Kohlensäure entstehen könnten. In den Kohlehydraten ist schon, wie ihr Name sagt, so viel Sauerstoff enthalten, wie zur Verbrennung von dem darin enthaltenen Wasserstoff erforderlich ist; wir müssen also noch so viel Sauerstoff aufnehmen, wie der Kohlenstoff zur Verbrennung braucht, zur Verbrennung zu Kohlensäure. Wir nehmen also immer 2 Atome Sauerstoff auf ein Atom Kohlenstoff auf, damit Kohlensäure entstehen kann. Diese Kohlensäure geben wir aber wieder in der Lungenluft ab. Und so erhalten wir die Bilanz: ein Molekül Sauerstoff auf ein Molekül Kohlensäure, also auch ein Liter Sauerstoff auf einen Liter Kohlensäure. D. h. dem Volumen nach nehmen wir so viel Sauerstoff auf, wie wir Kohlensäure abgeben, wenn wir nur von Zucker leben. Wir nennen das Verhältnis von ausgeschiedener Kohlensäure zum aufgenommenen Sauerstoff „respiratorischer Quotient“; dieser wäre bei reiner Zuckerverbrennung gleich 1. Bei der Eiweißverbrennung oder gar der Fettverbrennung ist er kleiner, weil diese Verbindungen sauerstoffärmer sind als die Kohlehydrate, weil wir also etwas mehr Sauerstoff gebrauchen als wir Kohlensäure ausscheiden. Trotz dieses ständigen Vorhandenseins von Kohlensäure im Blute entfaltet sie eine richtige Giftwirkung; wir sahen ja schon früher aus der Anordnung des Kreislaufes, wie wichtig der Vorgang der Atmung für das Leben sein muß. Und so treten denn bei der Erstickung oder auch bei Kohlensäurevergiftung degenerative Erscheinungen an den Geweben des Körpers auf, die sich auch nach Abstellen der akuten Gefahr für die Körperfunktionen entwickeln. Übrigens kann der Verlauf der Kohlensäurevergiftung auch ein außerordentlich schneller sein, so daß der Tod momentan eintritt. Sehr häufig kommen nun im praktischen Leben Vergiftungen vor, wo mehrere giftige Gase gleichzeitig das Leben gefährden; so bei der Kloakengasvergiftung. Bei dieser so häufigen und außerordentlich gefährlichen Vergiftung handelt es sich in erster Linie um die Einatmung von Schwefelwasserstoffgas, nebenher um Sauerstoffmangel, also um Erstickung im engeren Sinne, oder gelegentlich einmal auch um Kohlensäureanhäufung. Schwefelwasserstoff ist nun ein äußerst heftiges Gift, welches die Nervenzellen lähmt. Die erträgliche Grenze ist für diesen Stoff eine Atmosphäre mit 0,01%; in verdünnten Gemengen treten Reizerscheinungen des Auges, der Nasenschleimhaut, des Rachens auf, die sich bei längerem Aufenthalt zu Entzündung steigern. Dazu gesellt sich Schwindel, Herzklopfen, ein Gefühl des Druckes auf den Kopf, ferner Mattigkeit, unsicherer Gang, langanhaltendes Zittern. Es können auch Rauschzustände auftreten, wie z. B. an den Orakelstätten des Altertums (Delphi), ferner auch Krämpfe. Bei chronischer Einwirkung des Schwefelwasserstoffs kommt es zu Augenbindehautentzündung, zu Kopfschmerzen, zu Appetitlosigkeit und Erbrechen; die betroffenen Leute weisen ein fahles blasses Aussehen auf. In höheren Konzentrationen kann die Vergiftung sehr schnell, ja katastrophal verlaufen: Es kommt bei solchen Vergiftungen durch Kloakengas vor — leider ist es fast die Regel —, daß die Leute sofort bewußtlos zu Boden sinken, und daß dann ein Mitarbeiter glaubt, er könne doch schnell den Verunglückten noch heraufziehen, hinabsteigt, ebenfalls bewußtlos wird und so fort; so sind denn bis sechs Personen hintereinander dem Gift zum Opfer gefallen. Es soll also der nächste, ist einmal ein Unfall eingetreten, nur angeseilt hinabsteigen; dazu gehört eine gewisse Vorbereitung, das sofortige Beiderhandhaben eines Seiles; besser noch wird es sein, sich durch Herablassen einer Maus in einer Falle von der Beschaffenheit der Atmosphäre zu überzeugen, ob sie atembar ist oder nicht. Auch kann man, wie es in anderen Ländern Vorschrift ist, wenigstens beim Entleeren einer Mist- oder Jauchegrube der Kloakengasvergiftung vorbeugen, indem man durch Eisenvitriol den Schwefelwasserstoff bindet, oder durch Hinabsenken brennender Pfannen eine Entlüftung herbeiführt. Zur Verhütung solcher Vergiftungen kann also mancherlei geschehen, sobald an die Möglichkeit einer Vergiftung gedacht wird. Die grüne Verfärbung des Blutfarbstoffes, die durch den Schwefelwasserstoff eintritt, und die Ihnen von der Bildung von Schwefelwasserstoff aus dem Schwefel des Eiweißes her bekannt ist, wie sie in Fleisch, in der Leiche etc. auftritt, beruht auf Bildung einer Verbindung des Giftes mit dem Hämoglobin, wie sie aber im Leben nie eintritt; da sind längst die Nervenzellen gelähmt. Charakteristisch für dieses Sulfhämoglobin ist im Spektrum ein Streifen im Rot, der die grüne Farbe hervorruft. — Lassen Sie uns hier noch einen Blick werfen auf eine Vergiftung, die gelegentlich auch durch Einatmung eines Gases zustandekommt, in der Mehrzahl der Fälle aber nach Einnehmen eines Salzes zuftritt, der Zyanvergiftung. Gleichzeitig reiht sich diese Vergiftung an die besprochenen deswegen an, weil auch hier eine Beeinträchtigung der Atmung vorliegt, die noch weiter nach der Organatmung hin angreift als die bisher besprochenen. Behinderung der äußeren Atmung, des Luftaustausches in der Lunge, war eine Etappe, dann die Festlegung des Blutfarbstoffes, des Sauerstoffüberträgers, eine zweite, und hier die letzte, die Behinderung der Aufnahme des Sauerstoffes durch die Organe, oder doch seine Verwertung für den Stoffwechsel der Zelle. Eingeatmet können diese Gifte werden in Form der Blausäure oder in Form von Nitrilen, aufgenommen werden sie in Form des Zyankali, das in der Photographie und Galvanoplastik

Verwendung findet, oder in Form von Verbindungen, die uns die Pflanzenwelt liefert, in den bitteren Mandeln, in den Kernen von Kirschen (und daraus hergestellten Schnäpsen) und anderem Kernobst. Die Giftigkeit der Blausäure ist eine große; schon ein Tropfen flüssiger Blausäure stellt die tödliche Dosis dar. Die lokal reizende Wirkung, das Kratzige der Blausäure erscheint gesteigert in der Form des Zyankali, das wie Sie wissen immer Kaliumkarbonat enthält; daher sehen wir auch lokale Ätzwirkungen auftreten, wenn größere Mengen innerlich zugeführt werden. Die Erscheinungen der Vergiftung sind recht verschiedene und hängen offenbar von der Schnelligkeit ab, mit der der Körper von dem Giftstoff überschwemmt wird. Wir unterscheiden verschiedene Arten der Vergiftung je nach den auftretenden Symptomen: einmal verläuft die Vergiftung bei Aufnahme großer Mengen katastrophal: Hinstürzen häufig mit einem Schrei, schnappende Atmung, heftige Krämpfe und Tod. Oder es steht die Atemnot im Vordergrunde des Bildes; einige Zeit nach der Aufnahme des Giftes setzt heftige Atemnot ein, es besteht Druck auf der Brust mit starkem Angstgefühl und erst dann setzt das Krampfstadium ein, dem dann tiefe Bewußtlosigkeit bei darniederliegender Zirkulation folgt. Wir haben also wieder die typischen Erscheinungen einer Erstickung vor uns, trotzdem das Blut hellrot aussieht und normalen Sauerstoffgehalt aufweist. Es nehmen also die Gewebe aus diesem Blut den Sauerstoff nicht auf, und wenn wir die Farbe in den großen Gefäßen des Halses eines Tieres betrachten, so erleidet die Farbe sofort nach Einspritzen von Zyankali eine Änderung: während wir vorher deutlich das hellrote Gefäß, welches das Blut vom Herzen und von der Lunge aus dem Kopf zuführt, sich vom abführenden Gefäß, mit seiner dunklen Farbe abheben sahen, schießt jetzt das Blut auch in diesem Gefäß mit hellroter Farbe wieder dem Herzen zu. Das Blut hat seinen Sauerstoff nicht abgegeben, aber diesmal ist es nicht die Veränderung des Blutfarbstoffes, welche zu einer Erstickung führt, sondern bei normalem Blute fehlt den Geweben die Fähigkeit den Sauerstoff an sich zu reißen. Auch wenn wir Blut im Glase stehen lassen, dem wir Zyankali zugesetzt haben, so verschwindet nicht der Sauerstoff dieses Blutes nach einiger Zeit wie in der Norm, wo das Blut selbst den Sauerstoff verzehrt, sondern er verbleibt ungenützt darin. Die atmende Tätigkeit der Organe ist gelähmt worden. Vielleicht können wir eine Analogie in dieser Lähmung des Sauerstoffaustausches in der lähmenden Wirkung der Blausäure auf Fermente erblicken: wenn ich eine 3⁰/₀ige Lösung von Wasserstoffsuperoxyd mit einem Tropfen Blut versetze, so sehen Sie sofort eine starke Sauerstoffentwicklung einsetzen, die Lösung schäumt so stark, daß das Reagenzglas überläuft. Vergifte ich das Blut zuvor durch Zyankalilösung, so bleibt diese Zerlegung des Wasserstoffsuperoxydes aus, nur eine schmutzige Verfärbung tritt ein und erst später beginnt eine minimale Gasentwicklung. Zyankali hat also das Ferment, welches im Blute vorhanden ist und den Sauerstoff aus Wasserstoffsuperoxyd in Freiheit setzt, die Katalase, in ihrer Wirkung beeinträchtigt, gelähmt; Zyankali ist ein Fermentgift. Da nun wohl die meisten Stoffwechselvorgänge in der Zelle unter dem Einfluß von Fermenten vor sich gehen, so wird der Stoffwechsel der Zelle beschränkt und die Zellfunktionen werden leiden. Weil aber im Stoffwechsel die Sauerstoffzufuhr in ihrer Bedeutung an erster Stelle steht, wie uns jeder Versuch am überlebenden Organ lehrt, so sehen wir auch zunächst die Folgen des Sauerstoffmangels, die Symptome der Erstickung. Dann erst hören die Zellfunktionen ganz allgemein auf. Haben wir einen Kaltblüter vor uns, der bei seinem trägen Stoffwechsel nicht so momentan Sauerstoffbedarf aufweist, so dauert die Funktion der Gewebe länger und allmählich entsteht der Zustand der Lähmung, ohne die alarmierenden Erscheinungen, die der Warmblüter zeigt: ein Frosch wird in Bittermandelwasser, einer 0,1 %igen Lösung von Blausäure in Wasser, erst nach einiger Zeit gelähmt, ohne Erstickungskrämpfe und ohne Atemnot; bei ihm fehlt die besondere Betonung der Atmung im Stoffwechsel, die beim Warmblüter die Erstickungserscheinungen so in den Vordergrund drängte. Gänzlich machtlos gegen die Blausäurevergiftung ist der Körper übrigens nicht; er ist imstande, das Gift unschädlich zu machen, und zwar durch Umwandlung in Rhodan. Schon unter normalen Verhältnissen ist Rhodankali ein Bestandteil des Speichels und des Harns, wenn freilich auch nur geringe Mengen in diesen Sekreten vorhanden sind. Wenn ich ein Stück Filtrierpapier mit Eisenchloridlösung befeuchte und etwas Speichel darauf bringe, so sehen Sie sofort eine Rotfärbung auftreten durch Entstehen des roten Eisensalzes der Rhodanwasserstoffsäure. Diese Verbindung ist so gut wie praktisch ungiftig und wenn nur Zeit zu solcher Umwandlung bleibt, könnte eine Entgiftung eintreten. Aber dies ist in ausgedehntem Maße nicht der Fall, nicht einmal bei der Einatmung von Nitrilen, die erst allmählich Blausäure abspalten. Auch scheinen dem Körper nur in sehr beschränktem Maße Verbindungen zur Verfügung zu stehen, die den Eintritt von Schwefel in das Molekül ermöglichen. Wenn ich eine Zyankalilösung mit Natriumthiosulfat und Salzsäure versetze, so tritt auf Zugabe von Eisenchloridlösung Rotfärbung ein, ein Zeichen, daß ein Teil der Blausäure zerstört wurde, und daß dafür Rhodan entstanden ist. Im Tierversuch gelingt es sehr leicht, durch vorherige Natriumthiosulfatlösung einen gewissen Schutz gegen die Blausäurevergiftung herbeizuführen, und auch nach Eintritt der Vergiftung besitzt das Thiosulfat eine rettende Wirkung. Wir können also bei unseren Heilbestrebungen im Falle einer Blausäurevergiftung den vom Körper vorgezeichneten Weg beschreiten, wenn freilich auch selten Zeit zu einem solchen Eingreifen bleibt. Sie erkennen aber daraus die Wichtigkeit, die Giftwirkungen genau zu studieren, denn nur eine Kenntnis der Umwandlungen der Blausäure gibt uns die Mittel zur Bekämpfung eines solchen Unglücksfalles in die Hand.

X. Vorlesung.

Muskelgifte; Narkose des Muskels; Veratrin, Kalksalze als antagonistische Stoffe dagegen. — Nervennarkose, Kokain. — Bau und Funktion des Zentralnervensystems, Zentren für die einzelnen Funktionen.

Trotzdem wir hier nur insoweit physiologische Tatsachen heranziehen wollen, als sie für das Verständnis der Vergiftungsweise unerläßlich nötig sind, müssen wir uns einigen physiologischen Systemen zuwenden, um einen Einblick in das komplizierte Bild der Symptome zu gewinnen, das z. B. viele Alkaloide entfalten und das wir nur dann verstehen können, wenn wir die Tätigkeit des Organismus in die Funktion der einzelnen Organsysteme zerlegen. Lassen Sie mich mit einer Art Körpergewebe beginnen, das eine nach außen hin sichtbare Tätigkeit entfaltet und dessen Funktionsänderung daher deutlich verfolgbar ist, das Muskelgewebe. Die Muskeln, die Organe der Bewegung, sind ein Gewebe, das einer weitgehenden Formveränderung fähig ist; d. h. ein Muskel zieht sich zusammen und entfaltet dabei eine recht erhebliche Kraft; dabei bleibt das Volumen gleich, der Muskel wird dicker und dafür kürzer. Nun sind die Muskeln an beiden Enden an das feste Gerüst des Körpers angewachsen, an zwei Knochen, die miteinander beweglich durch ein Gelenk verbunden sind, so daß die Zusammenziehung des Muskels die Knochen bewegt. Sie liegen bei uns um das feste Gerüst herum, bei den Krustazeen z. B. im Innern von festen hohlen Röhren, die sie ebenso durch ihre Zusammenziehung bewegen können. Dabei sind die Muskeln in der Ruhe nicht erschlafft, sondern sie befinden sich in einem geringen Grade der Spannung, so daß sofort eine Verkürzung des Muskels von einer Bewegung des Knochens begleitet sein muß. Wegen dieser Spannung klafft auch eine Wunde, welche Muskelgewebe durchtrennt, stark, und aus dem gleichen Grunde erleiden die Knochenenden bei einem Knochenbruch eine Verschiebung zueinander, die sich zumeist in einer Verkürzung des gebrochenen Gliedes zeigt. Die Funktion des Muskelgewebes besteht nun in einer Verkürzung, und sie tritt in Erscheinung, wenn den Muskel eine stärkere Berührung, eine elektrische Entladung, gewisse chemische Agenzien treffen; wir reden dann von einem mechanischen, elektrischen oder chemischen „Reiz". Am häufigsten wenden wir der genauen Dosierung halber und der Unschädlichkeit wegen den elektrischen Reiz bei dem Studium der Muskeltätigkeit an. Im Körper aber findet die Erregung auf dem Wege des Nerven statt, der vom Zentralorgan zu dem Muskel zieht und sich in demselben verzweigt. Wir nennen diese Art der Erregung von Nerven nun die indirekte Reizung; die des Muskels selbst die direkte Reizung. Wir sahen schon früher, daß ein Muskel nur in einer dem Salzgehalt des Blutes entsprechenden Lösung seine Tätigkeit bewahrt, daß er aber seine Funktion einstellt, wenn die Zusammensetzung der ihn umgebenden Flüssigkeit eine andere wird. Dabei müssen wir hier, wie bei allen Giftwirkungen unser Augenmerk darauf richten, ob nach einer Vergiftung nach dem Wegschaffen des

Giftstoffes und nach Spülung mit Ringerlösung die Funktion wieder einsetzt oder dauernd erloschen ist. Kehrt sie zurück, so war die Tätigkeit des Muskels nur zeitweilig aufgehoben, ohne daß dabei tiefgreifende chemische Änderungen bestanden haben können, der Muskel war „gelähmt"; im andern Fall ist er unter der Einwirkung des Giftes abgestorben. Wir können solche Versuche über die Erholung nach Vergiftungen häufig nur am isolierten Organ, d. h. am Organ, das wir dem Körper entnommen haben, studieren, da am ganzen Tier so viele Erscheinungen und Bedingungen ineinander greifen, daß ein Urteil über derartiges schwierig ist, z. B. schon deswegen, weil wir aus dem Körper den Giftstoff gar nicht nach eingetretener Lähmung sofort wieder in jedem Falle entfernen können. Daher sind solche Versuche notwendig, um uns ein Bild von den Elementarwirkungen der Gifte zu geben. Lähmende Gifte für den Muskel gibt es nun so viele, daß deren Aufzählung unmöglich erscheint; aber in großen Gruppen kommen erstens alle die Stoffe in Betracht, die auch sonst narkotisch, lähmend wirken an anderen Geweben oder am ganzen Tier, also Alkohol, Äther, Chloroform, ferner die Schlafmittel; dann eine Reihe von Salzen, wie Kalisalze, alle kalkfällenden Stoffe, Magnesiumsalze, Bariumsalze und andere. Ebensogroß ist die Zahl der den Muskel tötenden Substanzen, und wir werden davon nur wenige zu erwähnen haben, die eine besondere Muskelwirkung entfalten. Als Beispiel der Lähmung eines Muskels zeige ich Ihnen eine Narkose durch Alkohol; Sie sehen hier einen Froschmuskel, der in einer Lösung so aufgehängt ist, daß sein unteres Ende fest, sein oberes mit einem Faden beweglich an einem Hebel geknüpft ist, so daß er bei der Zusammenziehung den Hebel bewegt, der auf einer berußten rotierenden Trommel schreibt. Wenn ich nun dem Muskel durch feine Platindrähte die Schläge eines Induktoriums zuführe, so sehen Sie, daß eine schnelle Zusammenziehung und ein sofortiges Erschlaffen auf diesen Reiz folgt, daß der Hebel schnell in die Höhe geht, und dann wieder auf seine Ruhelage herabsinkt, so daß nur ein senkrechter Strich entsteht. Reizen wir nun immer nach einiger Zeit den Muskel von neuem, so erhalten wir eine Figur in Form eines horizontalen Striches, der Ruhelage des Muskels entsprechend, und darauf in Abständen immer die senkrechten Striche, die die Zusammenziehung des Muskels bedeuten. Diese Ausschläge sind alle gleich hoch; jetzt füllen wir eine $6^0/_0$ige Alkohollösung in Ringerscher Flüssigkeit in das Gefäß, und Sie sehen bald die Zuckungshöhe abnehmen, bis gar keine Ausschläge auf die Reizung hin erfolgen; nun bringen wir wieder Ringerlösung in das Gefäß, und der Muskel erholt sich bald vollständig. Er war also gelähmt, und die Lähmung ist jetzt wieder abgeklungen, die Erholung ist eine vollständige. Wenn Sie sehen, daß man zur Narkose des Muskels eine $6^0/_0$ige Alkohollösung braucht, so werden Sie zwar die gleichartige Wirkung eines solchen Stoffes auf alle Gewebe konstatieren, aber Sie werden zugleich ohne weiteres den Schluß ziehen, daß es im Körper zu einer solchen Lähmung durch Alkohol nicht kommen kann, daß, mit anderen Worten, die Gewebe eine sehr verschiedene Empfindlichkeit gegen ein solches im Prinzip überall gleichwirkendes Gift haben müssen. Betrachten wir jetzt eine andere

Art der Vergiftung des Muskels, die nicht in einer Lähmung, sondern in einer Abänderung der Funktion besteht: ich habe diesen Muskel hier in eine sehr verdünnte Lösung von Veratrin gelegt, und wenn ich ihn durch einen Induktionsschlag reize, so sehen Sie an der Bewegung des Hebels, daß seine Zusammenziehung gänzlich von der des normalen Muskels verschieden ist: sie verläuft außerordentlich gedehnt, und es vergeht lange Zeit, ehe der Muskel wieder völlig erschlafft. Gebe ich jetzt einige Tropfen einer Chlorkalziumlösung hinzu, so sehen Sie, daß die Reizung bald darauf, etwa nach 2 Minuten wieder von einer normalen Zuckung gefolgt ist. Die Funktion, die ein Giftstoff abänderte, ist durch Zugabe eines anderen Körpers wieder normal geworden, trotzdem wir den Giftstoff nicht entfernten. Dabei lassen sich die beiden Substanzen, die in dieser Weise gegeneinander wirksam sind, antagonistisch sind, chemisch unbeeinflußt, sie fällen einander nicht etwa aus oder bilden miteinander eine neue ungiftige Verbindung, sondern sie beeinflussen den Muskel in entgegengesetzter Weise. Ähnliche Erscheinungen sehen Sie auftreten, wenn wir dem Muskel den Kalk durch kalkfällende Substanzen entziehen, wenn wir den Muskel in eine Lösung von oxalsaurem Natrium bringen, oder auch von zitronensaurem, bernsteinsaurem, schwefelsaurem Na usf.; dann ist die Funktion ebenso verändert wie nach Veratrin, und hier erscheint die antagonistische Wirkung von Kalk verständlich, sie wirkt beruhigend auf den durch die Kalkentziehung krankhaft erregbaren Muskel. Daher wendet man jetzt vielfach gegen abnorme Erregbarkeit des Muskels, besonders im Kindesalter bei Neigungen zu Zukkungen, Chlorkalzium zur Beruhigung an. Wir haben also hier ein Beispiel von antagonistisch wirkenden Stoffen vor uns, denen wir bei unseren Betrachtungen noch häufig begegnen werden. Für gewöhnlich werden aber Muskelzuckungen nicht durch direkte Reizung des Muskels ausgelöst, sondern durch Zuleitung eines Reizes durch den Nerv. Dabei stellt der Nerv ein ebensolches reizbares Gebilde dar, nur daß wir den Vorgang der Erregung nicht sehen, daß der Nerv unverändert bleibt, wenn wir ihn reizen. Aber an seinem Muskel, zu dem der Nerv hinzieht, sehen wir den Erfolg der Nervenreizung, der Muskel zuckt. Freilich kennen wir auch Veränderungen, die uns einen erregten Nerven von einem ruhenden unterscheiden lassen; denn es spielen sich gleichzeitig mit der Tätigkeit des Nerven elektrische Vorgänge im Nerven ab, die wir mit einem guten Galvanometer messen können. Es läuft nämlich in dem Nervenstrang, in einem Bündel von Nervenfasern, eine Negativitätswelle entlang, wenn wir an einer Stelle den Nerven reizen, etwa durch einen Scherenschlag. Und wir können uns vorstellen, daß solche elektrische Vorgänge, die auch bei der willkürlichen Erregung von unserem Zentralorgan aus im Nerven ablaufen, die Ursache sind für die Übertragung unseres Willens auf die peripheren Muskeln; besonders deswegen, weil die zeitlichen Verhältnisse des elektrischen Vorganges zusammentreffen mit der physiologischen Erregbarkeitsleitung zum Muskel. In einem solchen Nervenstrang verlaufen aber auch gleichzeitig Nervenbahnen, die nicht vom Zentralorgan zum Muskel ziehen, sondern auch solche, welche von der Peripherie dem Rückenmark und Gehirn periphere

Erregungen zuleiten, also Empfindungen der Haut, Berührungsempfindungen, Temperaturempfindungen, Schmerzen; dahin gehören auch alle die Empfindungen von seiten der Sinnesorgane, Gehörsempfindungen, Lichtempfindungen und anderes. Auch bei solchen Nerven lassen sich die elektrischen Erscheinungen ableiten, und zwar sind sie hier das einzige Mittel, um uns an isolierten Nerven den Zustand der Erregung zu verraten. Wenn am ganzen Tier solche Erregungen dem Rückenmark oder dem Gehirn zuströmen, so machen sie sich durch die Antworten des Zentralorgans bemerkbar, z. B. bei Schmerzempfindungen durch Abwehrbewegungen. Diese Vorgänge der Erregungsleitung werden nun durch eine große Anzahl von Giftstoffen beeinflußt, und zwar aufgehoben; Sie denken natürlich sofort an das Kokain, das Ihnen als ein schmerzbetäubendes Mittel bekannt ist. Das Kokain hat nun die Eigenschaft, nicht nur die Nervenendapparate zu lähmen, sondern auch den Nervenstamm. Wir machen von beiden Eigenschaften in der Therapie Gebrauch, wir verhindern die Schmerzempfindung, indem wir die Nervenendigungen z. B. in der Hornhaut des Auges lähmen, wenn wir etwa einen Fremdkörper von ihr entfernen wollen, dann tritt keine Reizung der Nerven auf, die weitergeleitet werden könnte, und eben auch kein Schmerz. Aber wir verwenden auch die Lähmung des Nervenstammes, dann fließen zwar von der Peripherie, an der wir operieren, Schmerzempfindungen im Nerven entlang, aber sie können die gelähmte Stelle nicht durchdringen und bleiben so dem Gehirn fern. Wir können so an den Zähnen, an den Fingern und Zehen, ja auch an Arm und Bein schmerzlos operieren, wenn wir vorher den Nervenstamm, der von diesen Stellen zum Zentralorgan führt, mit einer Kokainlösung umspritzt haben. Da nun in dem Nervenstamm immer motorische Nerven und sensible Nerven zusammen verlaufen, also solche, welche die motorischen Impulse vom Gehirn zu dem Muskel leiten, und solche, welche die Schmerzen von der Peripherie zum Gehirn tragen, so tritt gleichzeitig mit der Gefühllosigkeit des Armes eine Lähmung der Armmuskeln auf, sie gehorchen unserem Willen nicht mehr; es herrscht also ein Zustand, als seien an der vergifteten Stelle die Nerven durchtrennt. Ich zeige Ihnen hier eine solche Vergiftung des Nervenstammes: Auf einem Objektträger liegt der Wadenmuskel des Frosches und sein Nerv, der bis zu seiner Ursprungsstelle am Rückenmark präpariert wurde. Dieser Nerv hängt dicht am Muskel in die Flüssigkeit eines Schälchens schleifenförmig hinein, so daß sein freies Ende wieder außerhalb des Schälchens, der kleinen Küvette, auf dem Objektträger lagert. Vorläufig enthält dieses Schälchen Ringerlösung. Reize ich nun den Nerven oberhalb des Schälchens, indem ich ihn mit einer Gabel berühre, deren eine Zinke aus Kupfer, deren andere aus Zink besteht, so pflanzt sich dieser Reiz auf dem Nerven bis zum Muskel fort, und der Muskel zuckt. Der Nerv leitet diesen Reiz geradeso wie einen Willensimpuls und teilt ihn dem Muskel mit. Ersetze ich nun die Lösuug in dem Schälchen durch eine Kokainlösung, so wird der Nerv nach einiger Zeit nicht mehr imstande sein, den Reiz weiterzuleiten, die in der narkotischen Flüssigkeit liegende Strecke des Nerven hat ihre physiologische Funktion, die Reizleitung eingebüßt. Berühre ich den Nerv zwischen Schälchen und Muskel, so zuckt der Muskel; nur durch die narkotisierte Strecke konnte der Reiz nicht hindurch. Spüle ich den Nerven wieder mit Ringerflüssigkeit, so nimmt er nach einiger Zeit seine Tätigkeit wieder auf und leitet Reize von oberhalb wieder bis zum Muskel, der dann auf diesen Reiz mit einer Zuckung antwortet. Die Lähmung war also reversibel. Wir haben also im Kokain einen Körper vor uns, der Nervengewebe lähmt, sowohl periphere Nervenendigungen, wie auch Nervenstämme und endlich auch Nervenzellen. Denn wenn wir Nervenzellen im Gehirn und Rückenmark mit Kokain in Berührung bringen, so tritt ebenfalls eine Lähmung dieser Zellen ein. Wenn wir

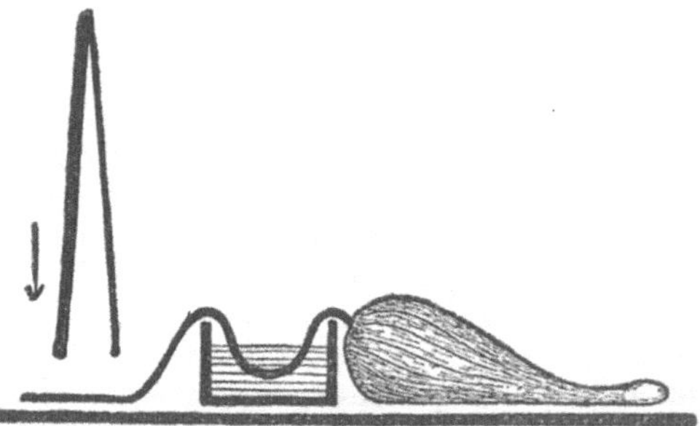

Abb. 6. Nerv und Muskel des Frosches. Der Wadenmuskel und sein Nerv liegen auf einem Objektträger, der Nerv in Form einer Schleife in einem Schälchen. Reizt man den Nerven oberhalb des Schälchens durch Berühren mit einer Zink-Kupfer-Gabel, so zuckt der Muskel.

dabei von Nervenzelle reden, so meinen wir den Hauptteil der Zelle mit dem Kern im Gegensatz zu den Nervenfasern, den Ausläufern dieser Zelle.

Denn die Nervenzellen sind sehr ausgedehnte Gebilde, Zellen, welche im Gehirn oder Rückenmark gelegen, lange Ausläufer durch den Körper entsenden, deren Endausbreitungen dann die peripheren Gebilde wie Muskel, Haut etc. versorgen. Wenn also ein Impuls vom Zentralorgan herabkommt, so gleitet er z. B. in die Zehe durch eine Zelle, die im Rückenmark liegt, dem Nervengebilde, das durch die Wirbelkörper vom Gehirn her abwärts zieht, d. h. der Hauptteil der Zelle mit dem Kern ist als sternförmiges Gebilde im Rückenmark gelegen, und von dort gelangt ein langer Faden durch den Nervenstrang des Beines bis zur Zehe. Es stellen also die Nerven kurzweg, d. h. die Nervenstränge, nicht zellige Gebilde dar, wie andere Gewebe, sondern sie sind Bündel von Zellausläufern, und diese Zellausläufer sind Teile der im Zentralorgan gelegenen Zelle. Wenn diese Zelle abstirbt, so sterben auch sie; wenn die Nervenstämme durch eine Gewalteinwirkung von diesen Zellen abgeschnitten werden, so degenerieren sie, denn sie sind nur Teile der Zelle im Rückenmark, nicht selbständige Gebilde. Es nimmt nun ein Willensimpuls, sagen wir, von der Großhirnrinde, zur Peripherie seinen Verlauf in der

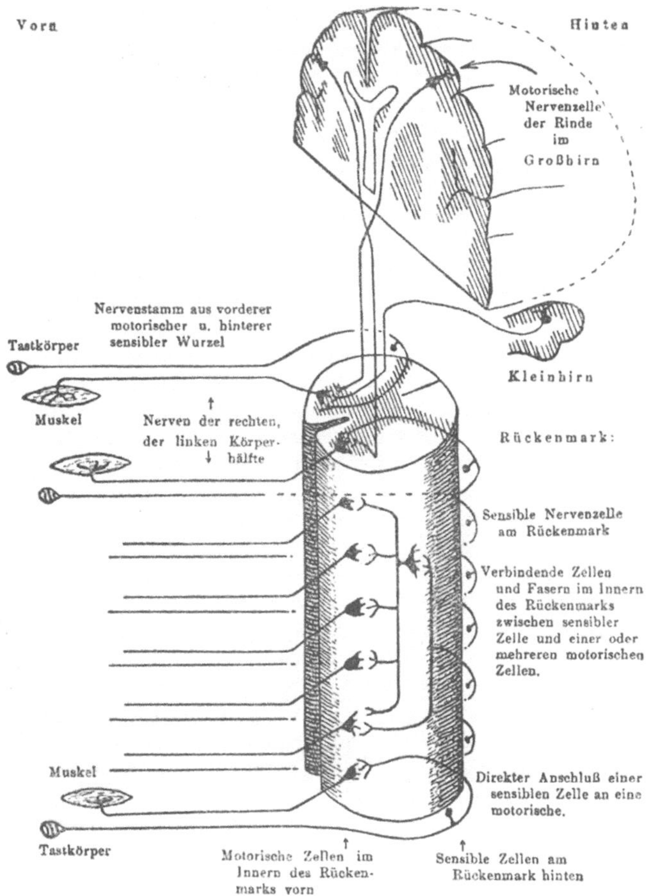

Abb. 7. Nervenverbindungen. Nervenzellen = schwarze Punkte; Nervenfasern, ihre Fortsätze, die Leitungsbahnen = schwarze Linien, die sich am Ende verästeln und den Reiz weiter geben an andere Nervenzellen oder Muskeln. Graue Substanz, Nervenzellenanhäufung = schraffiert; rechte Seite der Zeichnung = hintere Körperhälfte, linke Seite der Zeichnung = vordere Körperhälfte. Oben: Hinterer Teil des Großhirns, durchschnitten. Von zwei motorischen Zellen der Hirnrinde gehen Leitungsbahnen zum Rückenmark, und zwar zu den motorischen Zellen der Vorderhörner. Darunter Kleinhirn mit einer Zelle und Leitungsbahn zum Vorderhorn (für das Gleichgewicht). Unten rechts Rückenmark: die Empfindungen werden vom Tastkörperchen (links) aufgenommen, auf der Nervenfaser zu sensiblen Zellen neben dem Rückenmark geleitet; diese geben den Reiz teils direkt, teils durch Vermittlung einer Schaltzelle auf die motorische Zelle weiter, manchmal zusammenfassend auf viele Zellen gleichzeitig. Die motorische Vorderhornzelle überträgt durch ihren Nervenstamm den Reiz auf den Muskel (links). Die motorischen und empfindenden Fasern liegen häufig zusammen in demselben Nervenstamm.

Weise, daß die Zelle der Großhirnrinde die Erregung weitergibt an tiefer gelegene Zellen, nämlich die Zellen des Rückenmarks, die sie weiter auf Ausläufern dieser Zelle dem Muskel übermitteln. Die letzten Stationen, an denen Nervenzellen in diesen Gang des Impulses eingeschaltet sind, liegen im Innern des Rückenmarkes, und diese zellreichen Stellen des Nervengewebes sehen grau aus im Gegensatz zu den eine Fetthülle tragenden Nervensträngen, den Ausläufern der Zellen. Wo wir also graues Nervengewebe sehen, handelt es sich um Nervenzellenanhäufungen, wo wir weiße Nervensubstanz sehen, um die Leitungsbahnen, die langen Fäden, die als Teile der Zelle weite Strecken des Körpers durchsetzen. Im Rückenmark liegen die Zellen in der Mitte, und auf einem Querschnitt des Rückenmarkes tritt deutlich die graue Substanz als schmetterlingsähnliches Gebilde aus der sie umgebenden weißen Substanz hervor. Hier liegen also die Zellen in der Mitte, die Zellausläufer rings herum. Im Gehirn ist es umgekehrt, dort macht die graue Substanz die Rinde, die weiße das Mark aus, wenn freilich auch viele graue Stellen noch im Innern des Gehirns liegen. In der Großhirnrinde haben wir eine Projektion des Körpers in der Weise vor uns, daß bestimmte Gebiete davon einer Körperprovinz entsprechen, daß von dieser Stelle aus die Bewegungen eines Körperteiles ausgehen. Nun nimmt der Willensimpuls nicht nur seinen Weg in dem langen Fortsatz der Nervenzelle, den wir als Nervenstrang kennen lernten, sondern verbreitet sich durch ein Endbäumchen weiter auf das Erfolgsorgan, z. B. den Muskel, oder auch auf eine zweite Nervenzelle; es kann also ein Bewegungsimpuls sich durch eine Reihe von Nervenzellen fortsetzen. So gelangt von der Großhirnrinde die Erregung auf dem Fortsatz einer Zelle des Großhirns bis zu einer Zelle im Rückenmark, die ihn dann durch ihren Fortsatz dem Muskel übermittelt. Es sind also noch Unterstationen eingeschaltet, die wieder unter sich verbunden sind; daher kann eine Bewegung von verschiedenen Orten aus zustande kommen, man kann ein Bein entweder willkürlich bewegen, es bewegt sich aber auch ohne unseren Willen vom Rückenmark aus. Wenn wir der großen Sehne unterhalb der Kniescheibe einen kurzen Schlag versetzen, so zieht sich der vordere Oberschenkelmuskel zusammen, wenn wir ein Bein über das andere gelegt haben. Dies ist ein Reflex, d. h. ein vom Willen unabhängiger Vorgang, der durch Erregung der Rückenmarkszellen zustande kommt, indem die Empfindung von der Sehne bis zum Rückenmark lief und dort die motorische Zelle in Tätigkeit versetzte. Erregung dieser Station der motorischen Bahn kann aber auch von anderen Zellen aus eintreten, so sendet ständig das Gleichgewichtsorgan Erregungen nach den motorischen Zellen der Peripherie, Erregungen, die dafür sorgen, daß wir auch bei Bewegungen der Arme ruhig stehen, ohne das Gleichgewicht zu verlieren. Wenn das Gleichgewichtsorgan z. B. durch Schwindel gestört ist, so kommen falsche Erregungen zu den motorischen Zellen herab, wir verlieren das Gleichgewicht. Durch solche Unterstationen sind die motorischen Zellen in vielfacher Weise miteinander verbunden und zu funktionellen Einheiten verknüpft, so gehen wir ohne darauf zu achten, wir laufen Schlittschuh, wir fahren Rad, wir reiten, alles komplizierte

Bewegungsformen, die durch Übung als etwas Einheitliches zusammengefaßt, schließlich ganz von selbst verlaufen. Sie sehen daraus die Wichtigkeit der Unterstationen und ihrer vielfachen Verknüpfung. Oder denken Sie an die Bewegungen des Brustkorbes; zunächst regelt das Atmungszentrum die Bewegung, aber wir können auch willkürlich den Brustkorb heben und senken; ja wir führen beim Sprechen, Singen gleichzeitig damit Bewegungen des Kehlkopfes aus, die eben zur Lautgebung führen. Daher sind die einzelnen Nervenzellen untereinander vielfach verknüpft durch andere Nervenzellen, die nur der Verbindung zweier Zellen dienen und jedesmal geraten gleichzeitig die verknüpften Zellen in Erregung, ein ganzes Netz von Fasern mit ihren Zellen tritt in Tätigkeit, dann wieder ein anderes Netz, das zum Teil dieselben Nervenzellen umfaßt. Gerät nun eine Anzahl von Nervenzellen in Erregung, die durch Erfahrung immer gleichzeitig erregt werden, ein solches Netz, das hauptsächlich der Empfindung dient, so haben wir den Eindruck eines Gegenstandes vor uns. Wenn wir gewohnt sind, den Geruch und Geschmack eines Apfels mit dem Bild des Apfels, mit dem Gefühl beim Antasten, mit dem gehörten Wort Apfel, mit dem geschriebenen Wort Apfel, mit dem gesprochenen Wort Apfel zu verknüpfen, so haben wir ein solches Netz von Erregungen vor uns, die durch die Gewohnheit miteinander verbunden, auch anklingen, wenn nur ein solcher Eindruck anklingt, wir haben in diesem Netz von Nervenzellen, die gleichzeitig in Funktion treten, das anatomische Substrat für den Begriff Apfel vor uns. Dies ist ein äußerst komplizierter Vorgang, denn Sie brauchen nur daran zu denken, wieviel Nervenzellen in Erregung geraten, wenn wir das Wort sprechen wollen oder schreiben wollen, in welcher Form die einzelnen Muskelgruppen dazu in Tätigkeit zu setzen sind, um einzusehen, welche Unmasse von solchen verknüpfenden Nervenfasern vorhanden sein müssen. Schon allein wegen der Symmetrie unseres Körpers zur Verknüpfung von rechts und links. Und wenn in diese wohlgeordnete Verknüpfung von Empfindungen durch irgend eine Ursache einmal Unordnung hineingerät, so empfinden wir dies als einen hilflosen Zustand. Wenn durch die Trägheit der Steinchen in unserem Gleichgewichtsorgan, das im inneren Ohr liegt, nach Aufhören einer drehenden Bewegung die Steinchen noch weiterschwingen, während der Körper schon feststeht, so empfinden wir von dem Gleichgewichtsorgan aus „Bewegung“ weiter, während unser Auge uns „Ruhe“ berichtet, dann stimmen diese beiden Empfindungen nicht überein, wie wir gewohnt sind, das Gefühl des Schwindels tritt auf. — Sie werden sich vielleicht fragen, was solche physiologische Auseinandersetzungen mit der Lehre von der Wirkung der Arzneistoffe zu tun haben, aber Sie werden noch häufig dem Begriff einer solchen Zusammenfassung verschiedener Funktionen begegnen, wir reden dann von einem Zentrum, einem Zentrum für die Atmung, einem Zentrum für die Augenbewegungen, das wiederum mit einem Zentrum für die Pupillenweite verknüpft ist; wir reden aber noch von Zentren für den Ablauf der Organfunktionen, einem Zentrum für die Darmbewegungen, für die Temperaturregulierung, für den Zuckerhaushalt. Sie wissen also nun, daß wir darunter eine Menge von Nervenzellen verstehen, die miteinander funktionell verknüpft sind, auch wenn sie nicht nebeneinander liegen.

XI. Vorlesung.

Degeneration der Nervenzellen nach Kokain; Lähmung eines Frosches durch Urethan und Curare. — Peripherer Angriffspunkt des Curare. — Kokainvergiftung. — Strychnin, Pikrotoxin.

Wir werden häufig Arzneistoffen begegnen, welche gerade ein Nerven-Zentrum in Erregung versetzen, während die anderen Nervenzellen unbeeinflußt bleiben. Oder auch sonst kann gerade eine besondere Wirkung eintreten, die nur die Kenntnis solcher anatomisch-physiologischer Verhältnisse ermöglicht. So stellt dasKokain ein Gift dar, welches zu einer Degeneration von den motorischen Zellen im Rückenmark führt, wenn wir es in den Rückenmarkskanal einspritzen, wenn wir eine Lumbalanästhesie machen. Betrifft nun eine solche Schädigung die Zellen, welche die Muskulatur des Oberschenkels versorgen, so sehen wir klinisch gar keine Wirkung, weil nur immer wenige Zellen zugrunde gehen. Da macht denn das Defizit bei der großen Menge von Nervenzellen und ihrer Muskulatur nichts aus. Betrifft dagegen die Zerstörung eine Gegend im Rückenmark, wo eine kleine Gruppe weniger Nervenzellen schon eine ganz andere Funktion hat als die benachbarte, wo ganz kleine Muskeln eine nach außen hin verschiedene Tätigkeit bewirken, wie die Muskeln für die Bewegungen des Auges, da treten schon durch Ausschaltung weniger Nervenzellen Störungen bei der Bewegung des Auges ein, die der Patient als Doppelbilder empfindet. Daher kann es zu Augenmuskellähmungen kommen, trotzdem das Kokain keine besondere Affinität zu den in Betracht kommenden Nervenzellen hat, aber gerade dort sehen wir sie. Bei der größeren Muskulatur sind die Schädigungen ihrer Nervenzellen die gleichen, aber die gröberen Verhältnisse verdecken uns solche lokal beschränkte Defekte. Nun gibt es Giftstoffe, welche gerade an einzelnen solchen Systemen angreifen, welche eine besondere Gruppe von Nervenzellen beeinflussen; ja wir werden noch vielfach Substanzen kennen lernen, welche auch unter scheinbar ganz gleichen Gruppen von Nervenzellen eine Auswahl treffen, und wir müssen annehmen, daß dort eine besondere Empfindlichkeit für das betreffende Gift vorliegt, oder aber daß besondere chemische Affinitäten an ganz bestimmten Stellen des Nervensystems vorhanden sind. Zunächst werden Sie sich wundern, daß solche chemische Unterschiede in scheinbar ganz gleich organisierten Zellen zu finden sein sollen, aber wir werden sehen, daß wohl solche chemische Differenzen existieren müssen, denn es gibt eine Anzahl von Stoffen, die durch Beeinflussung ganz bestimmter Stellen sofort eine heftige Giftwirkung veranlassen und die auch in sehr hoher Konzentration an benachbarten Stellen, denen eine fast gleiche

Funktion zukommt, gar keine Wirkung entfalten. Ja wir benützen häufig Giftstoffe, um bei dem komplizierten Verlauf der Nerven zu entscheiden, woher denn die Nerven stammen, zu welcher Art von Unterabteilung des Nervensystems sie gehören, ob sie eine Anhäufung von Nervenzellen ohne Unterbrechung als Nervenstamm durchziehen oder ob sie darin aufhören und nur die Erregung einer neuen Zelle weitergeben. Wir kommen daher bei unseren Betrachtungen nun zu einer näheren Lokalisation der Giftwirkungen, die für das Verständnis wichtig ist. Denken Sie sich den Fall, wir hätten eine Lähmung des Nervensystems vor uns, eine Narkose oder einen ähnlichen Zustand; d. h. wir sehen am ganzen Tier nach Einwirkung eines Giftes, daß das Tier unbeweglich ist, daß also seine Muskeln sich nicht mehr kontrahieren. Dies kann, wenn wir von einer Lähmung der Muskeln selbst absehen, auf einer Lähmung des Nervensystems beruhen, einer Lähmung, die aber nicht jedesmal an derselben Stelle lokalisiert zu sein braucht. So tritt dann eine solche Unbeweglichkeit ein, wenn wir im Schlafe keine Willensimpulse den Muskeln zusenden; nur die Atmung bleibt erhalten, weil sie auch ohne unseren Willen vonstatten gehen kann. Ganz ähnlich ist es bei der Narkose. Hier sind die Nervenzellen im Zentralorgan gelähmt, sie senden keine Erregungen mehr herab. Aber auch die tieferen Stationen, an denen Nervenzellen liegen, z. B. im Rückenmark, sind gelähmt; das sehen wir daran, daß die Reflexe ausbleiben, daß also z. B. jene Zuckung des Unterschenkels auf den Schlag, der die Sehne der Kniescheibe trifft, unterbleibt. Ebenso können wir die Hornhaut des Auges berühren und es tritt nicht Lidschluß ein. Dabei sind die Muskeln und Nerven nicht gelähmt, denn wenn wir den freigelegten Nerven z. B. bei einem durch Urethan narkotisierten Frosche elektrisch reizen, so zucken die Muskeln; die Lähmung sitzt also oberhalb von Muskel und Nervenstamm, sie sitzt in der Nervenzelle. Meistens treten uns solche narkotischen Zustände als Lähmung der Nervenzelle entgegen. Aber es gibt auch Wirkungen, welche die Peripherie betreffen. Ich habe hier einen Muskel mit seinem zugehörigen Nerven in eine Curarelösung getan, also eine Lösung, welche das Pfeilgift der Amerikaner enthält. Sie sehen, daß die Reizung des Nerven ohne Erfolg ist, der Muskel bleibt in Ruhe. Aber der Muskel ist keineswegs gelähmt; ich brauche ihn nur selbst mit dem elektrischen Strom zu reizen, so zuckt er. Die Lähmung muß also ihren Sitz zwischen Nervenstamm und Muskel haben, und zwar an den Endausbreitungen des Nerven im Muskel. Auch am ganzen Tier setzt dieselbe Lähmung ein, d. h. auch dann, wenn wir den Giftstoff auf den ganzen Körper verteilen, werden nur gerade diese Endapparate des Nerven im Muskel gelähmt. Es handelt sich also um einen streng lokalisierten Vorgang der Vergiftung, der nicht alle Gewebe in gleicher Weise befällt; aber es handelt sich dabei auch nicht um eine besondere Empfindlichkeit dieser Stellen gegen das Gift, das in höherer Konzentration auch andere Gewebe vergiften würde wie etwa der Alkohol, der Nervenzelle, Nervenstamm und Muskel lähmt, wenn auch in verschiedener Konzentration, so daß am ganzen Tier die Lähmung der Nervenzelle zuerst sich zeigt; sondern hier betrifft die Vergiftung nur diese Nervenenden und auch in hoher Konzentration werden andere Gewebe in keiner Weise beeinflußt. Dabei sind nur die Enden derjenigen Nerven, die unsere willkürlichen Impulse zur Muskulatur tragen, gelähmt; dagegen werden die motorischen Nervenenden in den unwillkürlich tätigen Muskeln nicht betroffen, also die Muskeln, welche Herz, Blutgefäße, Magen, Darm, Blase durchsetzen. Wir lernen hier also, in der Curarewirkung, eine Vergiftung kennen, wo die Wirkung nur auslesend an ganz bestimmten Stellen zustandekommt und andere verwandte Gebilde unberührt läßt. Daß die Lähmung peripher ist, geht aus dem Versuch hervor, den wir wie vorhin beim Urethan, am ganzen Frosch, anstellen, wir reizen den freigelegten Nerven und sehen, daß der Muskel in Ruhe bleibt, also liegt der Sitz der Lähmung im Muskel; aber das Muskelgewebe selbst reagiert auf elektrische Reizung mit einer Zuckung, also betrifft die Lähmung die Nervenenden. Daher können wir auch das eine Bein eines Frosches vor der Vergiftung schützen, wenn wir diesem Bein die Blutzufuhr sperren und damit auch die Giftzufuhr, denn der Giftstoff wird ja von der Injektionsstelle aus vom Blute im Körper herumgetragen, bis ihn die giftempfindlichen Apparate aufnehmen. Dann bleibt die Vergiftung dieses geschützten Beines aus, das Bein bleibt ungelähmt, und wenn wir den Frosch an irgend einer Hautstelle berühren, so macht er Bewegungen mit diesem Bein. Auch bei dieser Vergiftung zeigen sich Unterschiede in der Empfindlichkeit der verschiedenen motorischen Nervenenden; beim Warmblüter werden die der Atmung dienenden Muskeln zuletzt von der Vergiftung ergriffen. Aber die Differenzen sind nur gering und so tritt beim Jagdtier, welches von einem giftigen Pfeile getroffen ist, der Tod schnell an Erstickung ein, weil auch sehr bald die Atmungsmuskeln gelähmt werden; dagegen erweist sich Curare vom Magen aus als verhältnismäßig ungiftig, da findet die Aufnahme so allmählich statt, daß die Ausscheidung mit dem Harn eine wirksame Konzentration im Blute nicht zustande kommen läßt. Wir könnten also eine vielfach größere Dosis Curare einem Frosch in den Magen geben, ohne Erscheinungen zu sehen, eine vielfach größere Dosis, als sie unter die Haut gespritzt, zur völligen Lähmung genügt. Die Ausscheidung mit dem Harn setzt natürlich auch bei letzterer Art der Giftzufuhr ein, und ein solcher Frosch erholt sich wieder, ein Warmblüter aber nur dann, wenn wir durch künstliche Atmung der Erstickung vorbeugen. — Auch gegenüber dem Curare gibt es antagonistische Stoffe; wenn wir einem Tier, das Curare bis zur Lähmung seiner Muskulatur erhalten hat, Physostigmin einspritzen, so kehrt die Herrschaft über die Muskulatur zurück. Physostigmin selbst reizt die Nervenenden in der Weise, daß der Muskel zuckt, aber immer nur einige Fasern gleichzeitig, nicht alle zusammen, so daß nicht eine kräftige Kontraktion, sondern nur ein Flimmern und Wogen zustande kommt. Außerdem entfaltet Physostigmin noch eine Anzahl von Wirkungen, die uns später noch eingehender beschäftigen werden.

Im allgemeinen sehen wir, daß die Gifte wie auch andere Schädigungen am Nervensystem in der Weise ihre Wirkungsstärke abstufen, daß sie an der Nervenzelle schon in geringerer Konzentration wirken, als am

Nervenendapparat, und erst, wenn überhaupt, in sehr hoher Konzentration die Nervenfaser schädigen. So besitzt auch die Zelle den regsten Stoffwechsel, ist daher schwerer in überlebendem Zustande zu erhalten als die Nervenfasern, die nur wenig Vorgänge des Stoffwechsels zeigen. Aber auch die Nervenendapparate sind empfindlicher, sie können z. B. ermüdet werden, gerade so wie der Muskel ermüdet, wenn wir ihm in zu schneller Folge Reize zuführen, während der Nervenstamm praktisch unermüdbar ist. Ein solches graduelles Abstufen der Giftempfindlichkeit zeigt sich natürlich nur den Substanzen gegenüber, die gleichmäßig alle Gewebe beeinflussen, nicht aber bei solchen, welche auslesend an bestimmten Elementen angreifen, wie wir es beim Curare sahen. Wenn wir bei Aufzählung der Giftstoffe, die den Nerven beeinflussen, von der Peripherie aufwärts gehen, so sahen wir für das Nervenende im Physostigmin ein reizendes Gift, im Curare ein lähmendes, wenigstens soweit motorische Nerven in Frage kommen. Der Nervenstamm kann durch Kokain gelähmt werden, wenn man das Kokain in höherer Konzentration an die Nervenfaser heranbringt; das heißt, wir haben hier eine Wirkung auf den Nervenstamm kennen gelernt, die nicht etwa auslesend nur diesen Teil des Nervengewebes beeinflußt, sondern nur lokal auftritt, nicht nach der Resorption von anderen Körperstellen aus zustande kommt. In letzterem Fall der Überschwemmung des ganzen Körpers mit Kokain wären denn die Nervenzellen bei weitem empfindlicher gegen das Gift, und wir sehen bei der Kokainvergiftung zunächst eine Beeinflussung der Nervenzellen auftreten, und zwar des Großhirns, bestehend in Aufregungszuständen, Lachen, Schwatzen und schließlich Krämpfen. Gleichzeitig damit gehen Lähmungserscheinungen Hand in Hand. Wir nannten ja schon eingangs die zentralen Erscheinungen der Kokainwirkung Nebenwirkung, während wir die lokale Wirkung als die gewünschte Hauptwirkung bezeichneten. Solche lokal die Nerven lähmenden Substanzen sind nun in großer Zahl bekannt, für die praktische Anwendung aber eignen sich nur wenige; aber man hat immer nach Ersatzmitteln des Kokains gesucht, eben wegen der zentralen Giftwirkungen des Kokains. So wendet man Tropakokain an, aber gleichzeitig mit der Herabsetzung der Giftigkeit geht auch die lokal betäubende Wirkung auf den Nervenstamm herab, so daß man stärkere Lösungen anwenden muß, wodurch der Vorteil wieder zum Teil ausgeglichen wird. Auf der Suche nach ähnlich wirkenden Substanzen ging man davon aus, daß Kokain, der Methylbenzoylester des Ekgonins sich spalten läßt, und daß eins dieser Spaltprodukte, eben das Ekgonin, keine Wirkung auf den Nervenstamm besitzt. Es mußte also an der anderen Komponente der therapeutisch gewollte Effekt hängen, und zwar waren es Derivate der Benzoesäure, die lokal anästhesierend wirkten. Der einfachste Körper ist das Anästhesin, der Amidobenzoesäureäthylester, dem diese Eigenschaft zukam. Ebenso das Orthoform, ein Oxyamidobenzoesäuremethylester. Aber sie sind unlöslich in Wasser und auch ihre salzsauren Salze eignen sich nicht zur Injektion. Dagegen können diese Substanzen auf Wundflächen etc. schmerzstillend wirken. Ein ähnlicher Körper, das Nirvanin, entstand durch Verknüpfung der Amidogruppe am Ring der Benzoesäure mit dem Glykokoll, der Amidoessigsäure, wenn man noch die H am N des Glykokolls durch die Äthylgruppe ersetzte. Ein Ersatz des Kokains war auch dieser Körper nicht. Dagegen gelangte man zu einem brauchbaren Stoff, wenn man diese Seitenkette nicht der Amidogruppe am Ring, sondern der Säuregruppe der Benzoesäure angliederte, natürlich nun nicht als Dimethylamidoessigsäure, sondern als Dimethylamidoäthanol. So entstand das Novokain, ein wesentlich ungiftigerer Stoff als das Kokain. An anästhesierender Kraft steht es dem Kokain nach, aber in Verbindung mit der Nebennierensubstanz hat die schmerzbetäubende Wirkung eine für praktische Zwecke ausreichende Dauer. Denn die Nebennierensubstanz verengt hochgradig die Blutgefäße an Ort und Stelle, und auf diese Weise wird zweierlei erreicht: einmal bleibt das Novokain dort, wo es wirken soll, und dann dringt es wegen der geringen Blutdurchströmung nicht so schnell in den allgemeinen Kreislauf, wo es doch nur giftig wirken würde. Auch die Kokainlösungen versetzt man gern mit einem Zusatz von Nebennierensubstanz, aus ganz dem gleichen Grunde. Aber das Kokain besitzt schon selbst die Eigenschaft, die Blutgefäße zu verengern, unterstützt sich also gewissermaßen selbst in seiner Wirkung. Dies ist außerordentlich wichtig, und wir wenden es auch häufig in dieser Richtung an, wobei die lokale Unempfindlichkeit jetzt eine erwünschte Nebenwirkung darstellt, z. B. wenn wir die Nase oder den Rachen untersuchen wollen und wegen einer entzündlichen Schwellung der Nasenmuscheln nicht hineinblicken können; dann schwellen die Muscheln unter der Wirkung des Kokains ab und gleichzeitig können wir Instrumente einführen, ohne daß der Patient davon belästigt wird, auch wenn damit eine eigentliche Schmerzempfindung nicht verknüpft wäre. Also das kräftigste Mittel zur Schmerzbetäubung ist das Kokain, aber in den meisten Fällen kann es durch das ungiftigere Novokain ersetzt werden; und zwar ist das Novokain deswegen ein Ersatz des Kokains, weil wir neutral reagierende Lösungen in die Gewebe spritzen können und so einen Nervenstamm lokal betäuben können. Auch das Stovain und Alypin, die ebenfalls gebraucht werden, stellen Derivate der Benzoesäure dar, und zwar Dimethylaminobenzoylpentanol und Tetramethylaminobenzoylpentanol.

Wir haben es also bei der Kokainwirkung auf den Nervenstamm nicht etwa mit einer Wirkung zu tun, welche dieses Elementarorgan in auslesendem Sinne beeinflußt, sondern es kommt eine solche Wirkung nur beim Auftreffen des Giftes auf den Nervenstamm zustande, ohne spezielle Affinität. Viel empfindlicher gegen Giftstoffe sind die Nervenzellen. Wir kennen überhaupt keine Substanz, welche eine besondere Nervenfaserwirkung besitzen, denn wo eine solche Wirkung sich zeigt, erweisen sich die Nervenzellen als weit zugänglicher für die Einwirkung dieser Substanzen. Es gehören hierher alle sogenannten indifferenten Narkotika, die wie alles Körpergewebe, so auch die Nervenstämme zu narkotisieren imstande sind. Aber schon in geringerer Konzentration beeinflussen sie die Nervenzellen. Und zwar zeigen sich hier Unterschiede in der Empfindlichkeit, im allgemeinen scheinen die (den höheren z. B. geistigen Funktionen dienenden) Zellen zuerst von der Giftwirkung betroffen zu werden. Wir wollen uns zunächst mit einer Vergiftung beschäftigen, die an den Nervenapparaten des Rückenmarkes angreift, also an tiefer gelegenen Stationen, wenn es auch nicht die motorischen Zellen sind. Es handelt sich um die Strychninvergiftung. Sie wissen, daß die Erscheinungen der Strychninvergiftung in Krämpfen besteht; diese Krämpfe gehen vom Rückenmark aus. Sie lassen die Pfote frei, deren Nerven wir durchtrennen, also sind sie nicht peripherer Natur. Sie bleiben bestehen, wenn wir durch einen Schnitt durch das Halsmark die Verbindung zwischen Gehirn und Rückenmark trennen, also können sie nicht vom Gehirn ausgehen. Es lassen sich also die Erscheinungen der Strychninvergiftung lokalisieren; aber wir können noch genauer den Angriffspunkt bestimmen, an welchem die Vergiftung zustandekommt. Denn wenn die Vergiftung am Rückenmark ansetzt, so muß sie sich auch erzeugen lassen, wenn wir auf das bloßgelegte Rückenmark eines Frosches Strychninlösung bringen; dies ist in der Tat der Fall. Nun entstehen die Krämpfe jedesmal, wenn wir das Tier einem Reize aussetzen, am besten einer Berührung oder Erschütterung, z. B. durch Klopfen an den Teller, auf dem es liegt. Die Krämpfe sind also reflektorisch, wie wir sagen, erfolgen auf einen Reiz hin, nicht spontan wie willkürliche Bewegungen. Bringen wir die Strychninlösung bei dem bloßgelegten Rückenmark auf den oberen Teil des Rückenmarks, wo die Nervenstämme für die Vorderpfote abgehen, und berühren wir die Vorderpfote eines solchen Tieres, so sehen wir Krämpfe des Tieres auftreten, die beide Vorderpfoten und beide Hinterbeine des Frosches betreffen. Die Krämpfe sind also generalisiert, erstrecken sich über das ganze Tier. Ein solcher Krampf stellt also erstens eine stärkere Reaktion dar, als gewöhnlich auf Berührung erfolgt; denn auch in normalem Zustande sehen wir derartige Reflexe als Abwehrbewegungen einsetzen, es wird ein Bein, das wir berühren, angezogen, wenn auch nicht mit solcher Heftigkeit, wie sie die krampfartige Bewegung nach Strychnin aufweist. Aber es geraten auch alle anderen Muskeln, auch die Muskeln der nicht berührten Extremitäten in Tätigkeit, d. h. die Reflexe sind erstens stärker, zweitens ausgebreiteter als normale Abwehrbewegungen. Haben wir nun das Rückenmark an seinem oberen Teile mit Strychnin vergiftet, nicht aber in seinem unteren Teil, von welchem die Nervenstämme der Hinterbeine abgehen, so bleiben die Reflexe vom Hinterbein aus normal. Wenn wir das Hinterbein des Frosches berühren, erfolgt eine normale Abwehrbewegung dieses Beines, nicht ein allgemeiner Krampf. Dieser Versuch besagt, daß es nicht die motorischen Zellen im Rückenmark sein können, die das Strychnin beeinflußt, sondern die Nerven, welche den Reiz empfingen, aufnahmen oder weiterleiteten. Das heißt der sensible Anteil, der zuleitende, des Reflexbogens ist vom Strychnin getroffen. Dort wird der Reiz abnorm stark empfunden, abnorm stark den motorischen Zellen übermittelt; denn nur dann kommen die allgemeinen Krämpfe zustande, wenn die den Reiz aufnehmenden Zellen (also in unserem Beispiel des Armes) vergiftet sind. Sind sie es nicht (am Hinterbein), so löst eine Reizung solcher unvergifteter Nervenzellen auch in dem vergifteten Teil des Rückenmarkes (also am Arm) keine Krämpfe aus. — Sie betreffen auch die Muskeln für die Atmung, daher steht die Atmung krampfhaft still, mit Strychnin vergiftete Menschen werden blau und die Hauptgefahr ist die Erstickung. Daher werden auch von Menschen nur wenige Krampfanfälle ertragen. Die Behandlung wird im Ausschalten aller Reize, soweit dies möglich ist, bestehen, ferner in Betäubung der motorischen Zellen oder auch der sensiblen Zellen durch Narkose, durch Chloralhydrat etc. Auch hier haben wir eine entgegengesetzte Wirkung von Arzneistoffen vor uns, z. B. von Äther oder Chloroform und Strychnin. Wir hätten auch einen solchen Antagonismus bei Strychnin und Curare zu verzeichnen, aber der Angriffspunkt der Gifte wäre ein verschiedener. Denn durch die Curarelähmung der Endapparate der motorischen Nerven würde der die Muskeln treffende Reiz ohne Erfolg sein, die Krämpfe bleiben aus, aber der eigentliche Modus der Vergiftung mit Strychnin würde dadurch nicht beeinflußt, nur nach außen hin verdeckt. Dabei kann eine solche sogenannte symptomatische Therapie, die nicht das Wesen der Krankheit, sondern nur ein Symptom der Krankheit trifft, immerhin von Erfolg, ja von lebensrettender Wirkung sein. Das Ideal aller Krankheitsbehandlung aber wird immer die kausale Therapie sein, die die Ursache der Krankheit trifft, dem Übel an die Wurzel geht. Dann schwinden die Symptome von selbst. Aber von Wichtigkeit kann es immerhin sein, Symptome zu bekämpfen, denken sie z. B. nur an Schmerzen, die ein so häufiges Symptom bei Krankheiten darstellen, und sie werden von der symptomatischen Therapie, wenigstens vom Standpunkt der subjektiven Empfindung des Patienten nicht gering denken. Der Vorgang beim Zustandekommen des Strychninkrampfes war also der, daß ein normalerweise kaum beachteter Reiz in abnormer Stärke auf die motorischen Zellen im Rückenmark übertragen wird. Es gerät dabei wie in der Norm die sensible Zelle durch den Reiz in Tätigkeit, und übermittelt ihn dann der motorischen Zelle, die die Muskelbewegung auslöst. Solche Vorgänge geschehen nun auch an höheren Teilen des Zentralorgans. Sind die Krämpfe ausgesprochen reflektorischer Natur, so gehen sie auch meist wie beim Strychnin vom Rückenmark aus, weil die meisten Reflexe durch das Rückenmark übermittelt werden, wenn dieser Satz auch nicht strenge gilt. Ganz ähnlich dem Strychnin wirken auch einige Stoffe im Opium, so daß wir durch Opium am Frosch Krämpfe hervorrufen können. Krämpfe, die von höheren Stationen des Zentralnervensystems ausgehen, tragen häufig den Charakter der koordinierten Bewegung, einer Bewegung, wie sie auch sonst vorkommt und einen zweckmäßigeren Eindruck macht, als die plötzliche so sinnlos aussehende Entladung des Reflexkrampfes. Denn diese höheren Zentren sind auch sonst eine, gewisse Bewegungen vieler Muskelgruppen zusammenfassende Station; wir bekommen dann Laufkrämpfe, Kaukrämpfe und ähnliches, also nur eine gesteigerte Normaltätigkeit. So sehen Sie an diesem Frosch, welcher Pikrotoxin erhalten hat, eigenartige Bewegungen und Stellungen, die zwar auch auf einen Reiz hin erfolgen, aber doch nicht in Zusammenziehungen der gesamten Muskulatur bestehen. Diese Krämpfe gehen vom Mittelhirn aus, sie bleiben aus, wenn wir das Halsmark durchtrennen, dann können die Impulse nicht bis zur Peripherie hin dringen. Aber doch sind diese Krämpfe eigentlich die Ausnahme. Meist sind es Beeinflussungen des Großhirns, durch welche die Giftstoffe zu krampfartigen Muskelkontraktionen führen. Reizt dabei der Giftstoff die motorische Zone des Großhirns ganz allgemein, so treten auch solche Zusammenziehungen der gesamten Körpermuskulatur auf, wie nach Strychnin, aber dann sind sie nicht immer reflektorisch auslösbar. Arzneilich hat man versucht, durch Strychningaben die empfindende Seite im Nervensystem zu beeinflussen; denn auch schon beim Gesunden sehen wir, daß Strychnin die Empfindungen lebhafter macht, so erscheinen die Farben beim seitlichen Blick, bei dem wir Farben nur schlecht erkennen können, leuchtender; aber die Anwendung wird immer nur eine beschränkte sein. Außerdem verwendet man die Tct. Strychni als bitteres Magenmittel, welches die Verdauung befördert.

XII. Vorlesung.

Indifferente Narkotika. — Inhalationsnarkose. — Konzentration der Chloroformdämpfe. — Theorie der Narkose nach Meyer und Overton. — Öllöslichkeit und narkotische Kraft. — Schwankungen des Teilungskoeffizienten und der narkotischen Kraft mit der Temperatur. — Konzentration des Narkotikums im Blute von Warm- und Kaltblütern bei Eintritt der Narkose.

Wenn wir bisher Stoffe kennen lernten, die an bestimmten Stellen angriffen und andere Stellen des Nervensystems freiließen, so wollen wir jetzt unsere Aufmerksamkeit den Stoffen zuwenden, die keine solche auslesende Wirkung zeigen, sondern ganz allgemein die Nervengewebe lähmen. Sie tun dies in erster Linie durch Beeinflussung der Nervenzellen. Und zwar, wie Sie wissen, deshalb, weil die Zelle selbst der empfindlichste Teil des Nervengewebes darstellt. Aber es lassen sich diese lähmenden Einwirkungen auch an anderen Geweben zur Anschauung bringen, ebenso wie jede Art von Nervenzelle durch solche Stoffe gelähmt wird. Wir nennen diese Substanzen indifferente Narkotika im Gegensatz zu den auswählend lähmenden Alkaloiden. Hierher gehören Chloroform, Äther, Alkohol, die Schlafmittel und ähnliche Stoffe, aber im weiteren Sinne auch Substanzen, die wir arzneilich nicht oder doch in anderem Sinne verwenden, kurz alle Stoffe, die an den Körpergeweben eine Lähmung entfalten. Wir hatten schon früher gesehen, daß es bei der Inhalationsnarkose auf die Konzentration des giftigen Gases in der uns umgebenden Atmosphäre ankommt, mit der sich das Blut in Gleichgewicht setzt. Es wird dann entsprechend dem Absorptionskoeffizienten von dem Gase ein bestimmter Anteil gelöst, und wenn die Konzentration oder — was dasselbe ist — der Partialdruck des Gases in der Atmosphäre zunimmt, entsprechend mehr. Steigt der Partialdruck des Chloroforms in der uns umgebenden Luft auf das Doppelte, so ist auch doppelt so viel Chloroform im Blute enthalten als vorher. Die Tiefe der Narkose ist also abhängig von dem Gehalt der Luft an Chloroformdampf, die der Patient einatmet. Da wir nun das Chloroform in flüssigem Zustande auf die Maske bringen, von der es verdampft, dann mit der Einatmungsluft in die Lunge des Patienten kommt, so müssen wir, wenn wir eine gleichmäßige Tiefe der Narkose haben wollen, ständig gleiche Mengen in einer bestimmten Zeit auf die Maske bringen. Nun werden anfangs, wenn der Körper noch nicht mit Chloroform beladen ist, die vom Blut aufgenommenen Mengen wieder das Blut verlassen und in die Gewebe des Körpers eindringen, es wird also beim Entstehen einer Narkose ein Strom von Chloroform von der Lungenluft ins Blut, vom Blut in die Gewebe, besonders ins Nervengewebe stattfinden und erst dann, wenn die Gewebe eine bestimmte, der Konzentration des Blutes an Chloroform entsprechende Menge von Chloroform aufgenommen haben, besteht Gleichgewicht zwischen dem Chloroformgehalt der Nervenzelle, des Blutes und der Lungenluft. Dann ist ein stationärer Zustand der Vergiftung eingetreten; bei einem bestimmten Gehalt an Chloroform in der Einatmungsluft enthält das Blut und weiter auch die Nervenzelle eine bestimmte Menge Chloroform. Um einen solchen Zustand zu erhalten, muß dann so viel Chloroform der Einatmungsluft beigemengt werden, wie ausgeschieden werden würde, oder mit anderen Worten, um ein Abdunsten des Chloroforms in der Lunge zu verhindern, soviel Chloroform, wie dem Partialdruck des Chloroforms im Blute entspricht. Dann haben wir dauernd die gleiche Narkosentiefe. Wir können also in letzter Linie die Narkosentiefe beherrschen, wenn wir die Chloroformkonzentration in der Einatmungsluft regeln. Und wir können andererseits die Narkose vertiefen oder oberflächlicher machen, wenn wir die Konzentration an Chloroformdampf in der Einatmungsluft variieren. Da nun eine Narkose eine Vergiftung des Körpers darstellt, welche bis nahe an eine Lähmung sämtlicher Nervenzellen herangeht, so erfordert sie die angestrengte dauernde Aufmerksamkeit des Narkotiseurs. Denn es sollen ja einerseits alle Nervenzellen, die der Empfindung dienen, ja meist auch die motorischen Nervenzellen gelähmt werden, aber es darf die Lähmung nicht auf die Nervenzellen übergreifen, welche die Atmung veranlassen, es darf die Lähmung nicht das Atmungszentrum betreffen. Nun ist leider die Empfindlichkeit dieser verschiedenen Zellsorten eine recht übereinstimmende, es sind die Unterschiede ihrer Reaktionsstärke recht gering, also auch die Konzentrationen sehr nahe beieinanderliegende, welche tiefe Narkose auf der einen Seite, tödliche Atemlähmung auf der anderen Seite veranlassen. Wir sagen, die Narkosenbreite ist eine geringe. Daß der Verlauf einer solchen Vergiftung in der geschilderten Weise vor sich geht, läßt sich durch Analysen des Blutes und des Gehirns zeigen: beim Eintritt der Narkose enthält das Blut mehr Chloroform als das Gehirn, beim Aufhören der Chloroformzufuhr ist noch im Gehirn mehr Chloroform vorhanden als im Blut. Aber auch bei einer gleichmäßigen Narkose enthält die Gehirnsubstanz mehr Chloroform als das Blut, es hat also ein Speicherungsprozeß im Gehirn stattgefunden. Trotzdem das Chloroform ein lähmendes Gift für alle Zellen darstellt, nehmen die Nervenzellen mehr davon auf als andere Körpergewebe. Reichlich findet es sich auch im Fettgewebe des Körpers, eine Tatsache, die Ihnen der Löslichkeitsverhältnisse wegen begreiflich erscheinen wird. Auch das Gehirn enthält reichlich fettähnliche Substanzen, wir nennen sie Lipoide und es sind dies Lezithin, Cholesterin, Cerebrin und andere; wir vermuten also, daß vielleicht der hohe Gehalt an solchen Substanzen die Ursache für die Chloroformspeicherung des Nervengewebes sein wird. Nun gehören in die Gruppe der Narkotika die verschiedensten Substanzen, ich brauche Sie nur an den chemischen Charakter der verschiedenen Schlafmittel zu erinnern, Substanzen, wie Äther, Ester und Alkohole, dann Chloroform und Chloralhydrat, dann die Gruppe der Sulfonale, die der Harnstoffderivate, also Körper, die chemisch ein gemeinsames Charakteristikum nicht aufweisen. Zwar lassen sich Beziehungen zwischen Konstitution und Wirkung in einzelnen Gruppen aufstellen, wie bei den Sulfonalen, wo die Anzahl der Äthylgruppen für die Intensität der Wirkung maßgebend ist; aber ein durchgehendes Gesetz läßt sich daraus nicht formulieren. Alle diese narkotisch wirkenden Stoffe haben ein gemeinsames Kennzeichen, sie lösen sich gut in Öl. Aus diesem Grunde stellten Hans Meyer und Overton die Theorie auf, daß die gute Öllöslichkeit ausschlaggebend sei für die narkotische Wirkung. Diese Theorie konnte durch Aufstellen von Beziehungen erhärtet werden: wenn wir nämlich an einer Reihe chemisch verwandter Stoffe die narkotisierende Eigenschaft der einzelnen Glieder bestimmen, so sehen wir, daß diese Stoffe desto stärker narkotisch wirken, je mehr sie öllöslich sind oder je mehr sie sich mit Wasser und Öl zusammengebracht, auf das Öl verteilen. Lassen Sie uns einen Blick auf die Reihe der Alkohole werfen, sie werden je länger die Kette wird, desto schlechter wasserlöslich, desto besser öllöslich — und ihre narkotisierende Kraft nimmt mit der Länge der Kette zu. Noch deutlicher wird dies, wenn man die Verteilung zwischen den beiden Lösungsmitteln Öl und Wasser bestimmt, den Teilungskoeffizienten. Sie wissen, daß das Verhältnis der Konzentrationen eines Stoffes zwischen zwei Lösungsmitteln konstant ist, ob wir viel oder wenig Stoff in das Gemisch der beiden Lösungsmittel bringen. Nimmt einmal Öl beim Schütteln von gleichen Mengen Öl und Wasser doppelt so viel von dem betreffenden Stoff oder Narkotikum auf als das Wasser, so bleibt dies Verhältnis von doppelter Konzentration im Öl als im Wasser auch erhalten, wenn wir mehr von dem Narkotikum dem Gemisch der Lösungsmittel zufügen. Der Teilungskoeffizient ist bei einem bestimmten Stoff eine konstante Größe. Und so erhalten wir auch beim Vergleich anderer Substanzen eine Beziehung zwischen dem Teilungskoeffizienten und der narkotisierenden Eigenschaft der Substanz, je größer der Teilungskoeffizient, desto wirksamer ist der Stoff. Dabei bedeutet der Teilungskoeffizient das Verhältnis, in dem sich der Stoff auf gleiche Mengen von Öl und Wasser verteilt, also der Konzentration in Öl zur Konzentration in Wasser nach dem Schütteln. Die Versuche haben nun dies Gesetz durchweg bestätigt, freilich kommen beim Extrem

Abweichungen vor, wenn nämlich eine Substanz fast gar nicht wasserlöslich ist, aber gut öllöslich, so kann die narkotische Wirkung ausbleiben; aus leicht ersichtlichen Gründen: eine absolut unlösliche Substanz kann ja von den wäßrigen Flüssigkeiten unseres Körpers auch nicht zu den empfindlichen Gehirnzellen transportiert werden. Dabei ermittelt man die narkotische Kraft der einzelnen Stoffe in der Weise, daß man Gläser mit steigenden Konzentrationen an Narkotikum füllt, Kaulquappen hineinsetzt und beobachtet, in welcher Konzentration sie gerade narkotisiert werden. Man bestimmt so die Grenzkonzentration oder den Schwellenwert, ist dieser Betrag klein, so kommt dem Stoff eine erhebliche narkotische Kraft zu. Es gehen also kleiner Schwellenwert und großer Teilungskoeffizient Hand in Hand. Ein zweiter Beweis für die ausschlaggebende Bedeutung der Verteilung zwischen Öl und Wasser für die Narkose ließ sich erbringen: der Teilungskoeffizient schwankt mit der Temperatur. Dann müßte auch die narkotische Kraft gleichsinnig schwanken. Es gibt nun Substanzen, deren Teilungskoeffizient mit steigender Temperatur größer, andere, deren Teilungskoeffizient mit steigender Temperatur niedriger wird. Die Narkose müßte dann in gleichem Sinne schwanken. Sie tut es in der Tat. Vergleichen Sie die Wirkung von Chloralhydrat in der Kälte mit der in der Wärme, so sehen Sie, daß in der Kälte der Teilungskoeffizient kleiner ist, daß er sich zu ungunsten des Öles verschiebt; und gleichzeitig damit nimmt auch die narkotische Eigenschaft des Chloralhydrates ab: Kaulquappen, die in einer Lösung von Chloralhydrat in der Wärme narkotisiert waren, erwachen wieder, wenn man sie in derselben Lösung abkühlt. Umgekehrt ist es beim Salizylamid oder Monazetin, hier nimmt Teilungskoeffizient und Narkosentiefe in der Kälte zu. Wir können wohl bei dieser Übereinstimmung der Theorie mit den beobachteten Tatsachen nicht umhin, der Öllöslichkeit eine bedingende Rolle für die Narkose zuzuschreiben, und wir erkennen auch gleichzeitig die biologische Bedeutung der Zelllipoide, die man bisher im Gegensatz zu den Eiweißstoffen als Träger des Lebens unterschätzte. Sie wissen auch, daß man annimmt, daß die Lipoide die Zellmembran ausmachen, vielleicht auch Bausteine eines Gerüstes der Zelle sind. Und andererseits ist Ihnen bekannt, daß man künstlich viele Pflanzen zum Treiben, zur vorzeitigen Entwicklung durch Chloroformieren und Ätherisieren bringt. Auf Grund dieser Tatsachen hat Meyer geäußert, man könnte daran denken, daß vielleicht die Wirkung der Narkotika in einer Beschleunigung des Stoffwechsels in der Weise beruhe, daß gewisse Grenzen zwischen Ferment und zersetzbarem Stoff durch die Narkotika gelockert würden und so ein frühzeitiges Entfalten der Pflanzen zustandekäme. Es fallen also die Bedingungen der narkotischen Wirkung in den Rahmen des physikalisch-chemischen Faßbaren. Aber noch in einer anderen Beziehung können wir diese physikalisch-chemischen Beziehungen zwischen Wirkung und Eigenschaft des Narkotikums verfolgen. Geradeso wie diese Narkotika alle Zellen des Körpers beeinflussen, so wirken sie auch auf alle Tiere. Dies ist sonst keineswegs für jeden Giftstoff zutreffend, so sind die Giftschlangen für ihr eigenes Gift unempfänglich, und auch eine Reihe von Pflanzengiften wirken in recht verschiedener Stärke auf die verschiedenen Tierarten ein. Hier aber haben wir Körper vor uns, die alle Zellen lähmen, Pflanzen wie Tiere, Warmblüter wie Kaltblüter. Nun ist es eine Erfahrung, die man häufig macht, daß Giftstoffe, die auslesend wirken, gerade an höher organisierten Wesen eine stärkere Wirkung entfalten als an niedrig organisierten. So sind die Menschen gegen Morphin bei weitem empfindlicher als Kaltblüter, letztere zeigen trotz ihrer Kleinheit erst auf sehr viel größere Dosen abnorme Erscheinungen, Dosen, die beim Menschen tödlich wirken würden, trotzdem sich der Giftstoff auf so viel größere Massen verteilen muß. Und so verhalten sich eine ganze Reihe von Giftstoffen; aber alle diese Giftstoffe wirken auslesend an einer ganz bestimmten Stelle, sie stellen nicht Gifte für alle Arten Körpergewebe dar. Es fragt sich nun, ob wir solche Unterschiede in der Wirkungsstärke auf verschiedene Tierarten bei den indifferenten Narcoticis finden, die alle Sorten Gewebe lähmen oder ob wir hier eine gleichmäßigere Wirksamkeit erwarten können.

Wenn ich unter einer Glasglocke, die oben und unten eine Öffnung hat, einen Frosch und eine Maus den Dämpfen von Äther aussetzte, indem ich vorsichtig mit Hilfe einer Waschflasche Ätherdämpfe in die Glocke von oben hinein lasse, so sehen Sie, daß der Frosch allmählich träger wird und schließlich platt auf dem Bauche liegt, während die Maus ihre ursprüngliche Munterkeit bewahrt hat. Und wenn ich den Frosch nun mit der Pinzette in die Höhe hebe, so macht er keinerlei Abwehrbewegungen: er ist narkotisiert. Sie sehen also, daß dieselbe Ätheratmosphäre narkotisch auf den Frosch wirkt, nicht aber auf die Maus. Es scheint also der Warmblüter, das höher organisierte Tier, unempfindlicher gegen das Gift als der Kaltblüter. Und trotzdem ist dieser Unterschied in der Giftempfindlichkeit ein nur scheinbarer und läßt eine einfache physikalische Erklärung zu. Overton hat zuerst diese Frage aufgeworfen und nachgewiesen, daß Frösche und Hunde in Narkose verfallen, wenn ihr Blut denselben Gehalt an Äther oder Chloroform aufweist. Die Art des Nachweises lassen Sie mich Ihnen zunächst an einem anderen Narkotikum erbringen, welches bei gewöhnlicher Temperatur ein Gas ist, nicht eine Flüssigkeit, wie Äther und Chloroform; aus diesem Grunde stellen sich die Berechnungen übersichtlicher. Sie wissen, daß die Gase von Flüssigkeiten entsprechend dem Druck absorbiert werden, den sie in der Atmosphäre ausmachen. Wenn der Atmosphärendruck zu einem Prozent von einem narkotischen Gase ausgemacht wird, so absorbiert Wasser eine bestimmte Menge davon. Beträgt der Teil des Atmosphärendruckes, den das Gas liefert, zwei Prozent, so absorbiert Wasser aus dieser Atmosphäre doppelt so viel als der Betrag bei einem Prozent. Der Druck, den ein Gas in der Atmosphäre ausübt, ist gleich seinem Prozentgehalt darin: wenn die Luft vom Gesamtdruck einer Atmosphäre, also unter gewöhnlichen Verhältnissen, ein Prozent narkotisches Gas enthält, so beträgt der Teildruck dieses Gases ebenfalls ein Prozent, stellt ein Prozent des Gesamtdruckes dar. So wissen Sie, daß der Partialdruck des Sauerstoffes 21% einer Atmosphäre ausmacht neben den 79%, die der Stickstoff liefert, weil die prozentuale Zusammensetzung derart ist, daß auf 21 Volumprozent Sauerstoff 79 Volumprozent Stickstoff kommen. Wir können also Rückschlüsse auf den Gehalt eines Gases in einer Flüssigkeit ziehen, wenn wir seinen Anteil am Atmosphärendruck oder seine Volumenprozente in der Luft kennen. Wir müssen nur noch wissen, wie groß die Löslichkeit des Gases in Wasser ist, wieviel gerade von diesem Gas vom Wasser absorbiert wird; dann können wir ausrechnen, wieviel Gas im Wasser enthalten ist. Wir brauchen also zwei Größen, die Löslichkeit des Gases, seinen Absorptionskoeffizient, und zweitens den Prozentgehalt in der Luft (in Volumprozenten), dann wissen wir auch, wieviel Gas in 100 ccm Wasser enthalten ist, das mit einer solchen Luft in Berührung kommt. Es ist also, wie ich schon sagte, der Gehalt an flüchtigem Narkotikum abhängig vom Prozentgehalt der Einatmungsluft; und wir können dann berechnen, wieviel von diesem Narkotikum im Blute des Tieres ist, wenn es gerade betäubt wird. Es stellt sich heraus, daß Kalt- und Warmblüter, die in derselben Luft atmen, nicht gleichzeitig betäubt werden, sondern daß zuerst der Kaltblüter narkotisiert ist, während der Warmblüter in derselben Atmosphäre, also unter derselben Glasglocke, noch munter ist. Und Sie wissen, daß die Löslichkeit eines Gases von der Temperatur abhängig ist, und dies ist auch der Grund für den Unterschied der Empfindlichkeit der beiden Tiersorten gegen das Narkotikum. Das warme Blut löst weniger als das kalte. Bestimmen wir nun genauer die narkotische Konzentration für ein solches Gas — und wir wollen dazu das Chloräthyl wählen, das bei 12,5° siedet, also bei gewöhnlicher Temperatur ein Gas ist —, so finden wir, daß zur Narkose eines Frosches 1,8 % Chloräthylgas erforderlich ist, wenn alle Reflexe bei dem Tier erloschen sind. Eine Maus wird zwar bei 3 % torkelig, aber völlig narkotisiert ist sie erst bei 3,6 % Chloräthylgas. Es ist also die doppelte Konzentration an Narkotikum für den Warmblüter erforderlich als für den Kaltblüter. Es lösen sich nun bei Zimmertemperatur vom Chloräthyl 0,5679 g in 100 ccm Wasser, bei der Temperatur des Warmblüters nur 0,2709 g, wenn das Gas den gesamten Atmosphärendruck ausmacht, also von reinem Chloräthylgas. Berechnet man nun, wieviel Gramm Chloräthyl im Blute des Frosches enthalten sind, wenn er gerade narkotisiert ist, so ergibt sich 0,0104 g in 100 ccm, also 0,0104 %. Für die Maus ergibt sich die gerade narkotische Menge von Chloräthyl im Blute zu 0,0101 %; d. h. aber Frosch und Maus verfallen in Narkose, wenn ihr Blut gleich viel von dem Chloräthyl aufgenommen hat. Es erweist sich also die Nervenzelle des Frosches geradeso empfindlich gegen Chloräthyl wie die Nervenzelle der Maus; wenn beide von der gleichen Giftkonzentration umspült werden, so stellen sie ihre Tätigkeit ein. Overton hatte schon früher berechnet, daß für Kaulquappen und Hunde die narkotisierende Konzentration von Äther im Blute bei 0,3 % liegt, für Chloroform bei 0,027 %. Nur muß man bei Berechnung des Gehaltes an Narkotikum im Blut die Löslichkeit der Flüssigkeiten Chloroform und Äther in Wasser berücksichtigen; man muß wissen, wieviel bei einer gewissen Spannung, bei einem gewissen Partialdruck von Äther etc. sich in Wasser löst, geradeso wie wir oben den Absorptionskoeffizienten des Gases in Wasser kennen mußten. Die Bestimmung dieses Absorptionskoeffizienten ersetzt man hier durch die Kenntnis des Partialdruckes einer Ätherlösung von so und so viel Prozent, z. B. einer gesättigten Ätherlösung. Man weiß dann, wieviel Äther im Wasser gelöst ist, und weiß zweitens, wie groß der Partialdruck des Äthers über einer solchen Lösung ist. Geradeso wie wir oben beim Chloräthyl den Absorptionskoeffizienten bestimmen mußten, also bestimmen, wieviel Chloräthyl im Wasser gelöst ist, wenn die Spannung des Gases eine volle Atmosphäre ausmacht. Wir begegnen hier den gleichen Verhältnissen; Kaulquappen werden narkotisiert, wenn im Liter Luft bei 17° 0,07 g Ätherdampf vorhanden sind, Hunde erst dann, wenn das Liter bei 20° 0,2 g Ätherdampf enthält. Dabei nimmt das Wasser aus einem Liter Luft mit 0,07 g Äther bei 17° 0,32% Äther auf; Wasser von 38°, der Temperatur des Hundeblutes, aus einem Liter, der bei 20° 0,2 g Ätherdampf enthält, 0,3025% auf. Also auch hier Gleichheit der Konzentration an narkotischem Stoff! Overton kontrollierte die Richtigkeit der Methode der Berechnung, indem er nicht nur Kaulquappen dadurch narkotisierte, daß er das Schälchen, in dem sie saßen, in das narkotische Luftgemisch brachte, sondern daß er dem Wasser, in dem die Kaulquappen sich bewegten, direkt Äther zusetzte; in letzterem Falle mußte das Medium der Froschlarven 0,2 bis 0,3% Äther enthalten, wenn die Tierchen gelähmt werden sollten. Es erweist sich also die Tatsache als durchgehend, daß die indifferenten Narkotika auf Kaltblüter und Warmblüter in derselben Stärke wirken, daß im Blut der Tiere die gleiche Menge von Narkotikum enthalten ist, wenn gerade die Narkose eintritt. Es handelt sich eben wohl hier um eine Beeinflussung der Zellipoide, die immer bei einer bestimmten Konzentration von öligem Stoff derartig groß wird, daß die Zelle ihre Funktion einstellt, gewiß eine grundlegende Tatsache für unsere Auffassung der Lebenserscheinungen der Zelle überhaupt.

XIII. Vorlesung.

Nebenwirkungen der Chloroformnarkose: Blutdrucksenkung und Herzlähmung. — Folgen der Äthernarkose. — Lachgasnarkose. — Schlafmittel: Chloralhydrat, Paraldehyd, Amylenhydrat, Sulfonal, Veronal, Neuronal, Bromural.

Sie werden nun meinen, daß wir bei einem solchen gleichen Mechanismus der Narkose auch bei den verschiedenen Narcoticis Unterschiede in der Wirkungsart kaum finden werden, und doch sind solche vorhanden, wenn auch die narkotische Beeinflussung ziemlich gleichartig verläuft. So besteht auch ein Unterschied zwischen der Chloroform- und Äthernarkose. Im allgemeinen ist Chloroform das stärker wirkende Mittel, schon geringere Konzentrationen genügen, um volle Narkose hervorzurufen. Auch tritt die Narkose schneller ein. Aber auch die Gefahren sind bei der Chloroformnarkose größere. Denn außer der allgemeinnarkotischen Wirkung kommen diesen indifferenten Stoffen noch besondere Eigenschaften zu, die bei jedem Stoff andere sind, und man hat gehofft, diese besonderen Wirkungen, gewissermaßen die Nebenwirkungen, zu vermindern, indem man eine Kombination verschiedener Narkotika anwandte, die alle dieselbe Hauptwirkung, aber verschiedene Nebenwirkungen haben; zum Teil mit Erfolg. Solche Nebenwirkungen bestehen nun beim Chloroform in der Einwirkung auf die Blutgefäße und das Herz; dieselbe Wirkung kennen wir vom Chloralhydrat. Beide Wirkungen schädigen also den Kreislauf des Blutes. Läßt man ein Tier Chloroformdämpfe einatmen, so kann man bei einer Blutdruckmessung feststellen, daß der Blutdruck abnimmt, daß also der Druck, den das Herz in den großen Arterien schafft, und der das Blut durch die Hautgefäße preßt, geringer wird. Wir verbinden bei einer solchen Blutdruckmessung eine große Arterie mit einem Quecksilbermanometer, dessen Schwankungen wir auf einer berußten Trommel durch einen Schwimmer notieren. Da sehen wir die Pulsschwankungen auf einer solchen Kurve, deren mittlere Höhe den mittleren Blutdruck darstellt. Wenn nun bei Chloroformzufuhr dieser Blutdruck sinkt, so kann das zweierlei Gründe haben, einmal kann das Herz schlechter arbeiten, die Herzkraft kann abgenommen haben, oder aber, es sind die Wände der Arterien erschlafft, es besteht eine Gefäßerweiterung. Man kann dies in der Weise entscheiden, daß man auf die große Arterie des Bauches drückt und dadurch die Blutzufuhr nach den unteren Extremitäten und zum Teil zu den Bauchorganen abschneidet. Dadurch schafft man einen Widerstand für die Blutbewegung, und der Blutdruck in der Arterie des Halses muß steigen, wenn das Sinken des Blutdruckes nur auf Erweiterung der Gefäße beruht. Wenn dagegen das Herz geschädigt ist, so kommt es jetzt zu keiner Blutdrucksteigerung mehr, denn das Herz hat schon den normalen Widerständen gegenüber den Blutdruck nicht auf alter Höhe halten können, kann aber erst recht nicht dem gesteigerten Widerstand gegenüber das Blut in das Arteriensystem pumpen: der Druck erfährt keine Steigerung. Bei der Chloroformzufuhr ist nun eine Lähmung der Blutgefäße eingetreten, und zwar durch Beeinflussung des nervösen Zentrums, das den Spannungszustand der Gefäße regelt; dieses Zentrum ist gelähmt. Und wir können allmählich den Blutdruck durch Chloroformeinatmung außerordentlich herabsetzen, während das Herz mit alter Kraft fortschlägt. Wenn wir dann die Narkose noch vertiefen, so kommt es zu Atmungslähmung, indem das Atmungszentrum ebenfalls narkotisiert wird, wie es die motorischen Gebiete und die Stellen der Geistestätigkeit im Gehirn schon waren. Denn da Chloroform ein allgemeines Zellgift ist, so ist der Unterschied in der Beeinflussung der verschiedenen Nervenzellen nur ein gradueller; und wir bezeichnen mit Narkose einen Zustand, in dem die der Empfindung dienenden Nervenzellen gelähmt sind, wodurch Schmerzlosigkeit hervorgerufen wird, in dem ferner die Zellen für geistige Funktionen ihre Tätigkeit eingestellt haben, was Bewußtlosigkeit bedeutet, während die Nervenzentren des vegetativen Lebens noch ungelähmt weiterarbeiten, die Atmung (als ein unwillkürlicher Vorgang, wie auch im Schlafe) noch fortbesteht, und auch andere Funktionen, wie die Nahrungsaufnahme, die Drüsentätigkeit und anderes nur sehr wenig beeinflußt erscheint. Aber es führt eine nur geringe Konzentrationserhöhung des Chloroforms im Blute auch zu einer Lähmung des Atemzentrums, und daher ist eine Narkose eine tiefe Vergiftung, die gerade nur bis zu einem gewissen Grade Platz greifen darf, um das Leben nicht zu gefährden. Dabei liegen beim Chloroform die narkotisierenden Konzentrationen sehr nahe an den tödlichen, wir sagen, wie schon erwähnt, die Narkosenbreite ist gering. Weiter auseinander liegen sie beim Äther; und der Spielraum, welcher der Zufuhr eines Narkotikums über die gerade narkotische Dosis hinaus gegeben ist, stellt das Maß für die Gefährlichkeit eines Inhalationsnarkotikums dar. Sie werden nun meinen, daß man ja dann eben nur immer die gleiche Konzentration des Narkotikums zuzuführen braucht, um vor jeder Gefahr sicher zu sein; aber Sie müssen bedenken, daß wir nur die Menge Chloroform auf der Maske beherrschen, nicht die in der Lungenluft. Denn da sind wir von der Atemtätigkeit des Patienten abhängig. Da nun die Wirkung des Inhalationsanästhetikums von der Konzentration in der Lungenluft des Patienten abhängig ist, so spielt die Atemtätigkeit eine ausschlaggebende Rolle; denn die Luft bezieht der Patient einerseits in der Hauptmasse aus dem umgebenden Raume und dieser Luftmenge werden dann, da die Maske nicht luftdicht aufliegt, Chloroformdämpfe von ihr beigemengt. Und zwar bei ruhiger Atmung wenig, bei einem tiefen, stark ansaugenden Atemzug aber viel, weil dann nicht sehr viel Luft Zeit hat, neben der Maske der Nase des Patienten zuzuströmen. Und wenn anfangs der Patient noch nicht tief narkotisiert ist, und sich gegen die süßlichen Chloroformdämpfe sträubt, so hält er die Atmung an. Dieses Stadium der Chloroformvergiftung ist mit einer Aufregung verknüpft, in der der Patient — meist sich sträubend, um sich schlagend, schimpfend und Abwehrbewegungen machend — sich kaum halten läßt, und wenn man nun, um diesem Stadium ein Ende zu machen, von neuem Chloroform auf die Maske träufelt, so kann bei nun eintretender Bewußtlosigkeit, ein oder einige tiefe Atemzüge plötzlich sehr viel Chloroformdampf in die Lunge bringen, und solche plötzlich einsetzende verstärkte Atmung ist die Regel, weil vorher die Atmung krampfhaft angehalten wurde und nun das Sauerstoffbedürfnis sein Recht verlangt. Dann kann aber die Chloroformkonzentration plötzlich einen tödlichen Grad in der Lungenluft erreichen. Ja ein anderer noch näher liegender Vergiftungsprozeß macht sich geltend: Sie wissen, daß beim Eintritt der Narkose das Chloroform von der Luft zum Blut und zum Gehirn wandert, und daß es das Gehirn allmählich speichert. Wenn nun auf einmal sehr viel Chloroform dem Lungenblute zugeführt wird, so gelangt dieses Blut zunächst zum Herzen, das es dann den Organen weitergibt. Da kann denn im Herzen lokal eine zur Lähmung ausreichende Konzentration vorhanden sein: das Herz steht still. Und man kann experimentell beim Tier einen Herzstillstand durch Chloroform erzeugen, wenn man plötzlich große Chloroformmengen zur Einatmung bringt, einen Herzstillstand, der zu einer Zeit einsetzt, in der das Tier noch nicht gelähmt ist. Wir sehen dann die Erscheinungen des Aufhörens des Blutkreislaufes, die die gleichen sind wie bei einer Erstickung, Atemnot und Krämpfe. Zwei Gefahren haften also der Chloroformeinatmung an, die Atemlähmung bei allmählich vertiefter Narkose und die Herzlähmung bei schneller Chloroformzufuhr. Erstere können wir durch künstliche Atmung bekämpfen, dann werden die Lungen, wenn wir das Chloroform fortlassen, zum Ausscheidungsorgan für das Gift, das Chloroform dampft in den Lungen ab, neues tritt aus den Nervenzellen ins Blut über und wir sehen die Narkose vergehen. Anders dagegen beim Herzstillstand; hier können wir auch durch sofortiges Weglassen des Chloroforms, durch sofortige künstliche Atmung den Giftstoff nicht mehr aus dem Blute schaffen, weil der Blutkreislauf, das Transportmittel der Gifte, still steht. Daher die eminente Gefahr eines Herzstillstandes während der Narkose. Jetzt, wo Sie die Mechanik des Kreislaufes kennen, werden Sie sich sagen, daß solch ein Mechanismus der Giftwirkung, das Überladen des Lungenblutes mit dem giftigen Gase und seine zunächst das Herz treffende Wirkung, ja auch bei anderen Gasvergiftungen eintreten kann, und das plötzliche Hinstürzen bei solchen Unglücksfällen erklärt. Ich bin auf diese Verhältnisse hier bei der Narkose, die uns ja eigentlich bei unseren Betrachtungen ferner liegt, aus diesem allgemeinen Grunde etwas näher eingegangen, weil gerade bei der Narkose diese Verhältnisse an besten studiert worden sind und wir bei diesem Beispiel auf dem Boden der Tatsachen stehen, von dem wir auf die anderen Gasvergiftungen Analogieschlüsse ziehen können. — Bei dieser Gefahr des Chloroforms wird man also einen Ersatz desselben mit Freuden begrüßen, dem eine herzschädigende Wirkung fehlt, den Äther. Leider sind seiner Anwendung aus äußeren Gründen Grenzen gesetzt. Die Feuergefährlichkeit verbietet seine Handhabung bei offenem Licht. Und häufig, wenn wir gerade ein ungefährlicheres Narkotikum anzuwenden wünschten, wenn die Überwachung der Narkose schwierig ist, z. B. in der Privatwohnung, bei Unglücksfällen oder Geburten, wo die Beleuchtung so mangelhaft sein kann, daß wir nicht einmal den Lichtreflex des Auges zur Beurteilung der Tiefe der Narkose verwenden können, weil die einzige vorhandene Lichtquelle für den Operateur reserviert bleiben muß, in Fällen, wo wir die Narkose Laienhänden überlassen müssen und gern den Äther wählen würden, ist die Anwendung von Äther unmöglich. Dazu kommt noch, daß wir für die Narkose ausreichende Mengen von Narkotikum in kompendiöser Form nur als Chloroform transportieren können, was bei Massenanwendung neben der Feuergefährlichkeit den Äther im Kriege verbietet. Auch sonst müssen wir häufig vom Äther absehen, weil bei seiner Anwendung das Exzitationsstadium so sehr viel ausgeprägter ist als bei Chloroform, so daß sich die schwer narkotisierbaren Säufer nur durch mehrere kräftige Männer bewältigen lassen, also wieder in Fällen, wo wir gern wegen der nie fehlenden Herz- und Gefäßerkrankungen der Säufer lieber zum Äther greifen würden. Aber noch einen anderen Nachteil hat die Äthernarkose: die Dämpfe reizen lokal die Atemwege und führen zu Entzündungen der Luftröhre und der Lungen. Freilich handelt es sich da nicht um eine lokal ätzende Wirkung, wie wir sie früher besprachen, sondern darum, daß nach Äther eine vermehrte

Absonderung von Speichel, von Schleim in der Luftröhre stattfindet, auf dem dann die Bakterien aus dem Munde herabwandern können. Häufig auch kommen noch Reste des Speisebreies mit dem Schleim der Luftwege in Berührung, die durch den Brechakt in den Mund des Patienten gelangen. Nun wäre diese Gefahr nicht allzuhoch anzuschlagen, wenn durch kräftiges Ausspeien und Aushusten alles dies infektiöse Material herausbefördert würde, aber die Narkose, die Betäubung als solche verhindert ja gerade den zweckmäßigen Reflex. Und häufig müssen wir den Patienten aus allerlei Gründen, z. B. zur Ruhigstellung einer Bauchwunde Morphin geben, das seinerseits den Hustenreiz unterdrückt. Daher kommt es denn leicht zu einer Ansammlung von Schleim in der Luftröhre, wodurch dann im weiteren Verlauf eine Lungenentzündung eingeleitet wird. Und gerade in Fällen, wo wir, wie bei alten Leuten, die häufig an Arterienverkalkung und Herzschwäche leiden, gern ein Mittel anwenden möchten, das den Kreislauf so wenig wie der Äther schädigt, kann die Äthernarkose von Lungenentzündung gefolgt sein, eben wegen der vermehrten Schleimbildung in den Luftwegen. Denn solche alte Leute vertragen gerade eine Behinderung des Aushustens außerordentlich schlecht, weil eine gewisse Starre der Lungen, Emphysem genannt, chronische Luftröhrenentzündung begünstigt; und wir erleben es ja so häufig, daß schon das Fehlen der gewohnten Bewegung bei einem Krankenlager durch einen Knochenbruch zu tödlicher Lungenentzündung bei alten Leuten führt, trotzdem die Verletzung selbst wohl heilbar ist. Und so treten gerade dort Gefahren der Äthernarkose auf, wo wir bei der Wahl des Narkotikums die Schädigungen des Chloroforms vermeiden möchten. Denn dem Äther kommt eine Wirkung auf den Kreislauf nicht zu, wenigstens keine ungünstige; im Gegenteil, wir verwenden ja Ätherinjektionen, um die Blutzirkulation zu heben. Es wäre also, besonders wenn wir bedenken, daß auch die Narkosenbreite beim Äther größer ist als beim Chloroform, der Äther immer das Narkotikum der Wahl; aber ich führte die Nachteile der Äthernarkose so genau auf, um Sie verstehen zu lassen, weswegen der Äther das gefährlichere Chloroform nicht in der Praxis verdrängt hat. Auch der Blutdruck wird durch Äther nicht in ungünstigem Sinne beeinflußt, und so sehen wir bei einer Narkose, die wir mit Chloroform begannen, den gesunkenen Blutdruck nach Ersatz des Chloroforms durch Äther wieder steigen. Auch scheinen die Nachwehen einer Äthernarkose nicht so lange anzuhalten als die einer Chloroformnarkose, das Erbrechen und die Kopfschmerzen. — Sie werden sich vielleicht wundern, daß wir in der Praxis hauptsächlich vom Chloroform und Äther Gebrauch machen und andere Inhalationsanästhetika so wenig verwenden, wie Chloräthyl oder Bromäthyl, aber da jedes Narkotikum besondere Eigenschaften hat, so gehört eine gewisse Erfahrung dazu, seine Schädigungen richtig einzuschätzen und zu umgehen; und so wird jeder am liebsten mit dem Narkotikum arbeiten, das er genau kennt. Für kurzdauernde Narkosen käme ja das Bromäthyl in Betracht und ebenso das Chloräthyl, bei denen die Narkose sehr schnell eintritt und auch rasch wieder verklingt. Nun entfalten alle diese narkotischen Stoffe, mit Ausnahme des Äthers eine Spätwirkung, die in einer Schädigung der Niere, der Leber und des Herzens besteht, weswegen wir bei der Allgemeinnarkose immer bei Erkrankungen dieser Organe sehr vorsichtig vorgehen müssen und in neuerer Zeit gern die Lokalanästhesie anwenden. Freilich kennen wir ein narkotisches Gas, das frei von jeder Schädigung sein soll: das Stickstoffoxydul; aber leider ist seine Anwendung nur beschränkt möglich. Sie wissen ja, daß die Narkosentiefe abhängt von dem Prozentgehalt der Einatmungsluft an Narkotikum oder von dem Teil des Atmosphärendruckes, den das Gas ausmacht. Nun besitzt Stickstoffoxydul nur eine geringe narkotische Wirkung, und wenn wir seine Konzentration möglichst steigern, so kommt eine tiefe Narkose dennoch nicht zustande. Denn die größte Konzentration, die wir bei einem narkotischen Gase herstellen können, die Mischung von ca. 80 Volumprozent Narkotikum mit 20% Sauerstoff, ruft zwar beim Stickstoffoxydul eine rauschartige Beeinflussung hervor, aber noch keine Narkose. Und 20% Sauerstoff müssen wie in der gewöhnlichen Atmosphäre in dem Gasgemisch enthalten sein, wenn die Sauerstoffversorgung des Körpers nicht leiden soll, wenn wir eine Erstickung vermeiden wollen. Sie sehen den gewaltigen Unterschied in der narkotischen Kraft zwischen Chloroform und Stickstoffoxydul, wenn sie bedenken, daß vom Chloroform ungefähr ein Prozent zur Narkose ausreicht gegenüber den 80% Stickstoffoxydul, die noch keine Narkose erzeugen. Wegen des Rauschzustandes, der bei diesen 80% eintritt, hat dies Gasgemisch den Namen Lachgas erhalten; — eine volle Narkose dagegen tritt sehr schnell ein, wenn wir reines Stickstoffoxydul zur Atmung geben, freilich sehen wir gleichzeitig Erstickungserscheinungen auftreten, das Blut wird bläulich, venös, und wir müssen mit der Einatmung aufhören. Aber bei ganz kurzen Operationen können wir auf diese Weise Gefühllosigkeit erzielen, wenn der Eingriff in vielleicht einer Viertel oder halben Minute erledigt ist, ein sehr schmerzhafter Schnitt, eine Zahnextraktion; denn solange kann der Körper einmal ohne Sauerstoffzufuhr auskommen. Oder wir können das lästige Exzitationsstadium bei anderen Narkosen umgehen, wenn wir für 3/4 Minuten reines Stickstoffoxydul zum Atmen geben und dann mit Äther fortfahren, was für den Patienten wegen der Geruchlosigkeit des Gases angenehm ist. Auch läßt sich eine Narkose vertiefen, wenn wir z. B. durch Morphin und Skopolamin vorher eine gewisse Betäubung erreicht haben und dann die Betäubung durch Stickstoffoxydul von 80% dazufügen, dann scheint eine genügend tiefe Narkose zustande zu kommen. Sonst aber müßten wir den Partialdruck an Stickstoffoxydul erhöhen, um eine tiefe Narkose herbeizuführen; wir können dies tun, indem wir das Gemisch von Sauerstoff und Stickstoffoxydul unter erhöhtem Druck anwenden. Dann steigt der Partialdruck des narkotischen Gases, ohne daß die Sauerstoffversorgung leidet; wir müssen also den ganzen Operationsraum unter einen Druck bringen, der größer ist, also eine Atmosphäre, was durch Anwendung einer pneumatischen Kammer geschieht. Eine solche Kammer stellt einen luftdicht abgeschlossenen Raum dar, in dem die Luft durch ein Pumpwerk verdichtet wird. In einem solchen Raume kann man dann das oben erwähnte Gemisch zur Einatmung bringen, und man erreicht, ohne die Sauerstoffversorgung zu schädigen, eine vollständige Narkose durch Stickstoffoxydul. Solche Operationsräume hat man auch in fahrbarer Form konstruiert; doch ist die Anwendung eine so umständliche, daß diese Art der Narkose wenig Verbreitung gefunden hat und für die allgemeine Praxis nicht in Frage kommt. Immerhin ist es interessant, daß sich auch in diesem Falle die Abhängigkeit der Narkosentiefe von dem Partialdruck bestätigt hat. — Wir sahen, daß die Wirkung der indifferenten Narkotika eine so gleichmäßige Beeinflussung der Körperfunktionen darstellt, wie wir sie kaum bei einer Gruppe von Arzneimitteln wiederfinden. Wir sahen ferner, daß zu dieser Gruppe nicht nur die Inhalationsanästhetika gehörten, sondern auch Alkohol und die Gruppe der Schlafmittel. Wir sahen endlich, daß die Narkose durch die Inhalationsnarkotika recht große Gefahren in sich birgt. Da werden Sie sich fragen, warum man denn nicht andere Mittel, etwa aus der Gruppe der Schlafmittel zur Allgemeinnarkose verwendet und gerade bloß die flüchtigen Stoffe zur Schmerzbetäubung bei Operationen heranzieht. Aber dies hat seinen guten Grund. Denn die Allgemeinnarkose stellt einen tiefen Grad der Vergiftung dar und gerade die flüchtigen Stoffe oder die Gase, die so schnell aufgenommen werden, gestatten uns, allmählich die Stärke der Vergiftung zu steigern, bis sie den gewünschten Grad erreicht hat; und andererseits können wir durch Fortlassen des Narkotikums aus der Einatmungsluft schnell wieder eine Entfernung des Giftes aus dem Körper einleiten, eine Entfernung, wie sie mit gleicher Geschwindigkeit bei innerer Darreichung oder subkutaner Injektion nicht möglich ist. Da wären wir denn auf die Vorgänge der Resorption und Ausscheidung angewiesen, die wir nur wenig beeinflussen können, und wir müßten die weitere Wirkung des injizierten Stoffes abwarten. Bei der Inhalationsnarkose können wir uns aber langsam einschleichen, bis die Wirkung den gewünschten Grad erreicht hat. — Im Prinzip aber ist die Wirkung von Narcoticis und Hypnoticis die gleiche, und der Unterschied besteht nur in der Intensität der Wirkung, in der Intensität der Wirkung aber nicht in dem Sinne, daß die Schlafmittel die weniger wirksamen Substanzen wären, sondern in dem Sinne, daß wir die Wirkung der Schlafmittel niemals bis zur Narkose steigern, eben weil wir nach verabfolgter Dosis in den Verlauf nicht mehr eingreifen können. Also die schlafmachende Wirkung ist nur eine geringere Tiefe der Narkose. Auch bei den Schlafmitteln zeigen sich die verschiedenen Stoffe verschieden wirksam hinsichtlich Dauer, Beginn und Tiefe der Wirkung, aber sie sind doch recht nahestehend in ihrer Beeinflussung des Körpers. Sie lähmen dabei die Nervenzellen geradeso wie die Narkotika, nur ist der Grad des Einstellens der Funktion nicht so hochgradig wie in der Narkose; starke Reize können immer noch die Lähmung durchbrechen, geradeso wie im Schlaf äußere Eindrücke unberücksichtigt bleiben, wenn sie eine gewisse Stärke nicht übersteigen, wenn sie eine gewisse Schwelle nicht überschreiten. Und so wird auch durch die Schlafmittel eine Abstumpfung der Aufnahmefähigkeit erreicht, und die Schwelle für äußere Reize erhöht. Aber in einem solchen Zustande sind die Menschen noch erweckbar, wenn auch der Schlaf tiefer ist als der gewöhnliche. Es scheinen in erster Linie die der Perzeption dienenden Nervenzellen beeinflußt zu werden, so daß die Eindrücke abgeschwächt werden oder doch deren Verarbeitung, Verknüpfung erschwert wird. Bei größeren Gaben setzen wir durch die Schlafmittel nicht nur die Empfänglichkeit für äußere Eindrücke, ja auch Schmerzen herab, sondern hemmen auch den Reflexvorgang, den Übergang der Erregung von der empfindenden Seite auf die motorische; und daher dient z. B. Chloralhydrat als ein Mittel gegen erhöhte Reflextätigkeit, gegen reflektorische Krämpfe, wenn auch die geringere Empfindung des Reizes durch das Hypnotikum dazukommt. Es werden eben alle Zellen in der Weise beeinflußt, daß sie erst auf einen stärkeren Reiz hin in Aktion geraten, wir haben dann das Gegenteil von der Strychninwirkung vor uns, bei welcher ein schwacher Reiz abnorm stark beantwortet wird. Es führen also in gleicher Weise die Hypnotika Schlaf herbei, nur unterscheiden sie sich durch die Intensität ihrer Wirkung, einmal haben wir in ihnen Beruhigungsmittel, Sedativa, vor uns, die wir bei abnormer Reizbarkeit des Nervensystems anwenden können, das andere Mal Arzneikörper, die in jedem Falle Schlaf erzwingen. Dabei können noch als Nebenwirkungen Erscheinungen des Körpers auftreten, die außer der Schlafwirkung dem Mittel zukommen. So besitzt das Chloralhydrat die gleiche schädigende Einwirkung auf Blutdruck und Herztätigkeit, wie das Chloroform, und wir sehen im Tierversuch den Blutdruck hochgradig sinken. Man kann daran denken, daß diese Lähmung des Nervenzentrums, das die Spannung der Gefäße beherrscht, auf den analogen chemischen Aufbau zurückzuführen ist, also den gechlorten Körpern ähnlicher Zusammensetzung gemeinsam ist; dies scheint in der Tat der Fall zu sein, denn auch die graduelle Schädigung besteht beim Chloralhydrat wie beim Chloroform, daß nämlich zunächst das Gefäßzentrum gelähmt wird, dann das Herz selbst. Sie wissen vielleicht, daß Liebreich im Chloralhydrat deswegen ein Narkotikum vermutete, weil es beim Erwärmen mit Alkali Chloroform abspaltet; doch ist diese Chloroformabspaltung, die im Körper nur in ganz geringem Grade eintritt, nicht die Ursache der hypnotischen Wirkung, sondern das Chloralhydrat wirkt als ganzes Molekül narkotisch; doch hat diese Überlegung zur Einführung eines brauchbaren Arzneikörpers geführt. Aber auch ohne den Chloreintritt wirken solche Stoffe schlafbringend, so der Paraldehyd, der den Blutdruck in keiner Weise schädigt. Störend ist nur sein intensiver Geruch; einen ähnlich wirkenden Stoff haben wir im Amylenhydrat, dem tertiären Amylalkohol, vor uns. Dann wären hier die Sulfonale zu erwähnen, deren Wirkung mit der Anzahl der Äthylgruppen zunimmt, wie auch ihr Teilungskoeffizient. Aber diesen Stoffen kommt eine blutschädigende Wirkung zu, sie verwandeln — nach längerem Gebrauch — das Hämoglobin in Hämatoporphyrin, welches dann die Nieren mit dem Harn entleeren. Und schließlich kommen die Urethane in Betracht, denen wenig Nebenwirkungen zukommen, und die anderen Derivate des Harnstoffes, wie Veronal, die Diäthylbarbitursäure oder Diäthylmalonylharnstoff. Die bromierten Körper, wie Neuronal, das Bromdiäthylazetamid, und das

Bromural, der Monobromisovalerianylharnstoff, wirken nicht etwa des Bromgehaltes wegen beruhigend, sondern als ganzes Molekül, denn ihre Spaltung findet nur in geringem Grade im Körper statt. Sie sind also keine eigentlichen Brompräparate, die bei Epilepsie die Bromalkalien in vollem Umfange ersetzen können; Sie sehen, daraus wieder, wie wichtig es ist, das Schicksal der Arzneistoffe im Körper zu verfolgen, um daraus Schlüsse für ihre Anwendung ziehen zu können.

XIV. Vorlesung.

Bromsalze, Ausscheidung derselben; Nebenwirkungen. — Magnesium und Kalk. — Erregende Mittel wie Kampfer, Baldrian. — Alkoholwirkung, Gewöhnung.

Sie werden nun denken, daß die eben erwähnten Bromalkalien, die Ihnen als Beruhigungsmittel und als Arznei gegen die Krampfanfälle der Epileptiker bekannt sind, in eben derselben Weise wirken würden wie die Gruppe der indifferenten Narkotika. — Aber dies ist nicht der Fall. Denn die narkotische Wirkung der Bromsalze ist recht wenig ausgeprägt und läßt sich am isolierten Organ nicht nachweisen. Auch wenn wir Bromnatrium in hoher Konzentration auf isolierte Organe wirken lassen, so ist die Funktion der Organe entweder gar nicht gestört oder die einsetzende Lähmung kann auch darauf beruhen, daß das Medium der Organe nicht normal ist, nicht mehr aus Ringerlösung besteht und daß deswegen die Organfunktion sich nicht so lange überlebend erhält; denn wir müssen schon soviel Bromnatrium anwenden, daß wir dafür des osmotischen Druckes wegen Kochsalz weglassen müssen. Und wenn wir im akuten Versuch viele Gramme Bromnatrium einem Tier eingeben, so sehen wir keine Änderungen seiner Körperfunktionen; ja man kann sogar sagen, daß außer Kochsalz kein Salz so indifferent für die Körpergewebe ist als das Bromnatrium. Und doch läßt sich eine beruhigende Wirkung des Bromions nachweisen, wenn wir hinterher Substanzen eingeben, welche erregend wirken; so bleiben die Krämpfe, welche nach größeren Kampferdosen auftreten, nach vorheriger Bromzufuhr aus, also muß eine gewisse beruhigende Wirkung des Broms existieren. Man hat dabei eine Beobachtung gemacht, welche uns die Wirkung der Bromide dem Verständnis näher bringen könnte. Wenn man nämlich den Epileptikern längere Zeit Bromsalze eingibt, so enthält ihr Blut Bromnatrium in recht großen Mengen und Kochsalz ist dafür weniger darin zu finden. Es scheint also in erster Linie der Körper den osmotischen Druck, die Gesamtkonzentration des Blutes zu wahren, und wenn ein körperfremdes Salz im Blute sich vorfindet, so geht Kochsalz aus dem Blute hinaus. Bestimmt man, wieviel Bromsalz täglich ausgeschieden wird, wenn man eine bestimmte Menge täglich gibt, so bleibt in den ersten Tagen noch Brom im Körper zurück, und erst nach einiger Zeit ist die Ausscheidung so groß wie die Einnahme. Legt man dann Bromsalz zu, so steigt in einigen Tagen die Bromausscheidung auf ein neues höheres konstantes Niveau. Es besteht also ein grundlegender Unterschied in der Ausscheidung von Bromsalzen und anderen Körpern: Bromsalz kann im Körper lange Zeit bleiben, und erst nach einigen Tagen ist jedesmal die Ausscheidung so groß wie die Einnahme. Dabei findet sich Brom wie gesagt in reicher Menge im Blute, und zwar in frei gelöster Form als Salz. Wir sind nämlich gewohnt, sonst eine Festlegung an irgend einer Stelle im Körper zu vermuten, wenn eine solche Retention von körperfremdem Stoff besteht. Hier aber hält sich ein Salz im Blute, ohne daß die Nieren es eliminieren; dabei kann die Niere auch noch größere Mengen Bromsalz ausscheiden, denn ich brauche bloß Bromsalz zuzulegen, um die Ausscheidung zu erhöhen. Also war die Niere sehr wohl imstande, auch größere Mengen von Bromsalz dem Harn beizumischen. Es verdrängt also das Bromnatrium das Chlornatrium aus dem Blute und setzt sich an seine Stelle. Auch umgekehrt besteht ein solcher Verdrängungsvorgang: Die Bromausscheidung wird durch Kochsalzgaben beschleunigt. Verfolgen wir nun diese Verhältnisse genauer, so sehen wir zunächst auch nach einer einmaligen Bromnatriumgabe die Ausscheidung über lange Zeit gedehnt. Wenn wir einem Kaninchen etwa 2 g Jodnatrium eingeben, so ist innerhalb von 24 Stunden die Ausscheidung beendet, bis auf Spuren. Geben wir ihm 2 g Bromnatrium, so finden wir nach 2 Wochen noch bequem quantitativ bestimmbare Mengen von Brom im Blute und im Harn. Und wenn man im Blute und im Harn quantitativ den Bromgehalt und Chlorgehalt ermittelt, so sieht man, daß der Harn die Verhältnisse des Blutes widerspiegelt: Das gegenseitige Verhältnis von Brom zu Chlor ist im Harn und Blut gleich. Enthält das Blut doppelt so viel Brom als Chlor, so ist auch im Harn doppelt so viel Brom als Chlor; findet man im Blute doppelt so viel Chlor als Brom, so kehrt dies Verhältnis im Harn wieder. Dabei kann der Harn im ganzen salzreicher sein als das Blut, wenn das Tier mit Wasser spart. Oder aber der Harn kann auch salzärmer sein als das Blut bei reichlicher Wasserzufuhr, dann spart der Körper an Salz, an Kochsalz sowohl wie an Bromnatrium, also auch an einem körperfremden Salz. Es macht also die Niere bei ihrer Ausscheidung dieser beiden Salze keinen Unterschied zwischen ihnen, sie scheidet das Bromnatrium so aus, als wäre es Kochsalz, sie kann gewissermaßen Brom von Chlor nicht unterscheiden. Wir verstehen jetzt die langsame Ausscheidung auch nach einmaliger Gabe. Wenn durch eine Zufuhr von Bromnatrium der Gesamthalogengehalt steigt, etwa auf 110% des normalen, so scheidet die Niere die 10% Überschuß aus, und zwar, da sie keinen Unterschied zwischen Brom und Chlor macht, beide Halogene in dem Verhältnis, in dem sie im Blute sind, also etwa 10 Teile Chlor auf einen Teil Brom; da hat also schon Brom das Chlor aus dem Blute verdrängt und sich zum Teil an seine Stelle gesetzt. Man hat nun geglaubt, bei der Bromwirkung handelte es sich nur um eine Chlorverarmung, denn auch chlorarme Diät bessert die epileptischen Anfälle, nur bei Bromgaben gelingt es, dem Körper in reichem Maße Chlor zu entziehen. Denn sonst hält der Körper Kochsalz mit großer Zähigkeit fest. Aber es gibt Anhaltspunkte dafür, daß den Bromionen eine selbständige Wirkung zukommt, daß also nicht oder vielleicht nicht immer die Chlorverarmung die Hauptsache ist. Aber wie gesagt, wir können durch das Experiment dies schwer klären, weil Bromzufuhr immer mit Chlorverarmung einhergeht. Dabei ist die beruhigende Wirkung des Bromnatriums nicht sehr in die Augen fallend, und ein eigentliches Schlafmittel stellt die Brommedikation nicht dar; wohl aber werden abnorme Empfindungen hintangehalten, die Empfänglichkeit für Reize herabgesetzt, und der Eintritt des Schlafes in ähnlicher Weise begünstigt, wie durch Fernhalten von Eindrücken, die auf das Auge, das Ohr, das Gefühl wirken. Daher sind die Bromgaben Beruhigungsmittel und werden so häufig in dieser Richtung verwandt. Sie entfalten auch Nebenwirkungen, Magenstörungen und Hautausschläge. Die Magenwirkungen kommen wohl so zustande, daß unter dem Einfluß der Salzsäure, die der Magen produziert, Bromwasserstoffsäure entsteht oder sogar abgesondert wird, die wenig erträglich erscheint. Bei der Entzündung der Talgdrüsen in Form von Eiterpusteln, also kleinen Furunkeln, die sich im Gesicht oder auf dem Kopf bilden, hat man an ein Freiwerden von Brom gedacht; denn an diesen Stellen finden sich Nitrite, die bei saurer Reaktion ja das Brom in Freiheit setzen, aber es kommen doch auch andere Arten von Hautausschlägen vor, die sich nicht an den Talgdrüsen lokalisieren und auch Chlor, also Kochsalz scheint Hautentzündungen zu begünstigen, so daß man also vielleicht das Bromnatrium, also das Bromion, nicht das elementare Brom dafür verantwortlich machen muß. Wenn wir also die Bromwirkung als allgemeine narkotische Eigenschaft des Bromions im Sinne der indifferenten Narkotika ablehnen müssen, so gibt es doch Ionenwirkungen, die ganz den Charakter von indifferenten Narcoticis tragen. So narkotisiert schon in kleiner Menge Kalium den Muskel, den Nerven, das Herz und diese Lähmung verschwindet wieder auf Ringerspülung. Praktisch kann man wegen der Herzwirkung keinen Gebrauch vom Kalium machen, und seine Unschädlichkeit in der Nahrung liegt nur an der schnellen Ausscheidung, der die Kaliumsalze unterliegen. Aber dem Blutkreislauf als intravenöse Injektion beigemischt sind alle Kalisalze heftige Gifte, die das Herz lähmen. Doch hat man vom Magnesiumchlorid oder Magnesiumsulfat praktisch zum Zweck einer Narkose Gebrauch gemacht; auch lokal kann man die Nerven im Rückenmark damit lähmen, aber es greift die Lähmung leicht auf das Atemzentrum über. Interessant ist dabei, daß ein durch Magnesium narkotisiertes Tier durch die Injektion von Chlorkalzium wieder erwacht, daß also ein Antagonismus zwischen den beiden so ähnlichen Ionen Magnesium und Kalzium besteht. Wir haben also von narkotischen Substanzen bisher die indifferenten kennen gelernt, zweitens einige Ionen und werden uns nun den differenten Narcoticis zuwenden, den auslesend wirkenden Stoffen, die eine Narkose gewisser Zentralstellen herbeiführen und denen die allgemeine Wirkung auf alle Körpergewebe fehlt. Ich möchte aber an dieser Stelle ein paar Worte über die Reizmittel, die Exzitantien sagen, soweit sie uns nicht später noch beschäftigen werden, weil wir sie als antagonistische Körper gegenüber den Narcoticis kennen lernten, und ferner wollen wir kurz ein indifferentes Narkotikum besprechen, welches die ausgedehnteste Verbreitung gefunden hat, den Alkohol. Wir sahen schon eben, daß wir die sozusagen latent narkotische Wirkung der Bromsalze dadurch manifest machen konnten, daß wir die Empfindlichkeit der Tiere gegenüber Kampfer studierten und auf diese Weise feststellten, daß die Kampferkrämpfe bei Tieren ausblieben, die vorher Brom erhalten hatten. Und sie werden sich wundern, daß ich Ihnen die erregende, wiederbelebende Wirkung des Kampfers so wenig deutlich demonstrieren kann, trotzdem sie doch wissen, daß die Injektion von Kampferöl die häufigste Maßnahme beim Darniederliegen der Körperfunktionen, bei Herzschwäche und schlechter Atmung ist. Aber wir sehen diese Verbesserung der fürs Leben unbedingt notwendigen Funktionen eben dann am besten, wenn vorher die Funktion zu wünschen übrig ließ, und so können wir auch die Verbesserung der Herztätigkeit am deutlichsten am schlecht schlagenden Herzen beobachten. Haben wir durch die Anwendung von Chloralhydrat bei einem Herzen eine gewisse Schädigung des Herzschlages hervorgerufen, so sehen wir unter Kampferzufuhr wieder kräftige Herzschläge auftreten. Und auch die schließlich durch Kampfer hervorgerufenen Krämpfe sind das Zeichen einer stärkeren Reaktionsfähigkeit. Übrigens tritt die krampfmachende Wirkung des Kampfers so leicht nicht ein, weil von der subkutanen Ölinjektion immer nur wenig resorbiert wird. Daher können wir, und müssen es zuweilen, in häufigster Folge die Kampferinjektionen wiederholen. Kampfer ruft fernerhin eine Erweiterung der Gefäße der Lunge hervor, und man hat besonders früher bei Tuberkulose und auch Lungenentzündung große Kampferdosen dem Körper lange Zeit zugeführt; mit ganz gutem Erfolge, bis die spezifische Therapie, die Therapie mit Tuberkulin diese medikamentöse Therapie verdrängte. Freilich ist dabei zu bedenken, daß für das Lungengewebe die Zufuhr von ernährendem Blute nicht auf dem Wege der eigentlichen Lungengefäße stattfindet, sondern vom sogenannten großen Kreislauf ausgeht, daß also das Lungengewebe ebenso gestellt ist, wie ein Organ des Körpers überhaupt, und daß die Lungengefäße zwischen rechtem Herz und linkem Herz nur der Atmung dienen, während also das ernährende Blut vom linken Herzen der Lunge wie jedem anderen Organ zugeführt wird. Auf dem anatomischen Bilde treten diese ernährenden Gefäße in den Hintergrund, die der Funktion des Organs dienenden in den Vordergrund; aber für eine Gesundung der Lunge scheinen die ernährenden Gefäße aus dem großen Kreislauf die wichtigere Rolle zu spielen. Freilich scheint bei Lungenentzündung auch die Blutfülle der der Atmung dienenden Lungengefäße von Bedeutung für den Ablauf des Prozesses zu sein. Auch die Behandlung der Tuberkulose in Solbädern oder an der See beruht wohl auf einer gesteigerten Durchblutung der Lunge, freilich auch hier wieder nur des Systems von Blutgefäßen, die der Atmung dienen. Übrigens kommt dem Kampfer auch eine leicht narkotische Wirkung zu, weswegen er auch bei nervösen Reizzuständen Verwendung als beruhigendes Mittel findet. Einen ähnlich kombinierten teils erregenden, teils beruhigenden Einfluß besitzt auch die Baldrianwurzel, die den Borneolester der Baldriansäure enthält, also ebenfalls eine Kampferart in Verbindung mit einer Säure, die wegen ihres starken Geruches auch noch einen suggestiven Einfluß ausübt. Aber wir können nur in leichten Fällen von der beruhigenden Wirkung des Baldrian Gebrauch machen, da seine Wirkung eine recht schwache ist. Außer dem Kampfer kommen noch als exzitierende Stoffe Koffein und Suprarenin, die Nebennierensubstanz, ferner Alkohol und Äther in Betracht. Koffein und Suprarenin besitzen eine fördernde Wirkung auf den Herzschlag, indem sie gewisse Herznerven reizen, die wir später noch kennen lernen werden. Außerdem verengt die Nebennierensubstanz hochgradig die Blutgefäße und treibt den Blutdruck in die Höhe, eine Eigenschaft, die uns ebenfalls später noch eingehender beschäftigen wird. Das Koffein beeinflußt aber auch den Muskel in der Weise, daß er eine höhere Last heben kann als in normalem Zustande. Beim Herzen besagt dies, daß der Herzmuskel sich auch noch gegen einen höheren Widerstand kontrahieren kann; wenn wir also eine ins Herz eingebundene Röhre so lange mit Flüssigkeit füllen, bis das Herz den Flüssigkeitsspiegel nicht mehr heben kann, so wird es durch Koffein dazu befähigt. — Die erregende Eigenschaft von Alkohol und Äther ist keineswegs ganz eindeutig; beide Stoffe wirken in derselben Weise. Aber die Erregung durch Äther oder Alkohol zeigt sich nur in gewisser Richtung. Ihre Hauptwirkung ist eine Narkose indifferenter Art.

Sie wissen, daß wir als Einleitungsstadium jeder Narkose ein Exzitationsstadium beobachten können, welches sich durch eine Erregung, eine gewisse Lebhaftigkeit kundgibt. Wir beobachten teils lautes Reden, Singen, Schreien, Schimpfen, Lachen, teils auch eine erhöhte Bewegungstätigkeit, die sich steigern kann bis zum Umsichschlagen. In medizinaler Dosis sehen wir bei Erschöpfung vom Alkohol eine gleiche Wirkung, das Gefühl der Müdigkeit hört auf, und auch hier macht eine Lebhaftigkeit der Abspannung Platz. Nun vermissen wir bei allen Experimenten an einzelnen isolierten Organen eine erregende Wirkung, überall treten uns nur lähmende Wirkungen entgegen. Eine Verbesserung des Herzschlages, der Muskeltätigkeit, der Nerventätigkeit zeigt sich nach Alkohol nicht; überall nur sehen wir Lähmung. Daher hat man auch die anfängliche Erregung des Alkohols auf eine Lähmung zurückgeführt, so paradox dies im ersten Augenblick klingt. Zunächst herrscht völlige Klarheit darüber, daß größere Dosen Alkohol ganz allgemein eine Lähmung erzeugen, wie die Beobachtung an jedem Betrunkenen lehrt — und zwar im Sinne eines indifferenten Narkotikums —. Nun wird unser Verhalten, unser Reagieren auf Eindrücke nicht nur von Vorgängen abhängig sein, die wie im Reflexbogen vom Eindruck, von der Empfindung auf die motorische Seite übergreifen und so zu einer Lebensäußerung, zu einer Antwort auf den Eindruck führen, sondern bei der vielfachen Verknüpfung laufen der letzten motorischen Zelle auch von höheren Stationen Erregungen zu, die einerseits die Funktion auslösen helfen, andererseits aber auch hemmen können. Denn es können natürlich gleichzeitig Einflüsse von höheren Zentren den niederen zufließen, die einer von der peripheren Empfindung veranlaßten Bewegung entgegenwirken, die also hemmend auf diese Bewegung wirken. Und es scheint solcher Hemmungen mancherlei zu geben. Wenn das Rückenmark durch einen Krankheitsprozeß in seinen Bahnen vom Gehirn herab an einer Stelle unterbrochen ist, so sind alle Reflexe unterhalb der Läsion lebhafter, dann folgen die dort gelegenen motorischen Zellen lediglich der ihnen zufließenden peripheren Erregung. Es gelangen also ständig Hemmungen vom Gehirn herab zu den letzten motorischen Stationen und mäßigen auf diese Weise das Bild einer reinen rücksichtslosigen Reflextätigkeit. Und wenn wir wieder wie damals von der Reflextätigkeit des Rückenmarkes aufsteigen zur Gehirntätigkeit mit ihren komplizierten psychischen Funktionen, den vielfachen Verknüpfungen verschiedener Gebiete der Großhirnrinde, so werden wir auf psychischem Gebiet natürlich noch viel mehr solcher Hemmungen vorfinden, die unser Handeln beeinflussen. Sie wissen, daß beim Zustandekommen jeder Handlung zunächst die Empfindung irgend eines Eindruckes den Impuls zur Antwort auf diese Empfindung abgibt, daß sich aber die schließliche motorische Betätigung nicht durch ein einfaches Überspringen der sensiblen Erregung auf die motorische Seite zustandekommt, sondern daß dabei eine Anzahl anderer Erregungen gleichzeitig den motorischen Zellen zufließt, die teils von anderen gleichzeitigen Empfindungen ausgelöst werden, teils auch durch Verknüpfung ähnlicher Empfindungen erfahrungsgemäß mitklingen. Und so werden unsere schließlichen Handlungen nicht nur der Ausfluß der jeweils empfangenen Empfindung sein, sondern auch das Resultat von Übung, Gewohnheit, Erziehung. Und so finden wir gerade bei der psychischen Tätigkeit ständig ein Abwägen, ein Kämpfen von Impulsen mit Hemmungen, deren Endresultat der Wille ist. Diese Überlegungen bewegen sich nun zum großen Teil im Rahmen der Gewohnheit, und daher wird unsere Reaktion auf äußere Eindrücke häufig der Ausfluß unserer durch Gewohnheit, Erziehung, Erfahrung ausgebildeten Persönlichkeit sein, weniger die unmittelbare Folge der uns treffenden Empfindung. Wenn nun im Rauschzustande die verknüpfende Gedankentätigkeit erschwert ist, so fällt ein Teil der Überlegung, der Kritik, der Urteilsfähigkeit hinweg, und so kommt es zu unüberlegten Handlungen, die in ihren Folgen nicht übersehen werden, es kommt zu starker Selbstüberschätzung, aber auch zum Wegfall sonst störender Eindrücke, die von anderen Personen ausgehen, wie auch von Überlegungen, die uns selbst bedrücken, zum Wegfall unserer Sorgen, es kommt zu jenem zwanglosen Sichgeben, zu jener augenblicklichen Lustigkeit, zu allgemeiner Verbrüderung und selbstgefälliger Renommage; auf der anderen Seite aber auch zum zwanglosen Ausbruch ungehemmter Leidenschaft, die latente Feindschaften zum Vorschein bringt und dem schönen Fest ein jähes Ende bereiten kann. Daher liegt im Weine Wahrheit, weil nur die Anlage des Betreffenden selbst zum Ausdruck kommt und alles, was Erziehung und Überlegung seiner Persönlichkeit hinzufügten, ausgelöscht erscheint. Wahrheit aber auch deswegen, weil die Gedanken hemmungslos den gewohnten, aber sonst verschwiegenen Weg nehmen. Und gerade wegen des Wegfalles des steifen Zwanges kommt so bald unter Alkohol die urgemütliche Stimmung zum Ausdruck, gewagte Witze und zweifelhafte Kunstgenüsse werden geboten, und allzugroße Rücksicht auf die Umgebung mäßigt den Wortschwall nicht. Da nun wie bei der Wirkung jeden Narkotikums die Eindrücke erschwert sind, so ist die Empfindlichkeit gegen das laute Gebaren herabgesetzt, und vieles wird als Belustigung empfunden, was einer kritischeren Betrachtung nicht standhält. Jede geordnete und höhere Anforderungen an die Geistestätigkeit stellende Leistung wird durch Alkohol erschwert, und es werden daher mehr mechanisch sich abspielende geistige Vorgänge bevorzugt, das Absingen von Liedern, die Wiederholung von Trinksitten. Dabei begünstigt der Alkohol auch schon in kleiner Gabe eine fröhliche Geselligkeit, und daher hat er eine so weite Verbreitung bei jeder Art von geselligem Zusammenkommen der Menschen gefunden. Zweifellos ist der Alkoholgenuß im Rückgange begriffen, nicht zum wenigsten wegen der gegen ihn einsetzenden Propaganda, wenn auch die wachsende Freude an körperlicher Betätigung und Fertigkeit dabei ein wichtiges Unterstützungsmittel war. Bei jeder Bestrebung, die eine weite Verbreitung finden soll, ist von kraftvollem Erfolge nur die gekrönt, welche scharf und bestimmt ihr Ziel ausdrückt und auch vor einer Dosis von Fanatismus nicht zurückschreckt; und daher müssen wir der Bewegung der Abstinenten nur dankbar sein, wenn sie an Feld gewinnen. Und alle Mäßigkeitsbestrebungen werden nur bei verständigen Leuten Boden finden, bei denen sie überflüssig sind; sie werden aber nie bei all den vielen schwachen Naturen dauernden Erfolg haben, die immer wieder ihren Trost in der Wirkung eines Narkotikums suchen. Zweifellos ertragen viele Menschen den dauernden Alkoholgenuß ohne erhebliche Störungen der Gesundheit, bei anderen können schon ganz allgemein für unschädlich und zulässig gehaltene Mengen mit der Zeit schwere Veränderungen der Organe hervorrufen, Degeneration der Leber, der Niere, des Herzens und Verkalkung der Gefäße herbeiführen. Und es besteht keine Möglichkeit, im einzelnen Falle die Größe der erträglichen Dosis festzusetzen. Die Hauptgefahren aber liegen beim Alkohol wohl auf ökonomischem und sozialem Gebiet, die Zerrüttung geordneter Verhältnisse und die Kriminalität durch Alkohol ist eine erschreckend große. Und da sind es nicht nur die so wie so verlorenen Minderwertigen, Unsozialen und Schwachsinnigen, sondern auch eine Reihe wertvollerer Elemente der menschlichen Gesellschaft kommen durch Alkohol zu Fall. Jeder Beruf, der stete Beherrschung der Geistestätigkeit, angespannte Aufmerksamkeit und Geistesgegenwart erfordert, verbietet den Alkoholgenuß von selbst, und schon die Statistik der Unfälle am Montag redet eine deutliche Sprache. Dabei hieße es aber das Kind mit dem Bade ausschütten, wenn wir auch vom Alkohol absehen wollten in Fällen, wo eine Indikation für seine Anwendung besteht, wo wir den Alkohol als Medikament betrachten müssen. So können wir einmal von seiner Wirkung auf die Blutgefäße Gebrauch machen, denn es wird Ihnen bekannt sein, daß durch Alkohol die Blutgefäße der Haut erweitert werden, wodurch eine Rötung des Gesichtes eintritt. Wenn also ein Krampf der Hautgefäße besteht, der mit intensiver Kälteempfindung einhergeht und unsere Hände zum Arbeiten in kalter Witterung unfähig macht, schafft eine geeignete Dosis von Alkohol eine bessere Durchblutung der Haut und das Gefühl von Wärme. Da nun das Zentrum der Spannung der Blutgefäße den Ausgleich der Blutfülle verschiedener Organe besorgt, so wird bei Erweiterung der Hautgefäße eine Verengerung anderer Gefäßprovinzen einsetzen, wodurch ein Absinken des Blutdruckes verhindert wird. Nach Alkohol sehen wir nun dieses Zentrum derart wachsam, daß durch Verengerung der Unterleibsgefäße ein Absinken des Blutdruckes wegen der Fülle der Hautgefäße nicht nur verhindert wird, sondern daß diese Hautgefäßerweiterung sogar überkompensiert wird; der Blutdruck steigt nach Alkohol, trotzdem die Hautgefäße sich erweitern, und dies wird wohl die Ursache für die belebende Wirkung des Alkohols bei Herzschwäche wie bei Ohnmacht sein. Daß außerdem das Ermüdungsgefühl aufgehoben wird, erwähnte ich schon. Aber doch können wir vom Alkohol keinen Gebrauch machen, wenn wir ein erregendes Mittel über längere Zeiten brauchen, weil nach anfänglicher Erregung eine Depression einsetzt. Dann greifen wir lieber zum Koffein in Gestalt von Kaffee oder Tee. Ferner kommt dem Alkohol eine einschläfernde Wirkung zu, die in mäßigen Dosen in der Therapie verwendbar ist; denn bei Steigerung der Menge von Alkohol treten häufig Schlafstörungen ein, frühzeitiges Erwachen und ähnliches. Man hat darüber gestritten, ob Alkohol ein Nahrungsmittel sei, ob er einen Teil unseres Bedarfes an Nährstoff decken kann. Dies ist ohne Zweifel der Fall. Denn er wird fast restlos verbrannt, und die dabei freiwerdenden Kalorien können als Kraft- und Wärmequelle dem Körper dienen; freilich ist es eine andere Frage, ob dieses Nahrungsmittel seiner anderen Wirkungen wegen ein zweckmäßiges ist oder nicht. Lassen Sie uns noch einen Blick auf die Tatsache der Gewöhnung an Alkohol werfen; Sie wissen, daß beim an Alkohol nicht gewöhnten Menschen schon nach recht kleinen Gaben starke Wirkungen auftreten können, die am Alkoholgewöhnten nicht zu beobachten sind; letzterer verträgt größere Mengen. Nun scheint es ein allgemeines Gesetz zu sein, daß nur solche Stoffe gewohnheitsgemäß in höherer Dosis vertragen werden, die im Körper eine Zerstörung erleiden, indem diese Fähigkeit des Zerstörens zunimmt. Dann würde es sich also nicht um eine Abstumpfung der Nervenzellen gegen das Gift handeln, sondern darum, daß diese Zellen bei Alkoholgewöhnten auch nach größeren Gaben nicht mehr Gift erhielten. — Wir können also sagen, daß dem Alkohol eine erregende Wirkung nicht zukommt in dem Sinne, daß er einzelne Organe zu erhöhter Tätigkeit veranlaßt, sondern daß seine erregende Wirkung auf Beseitigung des Ermüdungsgefühls und auf einer Erhöhung des Blutdruckes beruht, daß aber die nach außen hin gesteigert erscheinende psychische Tätigkeit den Beginn einer Lähmung bedeutet, die zunächst hemmende Einflüsse beseitigt, dann aber als Lähmung der Funktionen in Erscheinung tritt.

XV. Vorlesung.

Differente Narkotika, Alkaloide. — Mechanismus der Wirkung an Spirogyren nach Overton. — Morphinwirkung, verschiedene Wirkung bei verschiedenen Tieren. — Schmerzbetäubung und Beruhigung des Atemzentrums. — Opiumwirkung. — Wirkung der Nebenalkaloide. — Morphingewöhnung.

Eine narkotische Wirkung kam also erstens den indifferenten Narcoticis zu, dann einzelnen Ionen und schließlich einer Reihe differenter Körper vom Typus der Alkaloide. Als typisch narkotisch wirkendes Alkaloid ist Ihnen das Morphin bekannt. Dabei ist der Wirkungsmechanismus der Alkaloide ein anderer als der der indifferenten Narkotika. Während bei diesen die Anreicherung in den Zellipoiden eine kausale Rolle spielte, ist dies bei den Alkaloiden nicht der Fall, denn ihre Wirkung

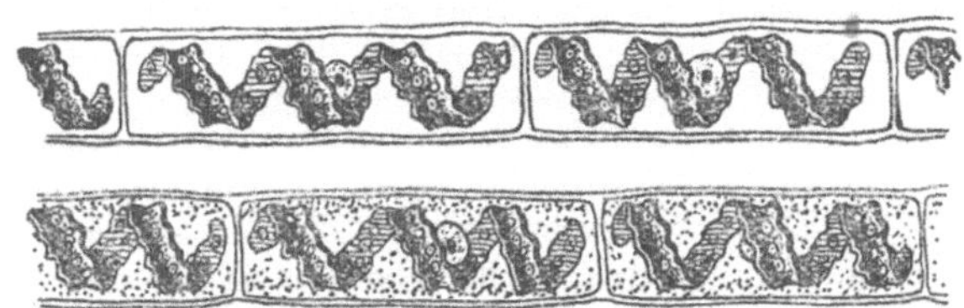

Abb. 8. Algenfäden von Spirogyra. Mit spiralischen Chlorophyllband und Kern; oben in Wasser, unten in Strychninnitratlösung: die öllösliche Strychninbase, die durch hydrolytische Spaltung des Salzes entstanden ist, ist in die Zelle eingedrungen und hat mit der dort vorhandenen Gerbsäure einen Niederschlag gegeben. Beispiel des reversiblen Vorganges der Alkaloidvergiftung.

geht nicht in quantitativer Hinsicht mit Öllöslichkeit Hand in Hand und erstreckt sich nicht auf alle Zellen, die ja sämtlich Lipoide enthalten, sondern wir müssen an eine chemische Festlegung an Orten denken, die eine besondere Affinität für das Gift haben. Trotzdem ist auch hier die Öllöslichkeit von Bedeutung, indem sie die Vorbedingung der Wirkung darstellt, aber nicht den eigentlichen Wirkungsfaktor ausmacht. Wenn wir einer Ausführung von Overton folgen, so kann man sich die Art der Wirkung der Alkaloide an einem Beispiel erläutern, welches den Mechanismus der Wirkung mit dem Auge verfolgen läßt. Wir müssen nämlich annehmen, daß es chemische Affinitäten der Alkaloide zu gewissen Zellbestandteilen sind, welche sie dort verankern, daß aber die Verankerung wieder rückgängig zu machen ist, wenn die Konzentration an Gift in der Umgebung der Zelle sinkt, daß also die Verbindung eine reversible ist. Sie wissen, daß viele Pflanzenzellen Gerbsäure enthalten, und daß die gerbsauren Salze der Alkaloide in Wasser schlecht löslich sind, d. h. daß bei einigermaßen konzentrierten Lösungen von gerbsaurem Alkaloid das Salz ausfällt. Bringen wir nun gut zu beobachtende Pflanzenzellen, z. B. Spyrogyren in eine verdünnte Alkaloidlösung, etwa in die Lösung von Strychninnitrat, so treten sehr bald innerhalb der Zelle Fällungen auf, die aus gerbsaurem Strychnin bestehen. Sie sehen hier im Mikroskop in den langen Algenfäden die einzelnen Zellen nebeneinander liegen, in ihnen das grüne Spiralband von Chlorophyll und dazwischen diese kleinen Niederschläge des gerbsauren Strychnins, die den normalen Zellen fehlen. Dabei ist der Vorgang des Entstehens dieser Niederschläge derart, daß nicht etwa das Molekül Strychninnitrat die Zellwand durchsetzte, sondern nur die freie öllösliche Base Strychnin. Und nur insoweit, als sich in dieser dünnen Strychninlösung bei der Dissoziation des Salzes aus starker Säure und schwacher Base der basische Anteil durch das Dazutreten von den Ionen des Wassers zum Molekül Base regenerierte, nur insoweit ist die öllösliche Substanz in der Umgebung der Zellen vorhanden. Sie wissen nun, daß bei starken Säuren und Basen die Dissoziation des Salzes zwar stark ist, daß aber gleichzeitig das Auftreten von H-Ionen von der Säure aus (oder das von OH-Ionen von der starken Base aus) die Dissoziation von Wasser zurückdrängt und daher die hydrolytische Spaltung eines Salzes verhindert. Daher findet eine solche hydrolytische Zerteilung eines Salzes mit Entstehen von Base und Säure nebeneinander in ausgedehntem Maße nur bei den Salzen aus schwacher Base und schwacher Säure statt. Und so sieht man auch die Niederschläge in den Spyrogyren in reicherer Form in den Strychninlösungen von schwachen Säuren auftreten, also bei essigsaurem etc., Strychnin, während in den Lösungen von salpetersaurem Strychnin nur wenig Niederschlag sich bildet. Es hat dann ein Auftreten von freier Base in größerer Menge auch das Eindringen in die Zelle begünstigt. Und auch die Giftigkeit einer Strychninlösung nimmt zu, wenn wir für die Bildung freier Base sorgen, etwa durch Zusatz einer Spur Soda zur Strychninlösung, dann verfallen Kaulquappen sehr leicht in Krämpfe, während sie sich in einer ebenso konzentrierten Lösung von reinem Strychninnitrat lange halten. Also in Betracht für das Eindringen in die Zelle, und daher auch für die Wirkung, kommt nur der Gehalt an freier Base, nicht der an ionisiertem Stoff und auch nicht der an Salz. Wenn nun in der Spyrogyrazelle eine genügende Menge von Strychnin und Gerbsäure vorhanden ist, so wird bald der Punkt erreicht sein, wo das Zellinnere mit gerbsaurem Alkaloid gesättigt ist, so daß die Löslichkeit des gerbsaurem Alkaloids überschritten ist und ein Niederschlag dieser Verbindung sich bildet. Bringt man dann die Zellen in giftfreies Wasser, so diffundiert der Überschuß von Strychnin wieder aus der Zelle heraus, daher sinkt die Konzentration an gerbsaurem Strychnin in der Zelle, und Bodensatz kann wieder in Lösung gehen, dann findet wieder ein Hinaustreten von Strychnin aus der Zelle statt, bis endlich aller Bodensatz gelöst ist und das Strychnin die Zelle verlassen hat: die Vergiftung ist abgeklungen. Wie hier also die chemische Festlegung in der Zelle sich wieder löste, so auch im Tierkörper, wenn durch die Ausscheidung des Giftes durch die Nierentätigkeit die Konzentration des Blutes an Gift sinkt und sinkt. Dabei blieb in der Spyrogyrazelle die Gerbsäure darin, denn in der Umgebung sahen wir keine Trübungen auftreten, durch die Zellwand allein drang nur die Base

Strychnin. Bei der großen Verdünnung einer Alkaloidlösung durch unsere Körperflüssigkeiten wird es nun ganz gleichgültig sein, als was für ein Salz die Alkaloide zugeführt werden, immer wird bei der leicht alkalischen Reaktion das freie Alkaloid allein für die Wirkung in Betracht kommen. Immer aber ist die Öllöslichkeit der Alkaloide nur die Vorbedingung für ihr Eindringen, das Beladen der Lipoide mit Gift wie bei den indifferenten Narcoticis hier aber unwichtig, und erst die chemische Reaktion in der Zelle führt die Wirkung herbei. Dabei sind die Affinitäten im Körper sehr verschieden verteilt, und die Alkaloide wirken alle nur an ganz bestimmten Zellen oder genauer gesagt, sogar an bestimmten Teilen der Zelle. Freilich gibt es häufig mehrere Alkaloide, die an denselben Apparaten des Körpers angreifen, für die also die gleichen Affinitäten bestehen müssen; aber keineswegs werden alle Zellen von diesen Körpern beeinflußt. Sie haben schon im Curare einen Stoff kennen gelernt, der nur die Endapparate der willkürlichen Nerven in den Muskeln lähmte, nicht aber andere Teile derselben Zelle, etwa den zuführenden Nervenstamm, also die Faser aus derselben Zelle, zu welcher die Endausbreitung im Muskel gehört. Morphin nun beeinflußt nur einige Systeme von Nervenzellen zentral im Gehirn. Sie wissen, daß vom Mohn seit alten Zeiten Gebrauch gemacht wird, daß die Anwendung dieses schmerzverscheuchenden Mittels weit ins Altertum zurückgeht, und daß wir auch heute noch im Morphin einen unersetzlichen Stoff vor uns haben, zum Segen so vieler Unglücklichen. Und wenn Sie heute an den Morphin-Skopolamin-Dämmerschlaf als die neueste Form der Schmerzbetäubung denken, so werden Sie erstaunt sein zu hören, daß schon die hoch entwickelte Operationstechnik der alten Griechen, denen die Asepsis bei Operationen keineswegs fremd war und die ihre Instrumente einfach ohne Verzierungen konstruierten und sie vor der Operation auskochten, wie wir es heute tun, zur Schmerzbetäubung eine Kombination von Mohn und Allraunwurzel, Mandragora, verwandte, also die Kombination von Morphin mit einer Skopolamin enthaltenden Droge. Unsäglicher Segen ist vom Morphin ausgegangen, indem das schlimmste Symptom der Krankheit beseitigt wurde, der unerträgliche Schmerz, beseitigt wurde nicht bloß bei Menschen, die der Tod in kurzer Zeit erlöst, sondern auch bei so vielen Unglücksfällen, wo die schlimmsten Stunden des Lebens ausgelöscht werden konnten. Und nicht nur der eigentliche Schmerz wird durch Morphin beseitigt, sondern auch ein ebenso unerträglicher angstvoller Zustand, die Atemnot. Denn Morphin beeinflußt gerade die Nervenzellen, die den Sitz des Schmerzes darstellen, und diejenigen, die wir als Atemzentrum bezeichnen. Allerdings wird die Empfindungssphäre im allgemeinen durch Morphin betäubt, alle Eindrücke werden abgestumpft, und nach größeren Dosen setzt ein Schlafbedürfnis ein, das sich bis zur Narkose steigert, aber schon in kleinen Dosen machen sich diese beiden Wirkungen geltend, die Aufhebung des Schmerzes und das Beruhigen der Atmung. Man sieht eine leichte mit Rötung des Gesichtes einhergehende Erregung, und gleichzeitig setzt eine Art Rausch ein, die nicht zu motorischen Äußerungen führt wie beim Alkohol, sondern einem zufriedenen Träumen gleicht. Diese hervorstechende Erscheinung der Schmerzbetäubung hat ihren Angriffspunkt im Gehirn und betrifft in keiner Weise die peripheren Apparate, also ist am Nervenstamm nicht sichtbar; dies bedeutet aber einen prinzipiellen Unterschied gegenüber der Wirkung von Kokain, das Nervenzelle, Nervenstamm und Nervenende zu beeinflussen imstande war. Eine solche auslesende Wirkung auf bestimmte Nervenzellen findet ihr Spiegelbild in der verschiedenen Beeinflussung der verschiedenen Tiere: Während der Mensch sehr empfindlich gegen Morphin ist, vertragen Kaninchen sehr viel größere Dosen und werden in einen Zustand der Betäubung durch Morphin überhaupt nicht versetzt, Katzen geraten in hochgradige Erregung, verfallen in Toben; und bei großen Gaben können krampfartige Erscheinungen auftreten, z. B. bei Kaninchen oder Fröschen, die den Strychninkrämpfen gleichen. Ebenso sind die Menschen sehr verschieden empfindlich gegen das Gift, Kinder vertragen auch ihrer Körpergröße angepaßte Dosen nicht, und die Völker des Orients scheinen eine gewisse Abstumpfung gegen Morphin aufzuweisen. Also alles Erscheinungen, die denen der indifferenten Narkotika entgegengesetzt sind. Und während dort zuerst die Nervenzellen gelähmt wurden, die den geistigen Funktionen dienen, und dann erst die Lähmung bei sehr großen Gaben auf die Zentren der Atmung übergriff, und wir bei Überdosierung den Herzschlag gefährdet sahen, machen sich bei Morphin sehr bald Störungen der Atemtätigkeit bemerkbar: das Atemzentrum wird gelähmt. Der normale Reiz für die Tätigkeit des Atemzentrums ist der Kohlensäuregehalt des Blutes, und so sehen wir, daß sofort die Atmung schneller wird, wenn wir den Kohlensäuregehalt des Blutes steigern, indem wir der Einatmungsluft Kohlensäure beimischen. Ein Maß für die Tätigkeit der Atmung ist dabei nicht eigentlich die Zahl der Atemzüge, sondern die Menge Luft, die in der Minute gewechselt wird, die sogenannte Atemgröße. Diese Atemgröße sehen wir also nach Kohlensäurezufuhr steigen, es wird dann mehr Luft geatmet. Unter Morphin sinkt die normale Atemgröße etwas ab, die Atemzüge werden langsamer, der Kohlensäuregehalt des Blutes steigt auf ein höheres Niveau. Es ist also erst eine größere Kohlensäurekonzentration im Blut erforderlich, um das Atemzentrum zu reizen, es in Tätigkeit zu versetzen. In den Pausen der Atemzüge entsteht aus dem Sauerstoff des Blutes durch die Verbrennung Kohlensäure, und erst wenn diese Kohlensäure sich bis zu einem gewissen Grade angehäuft hat, erwacht das Atemzentrum zu neuer Tätigkeit. Durch diese seltene Atmung wird natürlich auch die Sauerstoffkonzentration im Blute abnehmen, die Zufuhr von Sauerstoff leiden. Auch sehen wir schon bei obigem Versuche mit der Einatmung eines Luft-Kohlensäuregemisches die Steigerung der Atemgröße nach Morphin ausbleiben, und wir können auf diese Weise die Betäubung des Atemzentrums auch bei geringen Graden der Vergiftung messen. Dabei arbeitet das Herz auch bei völliger Atemlähmung noch kräftig fort, und wir könnten solche Personen auch aus tiefer Betäubung noch durch künstliche Atmung retten, wenn nur die Ausscheidung des Morphins nicht über so lange Zeiten sich erstreckte. Auch die Erregbarkeit des Atemzentrums können wir wieder durch einen erregenden Stoff erhöhen, wenn auch nur bis zu einem gewissen Grade; durch Atropin wird die Kohlensäurekonzentration im Blute des morphinbetäubten Tieres wieder herabgesetzt. Sie verstehen aber, weswegen wir bei allen Reizzuständen des Atemzentrums so häufig von Morphin Gebrauch machen, weil gerade dies Zentrum ganz besonders vom Morphin beruhigt wird. Auch reizende Wirkungen fehlen dem Morphin nicht; wir sehen im Zentrum eine erhöhte Tätigkeit gewisser Nervenstellen, die das vegetative Leben betreffen; die Pupillen sind unter Morphin verengt, es ist der Magen im Zustand einer erhöhten Spannung und ebenso der Schließmuskel der Harnblase. Es sind dies Zeichen einer Erregung, die vielleicht in Parallele zu setzen sind mit jenen krampfhaften Zuständen, die ich bereits erwähnte, und die das Rückenmark betreffen. Sie wissen, daß wir vom Opium, dem Ausgangsstoff der Morphingewinnung, neben der Schmerzstillung die stopfende Wirkung medikamentös benutzen; und daß das Hauptalkaloid des Opiums das Morphin ist. An der Stopfwirkung sind aber im Opium auch die sogenannten Nebenalkaloide beteiligt, von denen einige wie das Morphin selbst sich vom Phenanthren ableiten, während die andere Gruppe dem Isochinolin entstammt. Letztere Körper, besonders das Papaverin, besitzt auch lokale Wirkungen, die sich an der Darmwand in Lähmung der motorischen Apparate äußert, wodurch denn im Verein mit dem spanungserhöhenden Einfluß des Morphins am Magenausgang eine Verzögerung der Darmbewegung einsetzt. Überhaupt sind die Nebenalkaloide im Opium keineswegs ohne Bedeutung, daher die Bestrebungen, die Gesamtwirkung des Opiums bei der Herstellung von Präparaten zu berücksichtigen. Einerseits sind die lokalen Wirkungen auf den Darm beim Opium im Gegensatz zum Morphin verstärkt, andererseits treten auch einige zentrale Erscheinungen mehr hervor, während andere fehlen, was wohl damit zusammenhängt, daß die anderen Alkaloide die Verteilung des Morphins im Körper ändern; und so können auch an sich fast unwirksame Stoffe, wie das Narkotin, das in größerer Menge neben Morphin im Opium enthalten ist, in Verbindung mit Morphin eine Bedeutung gewinnen; was zur Darstellung des Narkophin geführt hat. Und mit dem Vorhandensein der Nebenalkaloide hängt es auch zusammen, daß Opiumlösungen eine lokale Wirkung entfalten können, z. B. in Ohrtropfen, die dem reinen Morphin fast ganz abgeht. Auch die im Morphin nur angedeutete Krampfwirkung tritt bei einigen der Nebenalkaloide deutlich hervor, schon das Codein ruft beim Kaninchen regelmäßig Krämpfe hervor, Thebain und Laudanin sind typische Krampfgifte wie das Strychnin. Den Derivaten des Morphins kommen die Wirkungen des Ausgangskörpers in wechselnder Intensität zu, Codein und Dionin, welche das H-Atom der phenolartigen Gruppe durch Alkyl ersetzt haben, mildern den Hustenreiz, und betäuben nur in ganz geringem Maße, ebenso fehlt die Stopfwirkung; dabei ist das Äthylmorphin stärker wirksam wie das Methylmorphin, eine Bestätigung der Regel, daß die Wirksamkeit mit der Länge der Seitenkette zunimmt. Beim Heroin, bei dem beide OH-Gruppen, die phenolartige und die alkoholische durch den Essigsäurerest ersetzt ist, ist die Verstärkung der Wirkung gegenüber dem Morphin recht groß und die atemlähmende Eigenschaft ebenfalls ausgesprochen. Weswegen man vom Codein und Dionin bei Husten lieber Gebrauch macht als von Morphin, liegt daran, daß sich beim Gebrauch dieser Stoffe eine Gewöhnung nicht einstellt, wie sie auch eine wohlige Stimmung nicht hervorrufen. Denn Sie wissen ja, daß die Hauptgefahr bei der Morphinanwendung die Gewöhnung ist, daß so leicht die Morphinsucht an nur wenige Gaben sich anschließen kann. Dann wird Morphin zum Hervorrufen des leicht narkotischen Zustandes genommen, in dem die Unannehmlichkeiten des Lebens in den Hintergrund treten und der Trost für alles Schlimme gesucht wird. Unüberwindlicher Hunger nach Morphin stellt sich bei solchen Morphinsüchtigen ein, und jeder Weg zur Erlangung des Giftes wird beschritten, ohne alle moralischen Bedenken; ja selbst beim freiwilligen Eintritt in die Entziehungsanstalt wird die Spritze und ein Vorrat von Morphin in die Kleidung eingenäht mitgebracht, für alle Fälle. Dabei müssen immer größere Dosen von Morphin gebraucht werden, ehe die gewünschte Wirkung einsetzt, bis ganz ungeheure Dosen vertragen werden. Es ist also zu einer Gewöhnung gekommen, die Dosen verträglich macht, die ohne Schaden der Normale nicht nehmen dürfte. Dies liegt wiederum daran, daß der Organismus immer größere Mengen von Morphin unschädlich macht, zu Oxydimorphin umwandelt, daß also ähnliche Verhältnisse wie beim Alkohol vorliegen. Freilich kann vielleicht auch eine Abstumpfung der Zellen gegen das Gift sich einstellen, aber der Hauptgrund für die Morphingewöhnung besteht in der erlernten Fähigkeit des Körpers, das Gift zu zerstören. Und so tritt auch bei den Derivaten, welche den Körper unverändert wieder verlassen, eine Gewöhnung, eine Sucht nach diesen Stoffen, nicht auf. — Sie wissen, daß außer der Morphinsucht eine zweite Form der Anwendung dieses Narkotikums als Genußmittel besteht, das ist das Opiumrauchen im Orient. Diesem Laster wird in Rauchstuben gefrönt, in denen dann der Rausch auch wieder ausgeschlafen werden kann. Beim Europäer ist die Wirkung des Opiumrauchens nicht immer eine angenehme, geradesowenig wie die des Rauchens von Haschisch, der Blätter von Cannabis indica. Wir bekommen häufig Angstzustände, Schwächegefühl, also Sensationen, die keineswegs einen angenehmen Rausch schaffen. Aber die Wirkung von Haschisch wird von den daran gewöhnten Leuten in den glühendsten Farben geschildert. Neuerdings hat sich diesen narkotischen Genußmitteln ein neues angereiht, das ist das Schnupfen von Kokain der Pariserinnen. Das Kokain, das auf allen möglichen Schleichwegen bezogen wird, entfaltet dabei seine zentralen teils erregenden teils narkotischen Wirkungen, und die Rauschzustände, die danach auftreten, sind eben wegen der gleichzeitigen Erregung für die Umgebung recht unangenehm, und führen nicht selten zu Konflikten mit der Polizei. Alle diese Gewöhnungen an ein Gift stellen schwere Krankheitsbilder dar, die fast immer einem dauernden Siechtum gleichen, denn nur sehr wenig Menschen sind wirklich auf die Dauer dem Zwange des Narkotikums zu entziehen. Und daher immer die große Vorsicht, mit der wir bei der Anwendung mit Morphin vorgehen sollen; um nicht wegen einer vorübergehenden Erkrankung einen Menschen zu schlaffem Vegetieren, energielosem Dahindämmern zu bringen. Sie wissen, daß die Energielosigkeit das hervorstechendste Symptom aller dieser Giftsuchten ist. Sie wissen aber auch, daß das Hauptkontingent dieser Kranken dem Apotheker- und Ärztestand entstammt; man sollte es sich daher zur Regel machen, niemals ohne Verordnung eines anderen Arztes vom Morphin Gebrauch zu machen und die Injektionen nicht selbst auszuführen.

XVI. Vorlesung.

Erbrechen. — Brechzentrum und seine Erregung. — Amorphin. — Reflexe des vegetativen Lebens, z. B. an der Pupille. — Sympathisches und parasympatisches Nervensystem. — Gifte der Nervenenden des einen und des anderen Systems. — Nikotin als Gift vegetativer Nervenzellen. — Atropin als peripheres Gift am Herzen, als parasympatisches Gift im allgemeinen. — Atropinvergiftung. — Skopolamin. — Erregende Gifte des parasympathischen Systems: Pilokarpin und Physostigmin.

Nicht alle Menschen reagieren auf Morphin in derselben Weise; bei vielen kommt es zu Übelkeit, ja Erbrechen. Am Hunde können wir mit Sicherheit durch eine Morphininjektion Erbrechen hervorrufen. Dieses Erbrechen wird durch Beeinflussung des Brechzentrums hervorgerufen. Denn auch für das Erbrechen müssen wir ein solches Zentrum statuieren, eine funktionelle Verknüpfung von vielen Nervenzellen, die beim Brechakt gleichzeitig sich betätigen. Dabei läuft der Vorgang des Erbrechens unwillkürlich ab, er besteht natürlich in der Hauptsache in einem Ausstoßen des Mageninhaltes durch Zusammenpressen der Magenwandungen, und zwar zunächst durch Kontraktion des Magens selbst, fernerhin aber auch durch Zusammenziehung der Muskeln um die großen Körperhöhlen herum, so daß auch von außen auf den Magen gedrückt wird; und zwar geschieht alles gleichzeitig: Es wird der Druck im Brustkorb und im Bauchraum erhöht; dazu werden die den Brustkorb zusammenpressenden Muskeln kontrahiert, während ein Verschluß der Stimmritze die Luft am Entweichen hindert, und ebenso wird der Bauchraum durch Zusammenziehung der Bauchmuskeln zusammengedrückt; die Muskeln der vorderen Bauchwand liegen in mehreren Lagen übereinander, quer und längs, schräg nach der Mitte verlaufend, teils von oben herab, teils von unten hinauf, so daß ein fester und allseitig gesicherter Schuß das Hervordringen der Eingeweide verhindert und erst wenn in diesem System von tragenden Muskeln eine Lücke entsteht, kann es zu einem Eingeweidebruch, zur Hervorwölbung von Darmteilen bis unter die Haut kommen. Alle diese Bewegungen beim Brechakt können wir auch willkürlich erzeugen und doch verhindert der Schuß des Mageneingangs ein willkürliches Erbrechen: es muß also erst der Magenmund erschlaffen, und dies geschieht eben beim Brechakt. Eine Erregung des Brechzentrums kann nun von den verschiedensten Stellen des Körpers aus erfolgen, von der Psyche aus durch das Gefühl des Ekels, vom Gleichgewichtsorgan aus durch Schwindel, z. B. bei der Seekrankheit, am häufigsten vom Magen aus bei Überladung des Magens, bei Magenkatarrh, bei allen den Magen belästigenden chemischen Stoffen, aber auch vom Bauchfell aus, das die Eingeweide überzieht, also bei Bauchfellentzündung, endlich von anderen Bauchorganen aus, vom Uterus bei Schwangerschaft. Unsere Mittel nun, die wir zur Erzeugung von Erbrechen verwenden, wirken in der Mehrzahl vom Magen aus, wie Cuprum sulfuricum und Brechweinstein; beim Morphin aber gerät das Brechzentrum selbst in Erregung. Sicherer als diese zuweilen auftretende Nebenwirkung des Morphins ist sie bei dem Anhydrid des Morphins, beim Apomorphin, und Sie verstehen den Vorteil dieses Medikamentes vor den magenreizenden Stoffen, wenn wir, ohne die Magenschleimhaut zu belästigen, das Zentrum selbst beeinflussen können. Freilich hinterbleibt immer nach dem Erbrechen eine Art von Schwächegefühl, die besonders die Muskulatur betrifft, aber dies läßt sich nicht vermeiden; wir sind schon froh, wenn wir die Brechwirkung von einem Stoffe kennen, der, wie das Apomorphin, nicht erst lange ein allmählich einsetzendes Übelgefühl hervorruft, sondern schnell den gewünschten Zweck ohne allzuviel Unannehmlichkeiten erreichen läßt. Es geht nämlich dem Erbrechen ein Stadium voraus, in welchem eine gewisse Übelkeit besteht, ein vermehrter Speichelfluß einsetzt und auch die Luftröhrenschleimhaut lebhafter absondert. Dieser Zustand ist unangenehm, und wir bevorzugen die Brechmittel, welche ohne allzulanges Vorstadium ihr Ziel erreichen. Auf der anderen Seite kann aber auch ein solches reichlicheres Absondern der oberen Luftwege erwünscht sein, wenn dabei die Übelkeit nicht in den Vordergrund tritt, z. B. um zähes Sekret in der Luftröhre zu verflüssigen und dadurch zum Auswerfen zu bringen. Daher machen wir von den langsam wirkenden Brechmitteln als „Expektorantien" Gebrauch, so z. B. von der Ipecacuanhawurzel, die eben wegen ihrer langsamen Wirkung als Brechmittel weniger geeignet erscheint wie als Medikament zur Verflüssigung des zähen Sekretes bei Katarrhen der Luftwege. Der auswurfbefördernde Stoff, das Emetin, wirkt in größeren Dosen brechenerregend, wie alle solche Körper; außerdem enthält die Wurzel noch eine Gerbsäure, welche — neben Emetin — bei tropischer Ruhr wirksam ist. Sie werden jetzt, wo sie den Mechanismus der Wirkung der einzelnen Stoffe kennen gelernt haben, sich auch nicht mehr wundern, warum man so häufig von der Kombination zweier Arzneistoffe Gebrauch macht, die scheinbar eine entgegengesetzte Wirkung haben, wie von der Kombination des Morphins mit der Ipecacuanhawurzel im Dowerschen Pulver; wenn dies bei Husten zur Anwendung kommt, so bekämpft man zwar den Husten durch Morphin und fördert ihn durch Ipecacuanha, aber die letzte Wirkung der Stoffe ist dabei doch keine entgegengesetzte, sondern der eine Stoff unterdrückt in kleiner Dose das Hüsteln, die unwirksamen

Hustenstöße, der andere verflüssigt das Sekret, und so kommt es zu seltenem, aber wirksamem Aushusten. Und in demselben Sinne gibt man lieber statt des Brechweinsteins das Stibium sulfuratum aurantiacum als Expektorans, weil es milder längere Zeit wirkt; der Brechweinstein selbst ist überhaupt etwas zu giftig für die arzneiliche Anwendung; seine Wirkung beruht wie die des Kupfers auf einer Magenreizung. Diese erst reizt das Brechzentrum, während die direkte Erregung dieses Zentrums durch Apomorphin prompter den Reflex auslöst.

Sie sehen auch hier wieder, wie gerade einige Nervenzellenhaufen, die miteinander verknüpft sind, durch ein Alkaloid ausschließlich beeinflußt werden, und Sie werden sich nicht wundern, wenn wir auch bei der Wirkung anderer Alkaloide so häufig einer Erregung oder Lähmung derartiger Zentren begegnen. Solche Zentren, die eine ganze Reihe von verschiedenen Muskeltätigkeiten zusammenfassen, und von denen viele zwar dieselben Muskeltätigkeiten umfassen, aber in anderer Zusammenstellung, zu einem anderen Zweck, werden wir nun dort in reicher Menge vorfinden, wo die Muskeln ohne unseren Willen funktionieren müssen, auf dem Gebiete des vegetativen Lebens. Dazu kommt noch, daß auch alle Drüsentätigkeit ständig in geregelter Form ablaufen muß, in einer Form, daß ein bestimmter Zweck etwa eine Verdauungstätigkeit, ohne allzuviel Kraftaufwand ablaufen kann, daß also auch hierbei das regelnde Eingreifen des Nervensystems erforderlich ist, wieder in Form von Zentren, die durch einen Reiz in Aktion gesetzt, die notwendigen Funktionen in richtiger Stärke, richtiger Auswahl und richtiger Folge ablaufen lassen. Daher finden wir gerade auf dem der Willkür entzogenen Gebiete eine reiche Verknüpfung der Nervenzellen, die einen bestimmten Vorgang beherrschen, eine reiche und vielfache Verknüpfung nach den verschiedenen Richtungen hin. Sie wissen, daß sich die Pupille des Auges verengt, wenn viel Licht ins Auge fällt, und Sie können diesen Vorgang beobachten, wenn Sie bei schwacher Beleuchtung in den Spiegel blicken und dann das Auge einer stärkeren Belichtung aussetzen. Die Pupille hat sich auf Lichteinfall hin verengt. Dasselbe geschieht aber auch, wenn das Auge im Halbdunkeln bleibt und in das andere bisher geschlossene Auge Licht fällt, die Lichtreaktion ist also beiderseits verknüpft. Oder Sie betrachten die Pupillenweite eines Ihrer Augen bei fern gehaltenem Spiegel und nähern ihn dann rasch dem Auge, dann wird ebenfalls die Pupille eng. Ein Vorgang, der im ersten Versuch sich vollzog, um einer Blendung vorzubeugen, hat jetzt stattgefunden im Interesse der deutlichen Abbildung des Bildes, um die störenden Randstrahlen abzublenden, die sich natürlich bei nahem Objekt wegen des breiteren Strahlenkegels mehr bemerkbar machen als bei fernem Objekt, wo der Strahlenkegel viel enger, spitzer ist. Aber noch andere Reaktionen zeigt die Pupille, die nicht mehr in das Gebiet des zweckmäßigen fallen; wenn Sie Ihre Pupille beim Bestreichen ihrer Wange oder Ihres Armes kontrollieren, so werden Sie sehen, daß sie sich erweitert, sobald ein Reiz die Haut trifft. Also Reaktionen in verschiedener Weise auf verschiedene Eindrücke hin. Und wenn ich Sie erinnern darf an Reaktionen, die der Petersburger Physiologe Pawlow gefunden hat, die sich am Verdauungsapparat abspielen und die uns eine ungeahnte Zweckmäßigkeit dartun, so werden Sie die Bedeutung dieser unserem Willen entzogenen Reflexe einsehen. Wenn man nämlich einem Hund in den Mund Nahrung einführt, so erfolgt sofort eine Speichelabsonderung; gleichzeitig mit der Nahrungszufuhr erfolgt eine Sekretion von Magensaft, ja schon bei dem Gedanken an eine leckere Mahlzeit läuft einem nicht nur das Wasser im Munde zusammen, sondern der Magen liefert auch gleichzeitig die zur Verdauung nötige Salzsäure. Dies stellt die Bedeutung des Appetits ins rechte Licht, die Wirkung der Gewürze, der Zubereitung für die Ausnutzung der Nahrung und läßt uns erkennen, wie nicht nur die chemische Beschaffenheit der Nahrung, sondern auch allerlei Begleitmomente für die Bekömmlichkeit einer Nahrung in Frage kommt. Und wie wir bisher die Tätigkeit des vegetativen Lebens nicht nur in dem einen Sinne, z. B. an der Pupille in verengerndem sich abspielen sahen, sondern auch in entgegengesetztem, so sind auch alle Vorgänge in diesem System fördernden und hemmenden Einflüssen zugänglich, geradeso wie wir es bei den Reflexen der willkürlichen Körpermuskulatur kennen lernten. Auch hier ist die Funktion präziser, durch das Gegenspiel von fördernden und hemmenden Impulsen, geradeso wie die Bewegung der Körpermuskulatur exakter verläuft, wenn ein gewisser Widerstand durch eine stärkere Gewalt überwunden wird, wenn ein Steuer durch gleichzeitiges und verschieden starkes Anziehen beider Stränge genauer zu regulieren ist. Und so begegnen wir im Körper, soweit er die vegetativen Funktionen vollzieht, die Absonderung der Drüsen, die Bewegungen des Darmes, der anderen Hohlorgane, der Harnblase, des Uterus, die Zusammenziehung des Herzens, die Spannung der Blutgefäße, immer dem Gegenüber zweier entgegengesetzter Impulse: alle diese Organe stehen gleichzeitig unter der Herrschaft von Nerven, die die Funktion des Endorganes fördern und hemmen. Dabei hängen auch diese Nervensysteme zusammen mit dem Zentralorgan, nur sind ihre Zwischenstationen, die untergeordneten Zentren andere, und auch anatomisch anders gelagert, sie liegen nicht in der grauen, auf dem Durchschnitt schmetterlingsförmig aus ehenden Substanz des Rückenmarkes, sondern ihre letzten Endstationen, wo zum letztenmal eine Nervenzelle in den Gang der Erregung, in den Gang des Impulses eingeschaltet ist, befinden sich zerstreut in allen möglichen Nervenanhäufungen häufig in den Organen selbst. Aber nicht immer liegen die letzten Endstationen, die bei der willkürlichen Muskulatur die großen Vorderhornzellen waren, in den Organen, sondern zum Teil auch in regelmäßigen Haufen rechts und links vom Rückenmark, verbunden durch Zweige mit dem Rückenmark wie untereinander, so daß sich ein strickleiterähnliches Bild ergibt. Dieses Nervensystem nennt man das sympathische Nervensystem, aber es stellt nur einen Teil des vegetativen Nervensystems dar. Wo nämlich eine Anordnung nach Abschnitten, gewissermaßen wurmförmig (wo immer ein gleichwertiger Abschnitt dem anderen folgt), nicht vorhanden ist, wie im Gehirn und dem letzten Ende des Rückenmarks, da fehlt auch ein solches zu beiden Seiten des segmentalen Rückenmarkes angeordnetes Nervensystem, und die von dort abgehenden vegetativen

Nerven verbreiten sich im ganzen Körper. Aber sie gehören nicht mehr dem sympathischen System an, sondern stellen eine zweite Form des vegetativen Systems dar, das sog. autonome oder parasympathische. Diese beiden Systeme sind funktionelle Gegensätze: wenn das eine System fördernd auf eine Funktion einwirkt, so beeinflußt das andere das Endorgan in lähmendem Sinne. Also wir haben zweierlei Nervensysteme für die vegetativen Funktionen des Körpers vor uns, die einander entgegenarbeiten und zwischen denen ein Gleichgewichtszustand besteht, indem von jedem derselben Erregungen ausgehen, die sich gegenseitig die Wage halten. Die Verzweigungen dieser Nervensysteme sind nun derart, daß vom Übergangsteil des Gehirns ins Rückenmark der größte Teil der parasympathischen Nerven entspringt und sich im ganzen Körper verteilt, weswegen auch der Hauptnerv dieser Gruppe den Namen Vagus, der herumschweifende, trägt. Nur die Beckenorgane beziehen ihre parasympathischen Nerven vom letzten Ende des Rückenmarks. Es verbreiten sich also solche autonome oder parasympathische Nervenfasern in der Hauptsache vom Hals abwärts im Körper. Die sympathischen Nerven, die rechts und links vom Rückenmark gelegen sind, bleiben dagegen vielfach in derselben Höhe des Körpers, nur zum Kopf müssen sie aufwärts ziehen. Da es nun für den Ablauf der vegetativen Funktionen von großer Wichtigkeit sein wird, daß diese Nervensysteme in richtiger Weise zusammenarbeiten, so werden Unterstationen in reicher Zahl in den Verlauf des Nervensystems eingeschaltet sein, die aus Nervenzellen bestehend, die verschiedenen Tätigkeiten zusammenfassen. Dies ist um so nötiger, als diese Funktionen dem regelnden Einfluß des Willens entzogen sind. Und wie diese beiden Nervensysteme funktionelle Einheiten sind, so zeigen sie auch häufig gegenüber von Giften die gleiche Empfindlichkeit. Es gibt Gifte, die nur auf die sympathischen Nervenenden wirken, ebenso solche, welche nur die parasympathischen Nervenenden beeinflussen. Es handelt sich also um eine ganz strenge Auswahl des Angriffspunktes der Giftstoffe. Und erst die Kenntnis der Verbreitung dieser vegetativen Nerven hat es ermöglicht, sich ein Bild von der Wirkung dieser Stoffe zu machen, die an den verschiedensten Arten von Organen eine Funktionsänderung hervorrufen. Dabei zeigt sich nun, daß manche Stoffe eine erregende, andere eine lähmende Wirkung entfalten. Wenn z. B. ein Stoff erregend auf die sympathischen Nerven wirkt, so ist an allen Organen der Erfolg derselbe, wie er auch auftritt, wenn man die sympathischen Nerven durch den elektrischen Strom reizt. Ja die Übereinstimmung ist eine so große, daß auch dann die Organe verschieden beeinflußt werden, wenn den Nerven bei verschiedenen Tierarten eine verschiedene Funktion zukommt. So führt die elektrische Reizung des sympathischen Nerven, der zur Harnblase verläuft, bei dem Kaninchen zu einer Zusammenziehung des Hohlorgans, bei der Katze zu einer Erschlaffung; und geben wir den Tieren den wirksamen Stoff aus der Nebenniere ein, so ruft er Zusammenziehung der Blase beim Kaninchen, Erschlaffung der Blase bei der Katze hervor. Häufig ist der anatomische Verlauf der vegetativen Nerven ein sehr komplizierter; sie gesellen sich anderen willkürlichen Nerven zu, gehen durch Anhäufungen von Nervenzellen hindurch, die auf den verschiedensten Organen liegen in solchen Anhäufungen von Nervenzellen haben wir häufig die letzte Endstation vor uns, in welcher eine Nervenzelle in den Verlauf des Nerven eingeschaltet ist. Nun ist die Kenntnis dieser Verhältnisse deswegen von Wichtigkeit, weil der weiter in die Peripherie laufende Nervenstamm eine Faser, ein Teil dieser letzten Stelle ist, der von der Zelle abgetrennt, zugrunde geht. Ist oberhalb dieser letzten Nervenzelle der Stamm des Nerven durchtrennt oder durch einen Krankheitsprozeß unterbrochen, gedrückt, entzündet, gelähmt, so bleibt immer noch eine gewisse Funktion des Organs erhalten, da die letzte Zelle noch Erregungen dem Organ zuführen kann, ist die Nervenfaser unterhalb ihrer Zelle durchtrennt, so hört ihr Leben und ihre Funktion peripherwärts auf. Eine Anzahl von Nerven gehen nun aber auch durch eine solche Anhäufung von Nervenzellen hindurch, ohne daß sie dort aufhören und ihre Erregung einer neuen Zelle weitergeben, sondern sie gehen an den dort gelegenen Nervenzellen vorbei, sind Fasern höherer Zellen; und es ist nun für unsere Kenntnis vom Ablauf der Funktionen wichtig, wie auch für die Beurteilung der Folgen einer Verletzung etc., ob solche Nervenzellen, solche Unterstationen in den Verlauf eines anatomisch sichtbaren Fädchens von Nervensubstanz eingeschaltet sind oder nicht. Dies läßt sich durch die mikroskopische Untersuchung nicht entscheiden, weil wir immer nur ein kleines Bildchen betrachten können, aber nicht den ganzen Verlauf. Hier hat die Prüfung durch gewisse Giftstoffe Klarheit gebracht, und wir haben in der Empfindlichkeit gegen Gifte ein Mittel, um die Zugehörigkeit der Nerven zu einem bestimmten System zu entscheiden, auch wenn wir den Weg und Ursprung der Faser nicht kennen. Ein Gift gibt es, welches nur die eingeschalteten Zellen beeinflußt, dagegen auf den Nervenstamm, die Nervenfaser keinerlei Wirkung besitzt: das Nikotin: Dem Nikotin kommt eine auslesende Wirkung auf die letzten Endstationen der vegetativen Nerven zu, auf die letzten Zellen des sympathischen wie auch des parasympathischen Systems. Am Halse liegen drei sympathische Zellenhaufen, durch Fasern miteinander verbunden; von diesen gehen die Nerven nach oben zum Kopfe und unter anderem auch zu der Pupille des Auges. Reizt man nun zwischen den Nervenzellenhaufen am Halse den Sympathikus, so erweitert sich die Pupille; pinselt man aber auf den obersten Haufen von Zellen Nikotinlösung auf, so bleibt der Reiz erfolglos, und erst die Reizung oberhalb des letzten Zellhaufens führt wieder zu Erweiterung der Pupille. Wir schließen also, daß dort eine Zelle in den Verlauf der pupillenerweiternden Sympathikusfasern eingeschaltet ist; wenn diese Zelle durch Nikotin gelähmt wird, so kann sie den Reiz nicht weitergeben, nicht auf ihre Nervenfaser übertragen. Erst wenn diese Faser — weiter peripher — direkt durch den elektrischen Strom gereizt wird, sehen wir einen Erfolg. Dabei tritt zuerst bei der Applikation von Nikotin eine Reizung der Zellen auf, später die Lähmung. Und man hat früher Nikotinklistiere zur Anregung der Darmbewegungen gegeben, eben wegen des Reizes, den Nikotin auf die Nerven ausübt, die die Darmbewegungen veranlassen; heute, wo man die Giftigkeit des Nikotins kennt, ist eine solche Therapie verlassen worden. Dabei macht Nikotin keinen Unterschied bei seiner Wirkung zwischen sympathischen und parasympathischen Zellen, alle Zellen des vegetativen Lebens werden nach kurzer Reizung gelähmt. Will man also eine reizende Wirkung des vegetativen Systems erzielen im Sinne einer Auffrischung der vegetativen Funktionen, so darf man nicht allzuviel Nikotin zuführen, sonst schlägt die Reizung in die Lähmung um, und will man eine solche Erregung über längere Zeit ausdehnen, so muß zwar ständig neues Nikotin zugeführt werden, zum Ersatz des ausgeschiedenen, aber immer nur kleine Mengen: Die Empirie der Wilden hat die zweckmäßigste Form für eine solche Dosierung gefunden, man raucht die Blätter der Tabakpflanze und bringt so dauernd durch Destillation kleine Mengen in die Mundhöhle, von wo sie verschluckt werden. — Lassen Sie mich Ihnen noch ein Beispiel für die genaue Lokalisation der Giftwirkung anführen. Zum Herzen zieht ein parasympathischer Nerv, der den Herzschlag bremst, hemmt, verlangsamt, ja stillstellt, der Vagus. Wenn ich den Vagus am Froschherzen elektrisch reize, so hört der Herzschlag auf, das Herz steht still. Bringe ich dann etwas Nikotinlösung auf das Herz, so ist die Reizung des Vagus ohne sichtbare Folgen; das Herz schlägt ruhig weiter. Reize ich aber durch Auflegen der Elektroden auf den Vorhof des Herzens die letzten Endigungen des Vagus selbst, so steht das Herz still, also muß die Wirkung des Nikotins an einer Zwischenstation zustande gekommen sein. Wenn man jetzt Atropin aufs Herz bringt, so bleibt auch eine Reizung des Vorhofes ohne Erfolg, das Herz schlägt ruhig weiter. Atropin hat also auch die letzten Endigungen des Nervus Vagus außer Funktion gesetzt, seine Wirkung liegt peripherer als die des Nikotins. Wir erfahren also vom Verlauf des Vagus, daß er zu Nervenzellen führt, die im Herzen selbst gelagert sind, und daß diese Nervenzellen ihre Fasern im Herzen verzweigen lassen. — Organe des vegetativen Lebens dienen den verschiedenen Funktionen; einmal ist es der Kreislauf, das Herz und die Blutgefäße, welche solchen Nerven unterstehen, dann sind es die Atmungsorgane, die Luftröhre mit den Lungen; ferner der Verdauungskanal mit seinen beiden Funktionen der chemischen Aufschließung der Nahrungsstoffe und der Fortbewegung derselben, also es sind die Drüsen, Speicheldrüsen, Magen- und Darmdrüsen, Bauchspeicheldrüse und das muskulöse Rohr, in dem die Nahrung weitergeführt wird, deren Tätigkeit die vegetativen Nerven beherrschen; dazu kommt die Harnblase, die Genitalorgane und endlich die Schweißdrüsen der Haut. Auch das Auge unterliegt der Herrschaft von vegetativen Nerven; und zwar ist es einmal die Weite der Pupille, welche von der Tätigkeit solcher Nerven abhängt, und dann die Einstellung des Auges für das Nahsehen, die Akkommodation. Wir haben schon einige Reflexe der Pupille kennen gelernt, und wir sehen ständig ein Spiel der Pupillen vor sich gehen, welches die psychischen Vorgänge begleitet. Die Weite der Pupille, des schwarzen Sehloches in der Regenbogenhaut, deren Hauptfarbe braun oder blau ist, ist von dem Spannungszustand zweier Muskeln abhängig, die beide in der Regenbogenhaut liegen: einmal ein Ringmuskel um das Loch der Pupille herum und dann ein speichenförmig angeordneter Muskel, der vom inneren Rande zum äußeren festgewachsenen Rande der Iris verläuft. Zieht sich der Ringmuskel zusammen, so verengt sich die Pupille, kontrahiert sich der radiäre Muskel, so wird sie weit. Wenn wir nun bei der Wirkung eines Giftes weite Pupillen beobachten, so kann entweder der Ringmuskel gelähmt sein, dann überwiegt die Spannung des Speichenmuskels, oder es kann der speichenförmige Erweiterer gereizt sein, auch dann wird er die Pupille auseinanderziehen. Und ebenso sind bei enger Pupille zwei Wirkungsmechanismen möglich. Wir haben bei zwei verschiedenen Vorgängen, der Erweiterung oder der Verengerung der Pupille, viererlei Angriffspunkte für die Giftwirkung, und wir sehen auch hier wieder die entgegengesetzte Tätigkeit der beiden vegetativen Nerven, der sympathischen und der parasympathischen. Der ringförmige Schließmuskel bezieht seinen Nerven vom parasympathischen System, zum speichenförmigen Erweiterer zieht der sympathische Nerv. Einen Giftstoff für parasympathische Endigungen haben wir schon erwähnt und beim Herzhemmungsnerv, der diesem parasympathischen System angehört, das Atropin als einen lähmenden Stoff kennengelernt, welcher eine Reizung des Hemmungsnerven illusorisch machte. So lähmt das Atropin auch am Auge den Verengerer der Pupille, und daher werden die Pupillen weit, was dem Auge einen tiefschwarzen, leuchtenden Ausdruck verleiht, weswegen die Pflanze, die uns das Atropin liefert, Belladonna heißt. Wir werden noch sehen, daß auch die Endigungen der parasympathischen Nerven in anderen Organen gelähmt werden, daher stellen die Speicheldrüsen ihre Tätigkeit ein, was zu Trockenheit im Munde und Schlunde führt und zu erschwertem Schlucken, die Schweißdrüsen der Haut hören mit der Absonderung auf, daher werden Schweiße unterdrückt, der Vagus im Herz übermittelt nicht mehr die hemmenden Impulse, daher wird der Puls schnell; die Absonderung der Salzsäure im Magen hört auf, was beim Vorhandensein eines Magengeschwürs die Selbstverdauung des Magens verhindert; krampfhafte Spannungen im Verdauungsrohr lösen sich, und auch die Spannung der kleinen Luftröhrchen in der Lunge läßt nach, eine Spannung, deren krampfhafte Ausbildung zum Asthma führt. Überall also, wo parasympathische Nerven die Tätigkeit von Organen regulieren, entfaltet Atropin seine lähmende Wirkung, eine Wirkung, die sich nach außen hin nicht immer als Hemmung der Organtätigkeit kundgibt, sondern nur dort, wo die para-

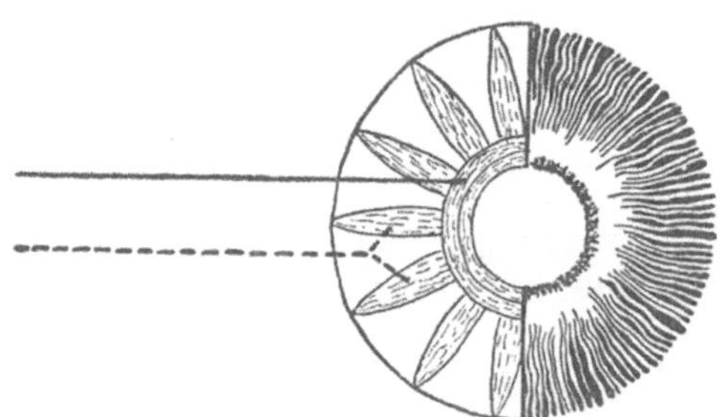

Abb. 9. Regenbogenhaut des Auges, links schematisch. Der runde Verengerer der Pupille, des Sehloches, wird durch den parasympathischen Nerven —— versorgt (Reizung durch Physostigmin, Lähmung durch Atropin); der speichenförmige Erweiterer wird durch den Sympathicus --- versorgt (Reizung durch Adrenalin).

sympathischen Nerven die Funktionen fördern. Aber z. B. am Herzen sehen wir vermehrte Tätigkeit, hier wirken diese Nervenfasern hemmend und durch Fortfall dieser Hemmung erscheint der Herzschlag beschleunigt. Sie verstehen vielleicht, wenn Sie von so vielen hemmenden Einflüssen hören, jetzt auch, daß wir das Recht haben, auch den Fortfall von Hemmungen dort zu vermuten, wo wir eine nach außen hin gesteigerte Tätigkeit sehen, wie wir es beim Alkohol taten. — Funktionell verknüpft mit der Pupillenverengerung beim Einwärtsrollen der Augäpfel ist die Einstellung der Augenlinse für die Nähe durch Annahme einer stärkeren Krümmung. An der Linse des Auges ist nur ein Muskel vorhanden, aber wir sehen auch hier das Prinzip der gegensätzlichen Wirkung zweier Impulse, wodurch das Funktionieren exakter wird, wieder, nur daß es nicht zwei Muskeln sind, die gegeneinander arbeiten, sondern die elastische Kraft der Linse, vom Muskel unterstützt, und die der Augenhaut; die Linse selbst will sich stark krümmen, während sie die Augenhaut zu einer flachen Scheibe auseinander zieht. Immer, wenn wir für die Nähe akkommodieren, gerät auch der Verengerer der Pupille in Erregung, die Augenblende, denn das ist die Regenbogenhaut, stellt sich gleichzeitig für die Nähe ein, engt den Strahlenkegel des Lichtbündels ein. Träufeln wir also Atropin ins Auge ein, so ist die Pupille weit und eine Fülle von Licht dringt ins Auge; auch dann, wenn wir — durch Kleinerstellen der Blende — bei heller Beleuchtung dieseLichtfülle einschränken wollten, weil unser Nervenimpuls an dem gelähmten Ende des Nerven nicht wirksam ist; daher treten Blendungserscheinungen auf. Gleichzeitig können wir in die Nähe nicht mehr deutlich sehen, z. B. nicht lesen, beides Erscheinungen, die unangenehmer Art sind; wir werden also zu Untersuchungszwecken nicht gern Atropin verwenden, das außerdem noch eine lange Nachwirkung hat; bis zu acht Tagen können die Erscheinungen am Auge bestehen bleiben, und ebenso dauert der schnelle Puls sehr lange Zeit an. Weswegen wir nun so häufig vom Atropin in der Behandlung von Augenleiden Gebrauch machen, liegt an der Lähmung des Pupillenverengerers; denn bei enger Pupille wird die Regenbogenhaut, die Iris, in einem Zustande der Spannung erhalten und nur bei weiter Pupille ist sie entspannt, gerefft, auf einen schmalen schlaffen Saum beschränkt. Und bei allen entzündlichen Vorgängen der Iris oder auch bei Katarrhen des äußeren Auges, die auf sie übergreifen können, heben wir durch Atropin die Spannung der Iris auf, denn die erste Bedingung für die Ausheilung erkrankter Organe ist Ruhe. Dabei sehen wir zunächst in dem behandelten Auge eine weite Pupille, erst wenn das Atropin in den allgemeinen Kreislauf eingedrungen ist, tritt auch eine Erweiterung der anderen Pupille auf, das erste Zeichen einer Vergiftung oder einer Nebenwirkung, denn diese aus dem gleichen Grunde auftretende Wirkung ist ungewollt und unnütz. Sie sehen hier wieder die willkürliche Abgrenzung zwischen Wirkung und Nebenwirkung, die nicht durch die Art der Giftwirkung bedingt ist, sondern durch den Zweck, den wir erreichen wollen, wenn wir die Beeinflussung des einen Auges Wirkung, die des anderen Auges Nebenwirkung nennen. Und ebenso werden wir bei der Asthmabehandlung den Krampf der Verzweigungen der Luftröhre nur bekämpfen können, wenn wir die Trockenheit im Halse mit in Kauf nehmen. Gleichzeitig mit der lähmenden Wirkung der parasympathischen Endigungen entfaltet Atropin erregende zentrale Wirkungen, Erregungen des Großhirns, es kommt zu Halluzinationen und konfusen Handlungen, weswegen die Pflanze den Namen Tollkirsche trägt. So ist es einmal in einer Davoser Pension durch Verwechslung der Wurzeln mit Schwarzwurzel zu einer Vergiftung aller Pensionsinsassen gekommen, die alle ohne Ausnahme das Bild der akuten Verrücktheit boten und die unsinnigsten Dinge anstellten; am anderen Tage war dann die Vergiftung verklungen und bis auf die Erscheinungen am Auge und am Herzen der Normalzustand wiederhergestellt. Gleichzeitig mit diesen Erregungen geht auch ein narkotischer Einfluß, der besonders beim Skopolamin, einem dem Atropin nahestehenden Stoffe, ausgeprägt ist, und daher geben wir diesen Stoff mit so großem Erfolge bei aufgeregten Geisteskranken und auch bei körperlicher Übererregung wie bei Zittern der alten Leute. Eine ähnliche zentrale Erregung des Atemzentrums haben wir schon beim morphinbetäubten Atemzentrum kennen gelernt, wie überhaupt die Atropinwirkung manches Gegensätzliche zu der Morphinwirkung zeigt, ohne daß die beiden Stoffe Antagonisten im engeren Sinne wären. Lassen Sie mich Ihnen noch kurz die Stoffe nennen, welche ebenfalls an der Pupille wirksam sind: so sind es erstens alle Substanzen, welche gleichfalls an den parasympathischen Endigungen angreifen, aber in umgekehrtem Sinne, in reizendem. Da sehen wir beim Pilokarpin und Physostigmin gerade die entgegengesetzten Wirkungen auftreten als nach Atropin. Denn diese Stoffe verengern die Pupille, regen den Akkommodationsmuskel zur Kontraktion an, stellen also das Auge krampfhaft für das Nahsehen ein. Der Angriffspunkt für diese pupillenverengernde Wirkung liegt wie beim Atropin in den parasympathischen Nervenenden im Ringmuskel, die in Erregung geraten. Dabei kann anfänglich noch eine Einträufelung von Physostigmin die durch Atropin erweiterte Pupille wieder verengern; aber größere Dosen von Atropin können zu kompletter Lähmung der Nerven führen, so daß keine noch so große Gabe von Physostigmin zu einer Erregung Veranlassung geben kann. Gleichzeitig treten auch an den anderen parasympathischen Nerven Erregungen auf Physostigmin und Pilokarpin hin ein: es erfolgt eine vermehrte Speichelabsonderung, starkes Schwitzen setzt ein; weswegen man vom Pilokarpin als Schwitzmittel Gebrauch macht; dann kommt es am Darm zu Erregungen, zu stürmischer Darmbewegung und man hat in neuerer Zeit diese Wirkung des Physostigmins bei Darmlähmung benutzt. Am häufigsten aber wird in der Augenheilkunde von diesem Stoffe Gebrauch gemacht, und zwar, um die Pupille eng zu machen, um die Iris zu spannen. Es befindet sich, wie Ihnen bekannt sein wird, der Augapfel immer in einem Zustande der Spannung, dauernd wird in das Augeninnere eine Flüssigkeit abgesondert, die es am Rande der Iris durch kleine Kanäle wieder verläßt, also dicht unter der durchsichtigen Hornhaut. Diese Flüssigkeit ist nur im vorderen Abschnitt des Auges enthalten, der Hauptteil der Kugel, der hinter der Linse liegt, wird durch eine gallertartige Masse, den Glaskörper, ausgefüllt. Nun gibt es Krankheitszustände, die zu einer Druckerhöhung des Augeninneren führen, und die man mit dem Namen des grünen Stars belegt hat; solche Druckerhöhungen sind von starken Schmerzen begleitet und gefährden den Fortbestand des Sehvermögens in hohem Maße. Man kann nun diese Druckerhöhung dadurch bekämpfen, daß man für genügenden Abfluß der abgesonderten Flüssigkeit sorgt, also für ausgiebiges Wegsamsein des Winkels zwischen Hornhaut und Iris. Man spannt also bei solchen Erkrankungen die Iris, damit sie nicht schlaff gerade in der Gegend dieses Winkels liegt, wie es bei weiter Pupille der Fall ist; man träufelt Physostigmin ins Auge.

XVII. Vorlesung.

Reizende und lähmende Wirkung sind vielleicht nur verschiedene Stadien desselben Wirkungsmechanismus: Vorgang des Eindringens und Zustand der Giftbindung. — Erregung der sympathischen Enden durch Nebennierensubstanz: Pupillenerweiterung, Blutdrucksteigerung durch Gefäßkontraktion nach Adrenalin. — Blutdrucksenkung nach Chloroform. — Chloralhydrat, Nitrite, z. B. Amylnitrit. — Herzwirkung der Gifte des vegetativen Nervensystems: Muskarin und Atropin als parasympathische, Koffein, Theobromin und Nebennierensubstanz als sympathische Gifte.

Auch am Herzen machen sich die Wirkungen von diesen Stoffen geltend, da auch hier parasympathische Nerven — und sympathische gleichfalls — die Tätigkeit des Herzens regulieren. Sie wissen ja, daß der Nervus vagus den Herzschlag hemmt, das bei Reizung dieser Nerven mit elektrischen Schlägen der Herzschlag langsamer wird, ja ganz ausbleibt. Und eine solche Reizung der parasympathischen Nerven veranlassen die Stoffe Physostigmin und Pilokarpin. Wir werden darüber noch bei Besprechung der Kreislaufwirkungen der Mittel zurückkommen, die das vegetative Nervensystem beeinflussen. Und Sie werden sich vielleicht wundern, daß in der Natur Stoffe zu finden sind, die eine so gegensätzliche Wirkung an ganz bestimmten Stellen über den ganzen Körper zerstreut entfalten; schon das früher scheinbar regellose Angreifen an so verschiedenen Punkten erschien merkwürdig; die Erkenntnis, daß es sich dabei immer um eine Beeinflussung derselben Elementarapparate handelt, hat die Frage nach den Angriffsstellen beantwortet. Immer aber scheint es wunderbar, daß sich Stoffe finden, die gerade in entgegengesetztem Sinne diese Apparate beeinflussen. Aber es liegen Beobachtungen vor, welche uns auch dieses gegensätzliche Wirken verständlich machen können. Schon vom Nikotin sahen wir, daß es die Nervenzellen beim Aufträufeln zunächst reizt und dann lähmt, daß also zwei Stadien in der Wirkung hervortreten, erst ein Stadium der Erregung, dann ein solches der Lähmung. Nun scheint es so, als handle es sich bei allen Reizwirkungen immer nur um den Vorgang des Eindringens, nicht um den Zustand der Giftsättigung. Und es wäre möglich, daß alle diese Stoffe schließlich in ganz derselben Weise wirkten, daß alle beim Eindringen in die giftempfindlichen Apparate reizend, erregend wirkten, und daß durch die später erfolgende chemische Bindung dann die Lähmung der Funktion zustande käme. Nun fehlen den Körpern der lähmenden Reihe, also z. B. dem Atropin erregende Wirkungen keineswegs, und wir können häufig am Herzen zunächst eine Verlangsamung des Herzschlages beobachten, dann erst die schnellen Pulse durch Lähmung des hemmenden Nerven. Und wir sehen bei jungen Katzen nach Einträufelung von Atropin ins Auge sofort ein lebhaftes Speicheln einsetzen, während die Trockenheit des Mundes, das Versiegen des Speichelflusses erst nach einiger Zeit zu bemerken ist. Dann hätten wir aber bei allen diesen Stoffen denselben Wirkungsmechanismus vor uns, nur daß einige das erste Stadium über lange Zeiten ausdehnen, andere sofort in das zweite eintreten. Denken Sie etwa an Unterschiede der Diffusionsgeschwindigkeit, und Sie hätten dann bei gleichem Wirkungsmechanismus eine Vorstellung, weswegen die eine Gruppe dieser Stoffe praktisch lähmend, die andere praktisch erregend wirkt; im Gegensatz zu der erregenden durch die Eindringungsgeschwindigkeit gegebenen Wirkung würde dann die lähmende Wirkung auf dem chemischen Charakter beruhen, der gleichzeitig die Stelle des Angriffpunktes bestimmt. Daß in der Tat solche Erregungen nur während des Eindringens eines Giftstoffes zustandekommen, werden wir noch beim Adrenalin sehen. Also Möglichkeiten des Verstehens für diese im Angriffspunkt übereinstimmenden, in der Richtung der Wirkung sich gegenüberstehenden Stoffe gibt es schon, wenn auch über diese Vorstellungen noch nicht die Akten geschlossen sind. — Wenn wir sahen, daß Substanzen die Weite der Pupille in entgegengesetztem Sinne beeinflussen, so geschah dies dadurch, daß dasselbe Elementarorgan in umgekehrter Weise von ihnen angegriffen wurde, daß der eine Teil der Nerven bald in lähmendem, bald in reizendem Sinne beeinflußt wurde. Wir bringen die durch Atropin in erweiterten Zustand versetzten Pupillen durch Pilokarpin wieder zur Verengerung, indem wir das Gleichgewicht zwischen sympathischem und parasympathischem Nervensystem einseitig, auf derselben Seite beeinflußten, indem wir die eine Seite der Wage, die vorher belastet war, wieder entlasteten. Aber wir können auch auf der Gegenseite, auf der Seite der sympathischen Nerven, die Wage belasten und die Zunge der Wage wird wieder auf Null einspielen. Dies geschieht also dann durch Treffen der sympathischen Nerven; dabei sind die zwei Möglichkeiten gegeben, daß sympathikuserregende Stoffe die Pupille erweitern, sympathikuslähmende sie verengern, jetzt aber nicht durch Spannungschwankung im ringförmigen Verengerer, sondern durch Änderung der Spannung des speichenförmigen Erweiterers. Nun kennen wir sympathikuslähmende Giftstoffe nicht, sondern nur solche, die erregend auf die sympathischen Enden wirken. Als Repräsentant dieser sympathischen Reizwirkung gilt die Nebennierensubstanz, das Adrenalin. Überall, wo sympathische Nerven vorkommen, findet durch Adrenalin eine Erregung statt, und zwar hier ebenso wie bei den eben besprochenen parasympathischen Giften peripher, immer lokal an der Stelle des Auftreffens dieser Substanzen auf die Endigungen der Nerven. Wir sehen also einmal solche Wirkungen nach Aufnahme des Stoffes in den Körperkreislauf, wir sehen sie aber auch bei der lokalen Applikation oder am isolierten Organ. Peripher, lokal waren ja auch die Wirkungen von Atropin und Physostigmin, denn sie kommen bei der Einträufelung ins Auge selbst zustande. Dies ist nun beim Adrenalin beim Menschen nicht der Fall, da sehen wir keine Pupillenwirkung, wenn wir die Lösung ins Auge bringen, oder doch nur bei besonders empfindlichen Menschen; offenbar dringt die Substanz nur langsam durch die Hornhaut ins Innere des Auges ein, und sie wird dann vom Blut- und Lymphstrom schnell fortgeschwemmt. Aber im Auge des Frosches haben wir ein Präparat, das wir in eine Adrenalinlösung hineinbringen können und an dem wir die Wirkung deutlich verfolgen können. Dies beruht nicht nur darauf, daß an einem isolierten Organ die Wegschwemmung des Giftes ausgeschlossen ist, sondern der Hauptgrund für die Möglichkeit, die pupillenerweiternde Eigenschaft des Adrenalins am Froschauge zu beobachten, liegt in der Tatsache, daß wir den Antagonisten, den Verengerer in einen Spannungszustand versetzen können, so daß ohne Adrenalin die Pupille eng ist; dann sehen wir die Erweiterung eben mit großer Deutlichkeit. Die Iris des Froschauges verengt sich geradeso wie die des Warmblüters auf Lichteinfall; aber dieser Lichtreflex, den wir beim Menschenauge beobachten konnten, kommt beim Frosch im Auge selbst zustande, während er beim Menschen zentral bedingt ist, z. B. bei gewissen Erkrankungen des Gehirns ausbleibt. Wir treffen hier Verhältnisse wieder, die auch sonst häufig als Unterschiede zwischen niederem Tier und höherem wiederkehren: beim niedriger organisierten Tier sind die Funktionen mehr in die Peripherie lokalisiert, es fehlt das Zusammenfassen der Oberleitung im Zentralorgan, wie es beim höheren Tiere die Regel ist. Also der Reflexbogen für die Verengerung der Pupille des Froschauges liegt in der Iris selbst, es bedarf nicht erst des Weges der Lichtempfindung zum Gehirn und des Überganges auf die motorische Sphäre und des Herabgleitens des Impulses wieder zur Peripherie, zur Iris, sondern auch eine herausgeschnittene Froschiris wird durch Belichtung enger. Wenn wir also Froschaugen dem Lichte aussetzen, so sind die Pupillen eng, weil der Ringmuskel in Erregung gerät. Bringen wir solche beleuchtete Froschaugen in Adrenalinlösungen, so erweitert sich die Pupille, indem der speichenförmige Erweiterer der Pupille gereizt wird. Diese Reaktion ist sehr fein, d. h. kommt auch noch in recht verdünnten Lösungen zustande. Verdünnungen von 1 : 10 Millionen, ja selbst von 1 : 100 Millionen bringen noch die Erweiterung zustande. Wenn man das eine Auge des Frosches in Ringerlösung, das andere in eine Adrenalinlösung legt, so kann man durch den Vergleich der Pupillenweite mithin auch noch den Adrenalingehalt recht verdünnter Lösungen feststellen. Eine solche Erregung sympathischer Nervenenden durch Adrenalin tritt nun überall im Körper ein, wo sich derartige Gebilde finden, also z. B. auch an den Enden der sympathischen Nerven, welche den

8*

Spannungszustand der Blutgefäße beherrschen. Und die Hauptwirkung des Adrenalins besteht in einer Erregung der Nerven, welche die kleinen Blutgefäße verengern. Dadurch wird der Blutdruck in die Höhe getrieben, kann zum doppelten Betrag des normalen ansteigen. Da nun diese Wirkungen lokale sind, so kommen sie auch zustande, wenn auf die Blutgefäße einer Wunde Adrenalin gebracht wird, und man kann sich daher des Adrenalins als eines blutungstillenden Mittels bedienen. Auch diese Wirkung kommt noch Lösungen zu, die die wirksame Substanz in großer Verdünnung enthalten, ja diese Reaktion ist noch feiner als die der Froschpupille. Durchströmt man nämlich von der Arterie aus die Hinterbeine eines Frosches mit Ringerlösung, so fließt die Flüssigkeit durch die Haargefäße in die Venen, aus denen sie abtropft; nun sind die Blutgefäße in einem solchen Präparat erweitert, weil sie losgetrennt sind von den Nerven des Rückenmarkes, und ihnen keine gefäßverengernden Impulse vom Zentrum zufließen. Es ist also der Durchfluß rege, und wir können durch Zählen der Tropfen sogar quantitative Versuche anstellen über die gefäßverengernde Wirkung von Substanzen, die wir der Durchströmungsflüssigkeit zusetzten. Fallen die Tropfen in schneller Folge, so fließt viel Ringerlösung durch die weiten Blutgefäße; sind die Pausen zwischen zwei Tropfen groß, so ist das Strombett enger geworden, und der gleiche Druck treibt wegen des größeren Widerstandes weniger Flüssigkeit durch. Auch wenn wir ein isoliertes Blutgefäß selbst der Wirkung von Adrenalin aussetzen, sehen wir die zusammenziehende Wirkung dieses Stoffes. Wenn wir die Blutgefäße vom Rind, aus dem Schlachthof besorgt, in der Weise aufhängen, daß wir einen Ring des Gefäßrohres ausschneiden und geöffnet als Streifen ausspannen, indem wir das eine Ende festknüpfen und einen Faden durch das andere Ende mit einem Hebel verbinden, so können wir die Schwankungen in der Spannung dieses Gefäßstreifens aufschreiben, der aufgeschnittene Ring bewegt also den Hebel je nach seinem Kontraktionszustande; freilich müssen wir bei einem Organ des Warmblüters dafür sorgen, daß es in körperwarmer Ringerlösung liegt, durch die ein Strom von Sauerstoff hindurchperlt. Geben wir nun zu dieser Ringerlösung etwas Adrenalinlösung zu, so sehen Sie, daß sofort der Hebel sich hebt, daß also der Ring des Gefäßrohres sich zusammengezogen hat. Dabei sehen Sie, daß die Bewegungen nicht so schnell verlaufen wie eine Zuckung der willkürlichen Muskulatur, daß also die Zusammenziehungen der unwillkürlichen Muskulatur viel träger sind. Aber auch die Lösung der Zusammenziehung ist langsamer, und wir können nach Adrenalin eine Zusammenziehung des Gefäßstreifens durch Stunden beobachten. In den Körperkreislauf eingebracht, entfaltet dieser Stoff nun freilich nicht eine so langdauernde Wirksamkeit, im Gegenteil ist das Vergängliche daran charakteristisch. Wenn wir nicht zu viel Adrenalin einem Tier, einem Kaninchen, in die Blutbahn einspritzen, etwa 0,005 mg, so sehen wir sofort den Blutdruck steigen, aber nach kurzer Zeit sich wieder auf die normale Höhe einstellen. Diese Reaktion läßt sich beliebig oft wiederholen, ohne daß eine Abschwächung der Wirkung einträte, oder eine Häufung der Wirkung. Dies liegt an der schnellen Zerstörung, die das Adrenalin erleidet; es wird oxydiert, und zwar schon unter dem Einfluß des Lichtes oder bei Zusatz von Alkali. Wenn nun eine solche Reizwirkung auf die sympathischen Enden durch die schnelle Zerstörung ein rasches Ende findet, so muß sich eine Dauerwirkung erreichen lassen, wenn man dauernd Adrenalin in die Blutbahn einfließen läßt. In der Tat erhält man eine ständige Erhöhung des Blutdruckes durch einen solchen fortgesetzten Zufluß: Der Blutdruck hat sich dann auf ein höheres Niveau eingestellt. Stellt man dann den Zufluß ab, so sinkt der Blutdruck wieder auf seine normale Höhe allmählich ab. Diese sogenannte Rückkehrzeit läßt sich nun durch Säuregaben verlängern, eine Bestätigung der Vermutung, daß das Verklingen der Wirkung auf Zerstörung der wirksamen Substanz beruht. Nicht alle Blutgefäße werden durch Adrenalin in derselben Weise beeinflußt; zunächst finden wir Unterschiede in der Stärke der Reaktion: die Unterleibsgefäße ziehen sich stark zusammen, auch die Blutgefäße der Haut und Muskeln, wenig reaktionsfähig scheinen die Blutgefäße des Gehirns zu sein; unwirksam erweist sich Adrenalin auf die Gefäße der Lunge und die Blutgefäße, die die Muskulatur des Herzens selbst versorgen werden sogar erweitert. Aber im allgemeinen besitzt dieser Stoff doch recht einheitliche Wirkungen den Blutgefäßen gegenüber, und dies geht schon aus der Tatsache hervor, daß der Blutdruck so stark in die Höhe geht, daß also im allgemeinen eine kräftige Verengerung der kleinen Arterien den Abfluß des Blutes erschwert. Wir können uns an der Froschzunge, die wir mit dem Mikroskop betrachten, eine solche Gefäßverengerung vor Augen führen, wenn wir etwas Adrenalinlösung darauf bringen; dann werden aus den großen dicken roten Blutsäulen, die in den Gefäßen dahinfließen, schmale rötliche Streifen, und die vorher kaum sichtbare Wand wird wegen ihrer Verdickung deutlich sichtbar (s. Abb. 3). Ähnliche Gefäßverengerungen hatten wir schon bei der Digitaliswirkung besprochen, wenn auch die Wirkung eine weniger intensive war und auch dort besonders die Unterleibsgefäße betraf. Und ebenso fehlt eine solche Wirkung dem Koffein nicht ganz, wenn sich auch eine Erhöhung des Blutdruckes, die in geringem Grade vorhanden ist, von der Beschleunigung des Herzschlages ableiten läßt. Dagegen erweitern sich nach Koffein, und ganz besonders nach Theobromin die Herzgefäße selbst, weshalb man diesen letzteren Stoff bei Angstzuständen, die auf einem Gefäßkrampf der Herzgefäße beruhen, verwendet. Eine adrenalinartige Wirkung kommt auch dem Kokain zu, und wir sahen darin ein unterstützendes Moment der Wirkung, weil das Kokain dadurch am Orte der Wirksamkeit länger liegen bleibt und nicht so schnell durch den Blutstrom in den allgemeinen Kreislauf eingeschwemmt wird. Und wir kombinieren daher häufig das Kokain mit dem Adrenalin, um diese Gefäßwirkung noch deutlicher hervortreten zu lassen. Dabei macht das Kokain die sympathischen Nervenenden für den Adrenalinreiz empfänglicher, verstärkt also die Adrenalinwirkung.

Es gibt nun auch Stoffe, welche den Blutdruck senken, welche die Gefäße erweitern. Aber nur einige führen eine lokale Erweiterung der Gefäße herbei, die meisten wirken durch Beeinflussung des Zentrums, welches die Spannung der Gefäße veranlaßt. In der Gefäßwand selbst greifen Papaverin und Yohimbin an; und hauptsächlich wegen dieser Wirkung verwendet man das Yohimbin als Aphrodisiakum. Dabei handelt es sich aber nicht um eine Beeinflussung der sympathischen Nervenenden, sondern wohl um eine Wirkung auf die Muskulatur selbst. Ähnlich scheinen auch die Bakteriengifte einen Abfall des Blutdruckes zu veranlassen, und man verwendet gerade das Adrenalin in Verbindung mit einem Kochsalzeinlauf in die Vene zur Bekämpfung einer so schädlichen starken Blutdrucksenkung, wie sie z. B. bei Bauchfellentzündungen auftritt. Von Giften, die das Gefäßzentrum im verlängerten Mark lähmen, haben Sie schon Chloroform und Chloralhydrat kennen gelernt. Dazu gesellt sich das Natrium nitrosum und Nitroglyzerin. Am deutlichsten sehen wir eine solche gefäßerweiternde Wirkung beim Amylnitrit, wo die Rötung des Gesichtes nach Einatmung weniger Tropfen eintritt. Gleichzeitig mit einer solchen Blutdrucksenkung wird der Puls stark beschleunigt, wir bekommen Herzklopfen. Dies hängt damit zusammen, daß sich am Herzen regulatorische Nerven betätigen. Besonders ist es der Hemmungsnerv, der Vagus, der immer dann in Erregung gerät, wenn der Blutdruck hoch ist; dann wird der Herzschlag verlangsamt und weniger Blut in das Arteriensystem gepumpt und auf diese Weise einer weiteren Spannung der Arterien vorgebeugt. Umgekehrt, wenn der Blutdruck gesunken ist, wird der dauernde Erregungszustand des Hemmungsnerven gemildert, der Herzschlag beschleunigt, und diese schnelle Aktion des Herzens pumpt schnell Blut nach und hebt den gesunkenen Blutdruck. Daher schlägt bei allen blutdrucksenkenden Substanzen das Herz schneller als gewöhnlich. Wir können nun auch am Herzen selbst diese Nerven durch Gifte beeinflussen. Von der Lähmung des Vagus durch Atropin haben wir schon gesprochen. Aber auch die Reizmittel der parasympathischen Endigungen zeigen deutliche Herzwirkung. Es kommen dabei wieder Pilokarpin und Physostigmin in Frage, ferner als bestes Beispiel der Reizwirkung der Vagusendigungen das Muskarin, das Gift des Fliegenpilzes. Bringen wir in die Lösung, in der ein Froschherz schlägt, Muskarin, so werden die Herzschläge langsamer, bis überhaupt die Zusammenziehungen des Herzens aufhören und das Herz in erschlafftem Zustande stillsteht. Dabei ist es nicht gelähmt, wenn wir es mit einer Nadel berühren, so zieht es sich sofort zusammen, aber ein regelmäßiger Herzschlag im Rhythmus von Kontraktion und Erschlaffung tritt nicht mehr ein. Es genügt aber ein Zusatz von Atropin, um das Herz wieder zu regelmäßiger Tätigkeit zu erwecken. Die Reizung des Vagus, des Hemmungsnerven, durch Muskarin ist von einer Lähmung desselben Nerven durch Atropin abgelöst worden, die Hemmungsimpulse sind in Wegfall gekommen. Am ganzen Tier ist natürlich ein solcher Stillstand des Herzens sofort tödlich, wenn wir nicht schnell Atropin in die Blutbahn spritzen und auf diese Weise den Herzschlag wieder in Gang bringen. Nun gibt es auch Stoffe, welche den sympathischen Beschleuniger des Herzschlages reizen und auf diese Weise zu schnellen Pulsen führen. Adrenalin müßte dies in hervorragendem Maße tun, aber die gleichzeitig einsetzende Blutdrucksteigerung reizt auch den Hemmungsnerv, den Vagus, und so tritt die beschleunigende Wirkung nicht in den Vordergrund. Dagegen sehen wir nach Koffein und Theobromin sofort solche schnellen Pulse auftreten, die auf einer Erregung des Beschleunigers des Herzschlages beruht.

Es ist also häufig ein schneller Puls das Zeichen eines gesunkenen Blutdruckes, es handelt sich hierbei um eine Regularisationseinrichtung des Körpers, welche durch die schnellen Schläge des Herzens das Blutgefäßsystem der Arterien wieder auffüllt. Wir sahen schon eingangs bei der Besprechung der Digitaliswirkung, daß wir auch bei einem Sinken des Blutdruckes durch einen Herzfehler den Körper diesen Regularisationsmechanismus betätigen sehen, welcher hier zu einer Verschlechterung der Blutdurchströmung führt. Und es ist von Wichtigkeit festzustellen, daß der Körper in kranken Tagen von solchen Einrichtungen Gebrauch macht, die ihm in gesunden Zeiten immer halfen, auch wenn sie im Einzelfall die Lage verschlechtern. Sie sehen daraus, daß nicht alles, was der Körper macht, zweckmäßig und nützlich sein muß, sondern daß es auch Fälle gibt, wo wir die Körpertätigkeiten gewissermaßen gegen den Willen des Organismus beeinflussen müssen, weil naturgemäß nicht für alle krankhaften Vorkommnisse zweckmäßige Gegeneinrichtungen vorhanden sein können. Nun gibt es eine sehr große Anzahl von Giften, welche den Kreislauf des Blutes schädigen, welche die Gefäße zu einer Erweiterung bringen und dadurch den Blutdruck senken. Fast bei allen Infektionen sehen wir eine Erlahmung der Spannung der Blutgefäßwand einsetzen; die Folge davon ist Sinken des Blutdruckes mit kleinen schnellen Pulsen. Aber auch bei einer großen Zahl von Vergiftungen kommt es zu einer Blutgefäßlähmung, so vor allen Dingen bei der Arsenvergiftung und der Vergiftung durch Metalle, wie wir in gesonderten Kapiteln noch besprechen werden.

XVIII. Vorlesung.

Nierentätigkeit, harntreibende Wirkung von Wasser, von Koffein, Theobromin und Theophyllin. — Speichelabsonderung nach Pilokarpin, Atropin und Adrenalin. — Einfluß dieser Stoffe auf die Darmbewegungen. — Stopfwirkung, Abführmittel, Magenmittel, Uterusmittel.

Sie wissen, daß die Funktion unserer Organe nur in einem bestimmten Medium möglich ist, der Blutflüssigkeit, und daß jede Änderung dieses Mediums schädlich für den Organismus ist. Dabei handelt es sich nicht nur darum, daß die Blutflüssigkeit frei von körperfremden Substanzen bleibt, also frei von Giften, die von außen in den Körper eingedrungen sind, sondern auch darum, daß alle Stoffe der normalen Blutzusammensetzung in richtigem Verhältnis gemischt darin enthalten sind, daß ihr gegenseitiges Verhältnis nicht gestört ist, aber auch, daß ihre Konzentration selbst unverändert beibehalten wird, mit anderen Worten, daß auch das Lösungsmittel Wasser weder im Überschuß noch in eingeschränktem Maße vorhanden ist. Für die Konstanz der Körperflüssigkeiten, der Zusammensetzung des Blutes, sorgt nun die Niere. Sie entfernt also nicht nur Stoffe, die durch die Nahrung ins Blut hineingelangt sind, wie z. B. einen Überschuß von Salzen, Giften u. a. m., sondern sie hält auch Substanzen zurück, die vielleicht in ungenügender Menge der Nahrung beigegeben waren. So sehen wir, die Kochsalzausscheidung auf Null sinken, wenn wir dem Körper kein Kochsalz in der Nahrung zuführen. Ferner aber liegt ein zweiter Teil der Tätigkeit der Niere in der Sorge für die Entfernung der Endprodukte des Stoffwechsels, für die Abfuhr von Harnstoff, von Harnsäure, kurz von den Schlacken des Verbrennungsprozesses; dahin rechnet auch ein Teil des Wassers, während die Kohlensäure durch die Lungen entfernt wird. Davon unabhängig aber ist für das Konstantbleiben der Blutflüssigkeit das gegenseitige Verhältnis von gelöstem Stoff und Wasser, d. h. der osmotische Druck. Denn dieser wird freilich auch von den Verbrennungsprozessen im Körper beeinflußt, die mit einer Zertrümmerung von großen Molekülen in kleinere einhergehen, wodurch die Zahl der gelösten Moleküle zunimmt, also der osmotische Druck in den Körperflüssigkeiten dauernd zunimmt, denn die Zahl der Teilchen, die in einer Lösung enthalten sind, bedingen ja unabhängig von der Teilchengröße den osmotischen Druck. Und so hat die Niere ständig ein Plus von gelöstem Stoff aus dem Körper zu entfernen, mit anderen Worten, der Harn ist für gewöhnlich immer konzentrierter als das Blut. In der Hauptsache aber ist die Wasserabscheidung abhängig von der Zufuhr durch die Nahrung und den anderen Ausgaben des Körpers an Wasser, wie sie durch die Verdunstung des Schweißes und die Sättigung der Lungenluft mit Wasserdampf bedingt werden. Diese Ausgaben sind unabhängig von dem Wasserbestand des Körpers, richten sich nicht nach den Bedürfnissen des Körpers, stehen nicht im Dienste des Wasserhaushaltes, so daß also die Niere allein den Wasserbestand des Körpers regulieren muß. Und in der Tat finden wir beide Tätigkeiten der Niere vereint vor, die Ausscheidung chemischer Stoffe und den Ausgleich der Konzentration des Blutes. Es scheint nun, daß diese beiden Funktionen an verschiedene Einrichtungen der Niere geknüpft sind, daß ein spezifisches Epithel, ein Drüsenepithel, die chemische Arbeit besorgt, und daß die Regulation des Wasserbestandes des Körpers mit der eigentümlichen Anordnung der Blutgefäße in der Niere zusammenhängt. In weitem Ausmaß kann die Konzentration des Harnes schwanken; wenn durch starkes Schwitzen, bei Durchfall dem Körper größere Wassermengen entzogen sind, so sondert die Niere den täglichen Abfall des Stoffwechsels in einem kleinen Quantum Wasser ab, produziert also einen konzentrierten Harn. Umgekehrt bei reichlicher Flüssigkeitszufuhr; da ist der Harn eine verdünnte Lösung, enthält bei weitem weniger gelöste Stoffe als das Blut. Im allgemeinen weisen die Sekrete der Drüsen den gleichen osmotischen Druck, die gleiche Gesamtkonzentration auf, wie das Blut. Wenn also die Niere es fertig bringt, ganz verschiedene Konzentrationen ihrem Sekret zu erteilen, so werden wir an der Niere besondere Einrichtungen wahrnehmen müssen, die sie dazu befähigen. Dies ist das Gegenbalancieren zweier Blutgefäßsysteme. Sie wissen schon, daß die Blutgefäße in der Niere Knäuel bilden, die nach Art der Johannisbeeren an dem zuführenden Gefäß hängen. Diese Knäuel liegen in Trichtern, die den Anfang der Harnwege bilden; erst die folgenden Röhrensysteme, die sich an diese Trichter anschließen, sind von Drüsenepithel umgeben, und wir gehen wohl nicht fehl, wenn wir dorthin die chemische Arbeit der Niere verlegen. Dabei fließt das Blut, das die Knäuel durchströmte, von neuem in Haarröhrchen aufgeteilt, um die Drüsenzellen herum und also auch um die tieferen Harnwege herum. Hier also findet die Absonderung der eigentlichen Harnbestandteile statt. Der Apparat der Gefäßknäuel dient dagegen der Wasserabsonderung, und zwar in der Weise, daß daselbst eine Flüssigkeit in den Trichter tropft, die nur das Blutwasser mit seinen Salzen enthält, während die Eiweißkörper die filtrierende Membran nicht durchdringen, die also die Beschaffenheit einer Dialysierhülse besitzen muß. Wenn nun der Harn sehr konzentriert ist, so wird in den geschlängelten tieferen Harnwegen wieder Wasser aufgenommen; ist er dünner als das Blut, so wird daselbst noch Wasser dazu abgesondert. Gleichzeitig geben dann die Epithelzellen dieser tieferen Harnwege die spezifischen Harnbestandteile dazu und nehmen außerdem aus dem Blutfiltrat Salze wieder auf; und so kann es vorkommen, daß der Harn gar kein Kochsalz enthält, dafür aber große Mengen an Harnstoff. Es findet also in den geschlängelten tieferen Harnwegen ein Austausch von Stoffen statt, der von den Bedürfnissen des Körpers diktiert wird. Und die Herstellung der Gesamtkonzentration findet durch Wasserwanderung an derselben Stelle statt, einmal wieder ins Blut zurück, das andere Mal vom Blut zum Blutfiltrat, das von dem Gefäßknäuel in die Trichter tropfte. Dieses Filtrieren ist abhängig vom Filtrationsdruck, also vom Blutdruck, sodann von der Größe des Filters, wird also in stärkerem Maße stattfinden, wenn sich die Blutgefäße der Niere erweitern, und endlich von der Blutbeschaffenheit, indem Blut mit viel freiem Wasser leichter durchtritt als Blut mit wenig Wasser, welches durch die Quellung der Kolloide festgehalten wird. — Die eine Art der Harnvermehrung tritt durch Gefäßerweiterung ein, durch Koffein, durch Theophyllin, durch Theobromin und Digitalis. Nach allen diesen Stoffen erweitern sich die Nierengefäße ganz außerordentlich und das Volumen der Niere schwillt an. Dann aber kommt eine Flüssigkeit zur Absonderung, die in ihrer Zusammensetzung eine große Ähnlichkeit mit dem Blute aufweist, im osmotischen Druck, im Kochsalzgehalt. Wir treiben also durch solche Arzneigaben gleichzeitig Kochsalz in den Harn; dies ist deswegen von Wichtigkeit, weil es Formen der Wassersucht zu geben scheint, wo zunächst die Kochsalzausscheidung von der Niere in unzureichender Weise besorgt wird, und wo dieses zurückgehaltene Kochsalz dann wieder Wasser osmotisch festhält. Leider besitzt der wirksamste Körper der Gruppe der Purine, das Theophyllin, auch die stärksten Nebenwirkungen, die sich in Unruhe und Erregung äußern. Eine solche Gefäßerweiterung tritt auch ein, wenn wir Salzlösungen in die Blutbahn bringen, was freilich nur im Tierexperiment zu verwerten ist. Da aber Zucker in ganz derselben Weise wirkt, wie Salze, so kommt es auch beim Vorhandensein von größeren Mengen von Zucker im Blute bei Zuckerkrankheit zu der Absonderung von viel Harn, der nicht so konzentriert ist wie normaler Harn, sondern dem Blute ähnlich ist, weil eben die Gefäßknäuel mehr Blutfiltrat durchtreten lassen, und daher tritt fernerhin starkes Durstgefühl auf. Sie sehen daraus, daß gewissermaßen der Körper außer der Nierentätigkeit noch über einen zweiten Mechanismus zur Regulierung seines Wasserbestandes verfügt, über das Durstgefühl, welches ihn zu einer Wasseraufnahme zwingt, und Sie werden sich vielleicht wundern, daß ein solcher Hilfsmechanismus besteht, und schließen, daß die Niere allein wohl doch nicht in allen Fällen genügt, um den Wasserbestand des Körpers zu garantieren. Und so ist es in der Tat. Wenn wir das Verhältnis von gelöstem Stoff und Lösungsmittel, also das Verhältnis von Salz und Wasser dauernd gleich bleiben sehen, und wenn dieses konstante Verhältnis die Vorbedingung für das Funktionieren der Organe ist, so ist eine Verschlechterung dieser Grundbedingung nach zwei Seiten möglich, durch Überschwemmen des Organismus mit festem Stoff und durch Überschwemmen mit Wasser. Nun sehen wir das Durstgefühl bei Salzüberschwemmen eintreten, während das Überschwemmen des Körpers mit Wasser ohne jede subjektive Empfindung verläuft. Wir müssen also schließen, daß ein solcher Wasserreichtum von der Niere allein bewältigt werden kann; und tatsächlich trifft dies zu. Woran liegt es nun aber, daß die Niere den Salzüberschuß nicht loswerden kann? Es liegt an der Reaktion dieses Organs auf Salzreichtum des Blutes, der Reaktion in Gestalt der Gefäßerweiterung der Gefäßknäuel. Da fließt denn eine blutähnliche Flüssigkeit, ein Blutfiltrat in reicher Menge und mit großer Geschwindigkeit durch die tieferen Harnwege, und die eigentliche Drüsenschicht der Niere kann daher nicht so ausgiebig in Tätigkeit treten. Denn wir sehen, wenn wir einem Tier eine konzentrierte Salzlösung in die Blutbahn injizieren, daß sofort eine große Menge blutähnlicher Harn fließt, während doch, wenn die Blutkonzentration im ganzen normal bleiben soll, die Niere einen sehr konzentrierten Harn hätte entlassen müssen. Aber die durch den Salzreichtum veranlaßte Erweiterung der Gefäßknäuel macht die Einrichtungen des Gegeneinanderbalancierens der beiden Haargefäßsysteme illusorisch, indem die Schnelligkeit des Fließens die ausgleichende Tätigkeit der Kanälchen behindert. — Wir verstehen jetzt nicht nur das Vorhandensein des Durstreflexes, sondern wir verstehen auch, warum der Körper z. B. ohne Kochsalzzufuhr nicht dauernd leben kann, trotzdem doch die Niere imstande ist, den Harn gänzlich kochsalzfrei zu machen, also in den Harnkanälchen alles Kochsalz, was in den Gefäßknäuel filtriert wurde, wieder zurückzuholen. Denn es wird bei dauerndem Kochsalzmangel der Nahrung immer gelegentlich, sagen wir einmal am Tage auf kurze Zeit, eine Periode kommen, wo eine größere Salzkonzentration des Blutes die Niere zu einer Erweiterung der Gefäßknäuel und damit zu vermehrter Filtration zwingt, wobei nun den Kanälchen keine Zeit bleibt, das Kochsalz quantitativ zurückzuholen, und daher muß es bei dauerndem Kochsalzmangel über Wochen zu einem Kochsalzverlust, zu einer Kochsalzverarmung des Körpers kommen, wenn auch die Niere prinzipiell imstande ist, den Harn kochsalzfrei zu entlassen. Wir haben also in der Reaktion der Gefäße der Gefäßknäuel auf Salzreichtum eine Einschränkung der Regulation der Niere den Wasserhaushalt betreffend vor uns. In kleinen Grenzen ist solch eine Gefäßerweiterung so unzweckmäßig nicht; denn wenn ein körperfremdes Salz im akuten Falle ausgeschieden werden soll, so nimmt die in einer gewissen Zeit ausgeschiedene absolute Menge trotz der Verdünnung des Harnes durch eine solche Harnflut von seiten der Gefäßknäuel zu; nur darf der Salzüberschuß nicht zu groß sein. Vor allem aber erscheint die Erweiterung der Gefäßknäuel als zweckmäßige Reaktion auf Salzreichtum einem Salz gegenüber, welches nur in diesen Gefäßknäueln ausgeschieden werden kann (und nicht gleichzeitig in den Kanälchen) — dem Kochsalz gegenüber; und vielleicht stammt diese Reaktion als Anpassungseinrichtung von diesem häufigsten Falle her. Denn wir sehen, daß das Kochsalz in den Kanälchen immer im Austausch gegen die Schlacken des Stoffwechsels wieder zurückgeholt wird, daß also seine Ausscheidung selbst mehr passiv ist, bedingt wird von der Anzahl anderer auszuscheidender Moleküle, so daß also beim Vorhandensein reichlicher Abbauprodukte die Kochsalzausscheidung leidet, wie z. B. im Fieber. Beim Kochsalz ist also die Gefäßerweiterung der Knäuel mit der Behinderung der Wiederaufnahme wegen des schnellen Fließens durch die Kanälchen das beste Mittel, viel Salz in den Harn zu treiben. — Die andere Art der Harnvermehrung ist durch eine Wasserabsonderung in den Kanälchen bedingt, sie verläuft ohne Gefäßerweiterung und kommt zustande bei Überschwemmen des Körpers mit Wasser, also mit Lösungsmittel; da hier jene gesteigerte Filtration der Gefäßknäuel mit ihren Folgen fehlt, so bewältigt die Niere diesen Überschuß ohne Empfindung, ohne Zuhilfenahme eines fremden Reflexes, wie des Durstes, allein durch ihre Tätigkeit.

Schädigungen der Niere können nun einmal sich am Gefäßsystem der Niere lokalisieren, ferner aber auch an den Epithelzellen. Und es unterscheiden sich die Erkrankungen durch Chrom oder Sublimat durch Vorherrschen der Schädigung der Harnkanälchen, die nach Kantharidin und Arsen durch besonderes Ergriffensein der Blutgefäßknäuel. Ich sagte schon, daß Nierenschädigungen durch Gifte so bedeutungsvoll für den weiteren Verlauf sind, weil mit der leidenden Funktion des Ausscheidungsorgans auch die Eliminierung des Giftes verzögert wird. Und so führen die Nierengifte so häufig auch später noch zum Tode, nachdem man den ersten schweren Vergiftungszustand schon überwunden glaubte. Wir haben also in der Niere eine Drüse vor uns, die nicht bei ihrer absondernden Tätigkeit vom Nervensystem abhängt, und bei welcher nur die Gifte der vegetativen Nerven eine Wirkung entfalten, soweit sie die Blutgefäße des Organs beeinflussen.

Dies stellt gewissermaßen eine Ausnahme der Drüsentätigkeit dar, denn alle anderen drüsigen Organe werden von den beiden vegetativen Nervensystemen zur Tätigkeit angeregt; freilich gehören auch alle diese Drüsen in ihrer Mehrzahl zu den Verdauungsorganen, also gewissermaßen funktionell zusammen, und nur die Tränendrüse und die Schweißdrüsen machen eine Ausnahme. Vom Speichelfluß nach Pilokarpin und von dem Versiegen der Speichelabsonderung nach Atropin haben wir schon gesprochen. Dabei unterstehen die Speicheldrüsen auch der Herrschaft des sympathischen Systems, und wir sehen auch nach Adrenalin eine Speichelabsonderung einsetzen, es wirken also hier Erregungen der parasympathischen Nerven gleichsinnig mit der Erregung sympathischer, aber doch ist die Tätigkeit der Drüsen eine verschiedene, je nach dem Nervensystem, von dem sie veranlaßt wird: der Speichel nach Reizung des parasympathischen Nerven durch Pilokarpin ist dünn, leicht flüssig, der Speichel nach Reizung der sympathischen Nerven dickflüssig und an Menge geringer. Dies kann in Zusammenhang stehen mit der gefäßverengernden Wirkung, die durch Reizung der sympathischen Nerven eintritt, wie nach Adrenalin, dann steht der Drüse eben auch weniger Material zur Verfügung. Jedenfalls sehen wir hier einmal beide vegetativen Nervensysteme in förderndem Sinne das gleiche Erfolgsorgan beeinflussen. Anders dagegen, wenn wir die Bewegungen des Magen-Darmrohres betrachten. Hier liegen die Impulse zur Bewegung in der Darmwand selbst und die beiden Nervensysteme greifen nur regelnd in die Tätigkeit ein, also so wie beim Herzen auch die rhythmischen Erregungen im Herzen selbst entstehen und das zu ihm hinziehende Nervensystem nur die Tätigkeit des Herzens zügelt, aber nicht veranlaßt, das Herz schlägt automatisch. Und so sehen wir auch den isolierten Darm, in warmer Ringerlösung von Sauerstoff durchperlt, sich bewegen, ohne daß diesem isolierten Organ Erregungen vom Zentrum aus zufließen können. Aber wir bemerken solche zentrale Einflüsse sofort, wenn wir die vegetativen Gifte der Ringerflüssigkeit zusetzen. Nach Pilokarpin und Physostigmin gerät der Darm in erhöhte Tätigkeit, nach Atropin tritt Beruhigung ein, wenn auch nicht vollständiges Aufhören derselben. Dies völlige Erlöschen der Bewegungen kann aber auftreten, wenn wir Adrenalin zugeben. Es stellt also der parasympathische Nervus vagus den fördernden Nerv des Darmes vor, der durch Pilokarpin und Physostigmin gereizt, durch Atropin gelähmt wird; der sympathische Nerv ist beim Darm Hemmungsnerv, der durch Adrenalin gereizt den Darm beruhigt. Ein ebenso wirkender Stoff ist ein Glykosid aus der afrikanischen Uzarawurzel, die dort als Mittel gegen Ruhr in Gebrauch ist; aber die Wirkung dieser Droge ist gänzlich verschieden von der anderer in ähnlichem Sinne gebrauchten Rinden und Wurzeln, die alle Gerbstoffe enthalten und auf diese Weise den Darmkatarrh bekämpfen können. Hier aber bei der Uzarawurzel wird der Darm ruhig gestellt durch erhöhten Erregungszustand des hemmenden Nerven. Und auch sonst treten die Reizungen des sympathischen Nervensystems nach Uzara auf, Steigerung des Blutdruckes durch Zusammenziehung der Gefäße, Lösen des Krampfes der Luftröhren, bei Asthma, Erweiterung der Pupille etc. Außerdem besitzt das Uzaraglykosid eine den Digitaliskörpern ganz ähnliche Wirkung auf das Herz. Sie werden sich vielleicht wundern, daß wir in der Therapie von den Mitteln, die in erregendem Sinne auf die Darmbewegungen wirken, wenig Gebrauch machen, und als Abführmittel Stoffe benutzen, welche in ganz anderer Weise die Darmbewegungen beeinflussen. Es scheint dabei eine lokale Anregung der Bewegungen in reflektorischer Weise zustande zu kommen, indem der Reiz des Abführmittels, der die Darmschleimhaut trifft, auf die motorischen Zentren übergeht, die in der Darmwand selbst gelegen, die Ursache der Darmbewegungen sind. Und gerade wie mechanische Reize eine Bewegung des Darmes auslösen, so auch chemische. Dabei werden die einzelnen Darmabschnitte nicht in derselben Weise beeinflußt, es zeigt sich häufig nur eine Wirkung am Dickdarm, dem unteren Abschnitt des Darmes, in dem sich die Reste der Nahrung in festerer Form anhäufen.

Denn vom Magen herab bis zum Blinddarm stellt der Magen- und Darminhalt eine flüssige Masse dar, in der keinerlei Fäulnisvorgänge verlaufen. Erst nachdem die Klappe zwischen dem Dünndarm und dem Dickdarm passiert ist, beginnt mit der Eindickung des Darminhaltes auch die Fäulnis. Diese Eindickung durch Wasseraufnahme findet nun in der Weise statt, daß der Dickdarminhalt immer wieder rückläufig bis zu dieser Klappe hingetrieben wird; diese rückläufigen Bewegungen erfordern eine Klappe an dieser Stelle, die den Übertritt von Dickdarminhalt in den Dünndarm zurück hindert, sind aber auch die Ursache, weswegen sich gerade an dieser Stelle, am Blinddarm, so häufig entzündliche Vorgänge entwickeln; denn der Dünndarm mündet seitlich in den Dickdarm ein, so daß das Dickdarmende blindsackartig endet und weiter in einen feinen Kanal, den Wurmfortsatz sich fortsetzt. Nun werden durch eine Reihe von Abführmitteln, nämlich durch die Anthrachinonderivate enthaltenden Drogen, wie Senna, Rheum, Frangula, Cascara sagrada, Aloe und ebenso durch Phenolphthalein und Schwefel diese rückläufigen Bewegungen ausgelöscht, und es bleiben nur noch die am Tage ein bis zweimal ablaufenden, die Massen verschiebenden Bewegungen erhalten oder werden sogar beim Übertritt dieser Stoffe in den Dickdarm veranlaßt. Daher wirken diese Abführmittel alle erst nach vielen Stunden, eben wenn sie bis in den Dickdarm gekommen sind. Nun gibt es auch eine Reihe von Abführmitteln, die den ganzen Darm beeinflussen: Rizinusöl, Krotonöl, Tubera Jalapae, Koloquinthen, Gutti und Podophyllin. Alle diese Substanzen erregen die Dünndarmbewegungen und Dickdarmbewegungen, aber nur eins erweist sich frei von schädigenden Einflüssen, das Rizinusöl, während die anderen der dünndarmreizenden Stoffe in höheren Dosen starke Entzündungen hervorrufen. Endlich benutzt man noch die Abführwirkung der Metalle in Gestalt von Kalomelgaben; näher darauf werden wir bei der Metallvergiftung zu sprechen kommen. Auch rein osmotische Vorgänge kann man in diesem Sinne heranziehen; denn jede Lösung, welche Konzentration sie auch aufweisen möge, wird im Darmkanal schnell zu einer Lösung von dem osmotischen Drucke des Blutes; bei konzentrierten Lösungen sondert der Darm Wasser ab und verdünnt die aufgenommene Flüssigkeit, bei verdünnten Lösungen sondert er Kochsalz ab und bringt die Konzentration in die Höhe. Gleichzeitig damit verlaufen die Vorgänge der Aufnahme, es wird aus einer konzentrierten Lösung gelöster Stoff aufgenommen, aus einer verdünnten Wasser, und auch auf diese Weise wird ein Ausgleich der Konzentration erreicht; schließlich werden die meisten Stoffe restlos aufgesaugt, und zwar nachdem zunächst ihre Lösungen auf denselben osmotischen Druck gebracht worden sind, wie ihn das Blut besitzt. Nur wenn die Stoffe sehr schlecht resorbierbar, z. B. sehr schwer diffusibel sind, können sie im Darm verbleiben, und dann bleibt auch Wasser darin zurück in der dem Blute entsprechenden Konzentration. Das ist der Fall bei Glauber- und Bittersalz, wobei das schwer resorbierbare Salz Wasser festhält und die normale Eindickung im Dickdarm verhindert. In geringem Grade kann dies schon beim Zucker der Fall sein und daher sehen wir auch von solchen Stoffen schon geringe Abführwirkungen auftreten. Auch mechanisch kann ein Reiz für die Darmbewegungen bei Darmträgheit ausgelöst werden, z. B. durch reichliche Zellulosegaben, durch Gemüse, Schwarzbrot oder durch unresorbierbaren Agar-Agar. Sie werden sich vielleicht wundern, daß ich immer nur von der Aufnahme der Nahrung im Darm gesprochen habe und den Magen nicht erwähnte; aber der Magen dient mehr als Reservoir der Nahrungsmittel, gibt sie langsam in kleinen Mengen dem Darm weiter, und zwar durch Erschlaffen des Ringmuskels, der den Darm vom Magen abschließt. Dieser „Pförtner" zieht sich immer zusammen, wenn im Anfangsteil des Darmes, dem Zwölffingerdarm, saure Reaktion herrscht, wenn also etwas von dem sauren Mageninhalt übergetreten ist. Erst wenn der Darm durch seine Sekrete und durch die Absonderungen der Leber und der Bauchspeicheldrüse den Nahrungsbrei alkalisch gemacht hat, öffnet sich der Pförtner wieder und läßt eine Portion aus dem Magen heraus. Sie sehen wieder, wie durch die Tätigkeit des Nervensystems durch Reflexe der richtige Ablauf der Funktionen der vegetativen Organe gewährleistet wird. Und auch die chemische Tätigkeit wird auf solche Weise geregelt, denn durch die Anwesenheit von gewissen chemischen Stoffen im Zwölffingerdarm wird die Absonderung von Saft der Bauchspeicheldrüse angeregt, die dann ihr Sekret, zusammen mit dem der Leber, Galle genannt, gemeinsam in den Zwölffingerdarm ergießt. Denn die chemische Verdauungsarbeit leistet in der Hauptsache der Darm, zusammen mit den Sekreten der eben erwähnten großen Drüsen, die eine Anzahl von Fermenten enthalten, welche sowohl Eiweiß, wie auch Stärke zerlegen, wie endlich auch zur Verseifung der Fette führen. Freilich beginnt die Verdauung schon in der Mundhöhle, indem der Speichel z. B. die Stärke zerlegt; im Magen werden dann die Eiweißkörper durch Pepsin und Salzsäure in Peptone verwandelt. Häufig müssen wir bei fehlender Salzsäuresekretion des Magens diese durch Salzsäuregaben ersetzen, während Pepsin meist vorhanden ist. In einigen Fällen, besonders bei abnormen Gärungen, wo reizende Säuren wie Buttersäure oder Milchsäure auftreten, müssen wir diese Säuren abstumpfen, um das brennende Gefühl, das dabei auftritt, zu beseitigen. Dies geschieht durch Natriumbicarbonicum oder durch Magnesia usta. Aber auch die Salzsäure, die der Magen selbst liefert, muß in einzelnen Fällen beseitigt werden, wenn durch einen krankhaften

Prozeß sich ein Geschwür im Magen entwickelt hat und dann der Magen sich selbst an dieser Stelle verdaut und das Geschwür vergrößert. — Auch reflektorisch können wir durch Bittermittel die Magenabsonderung und auch die Aufnahme der Nahrungsstoffe anregen; sie wirken dann analog den Gewürzen. Sie sehen also, daß wir von Substanzen, die die beiden vegetativen Nervensysteme beeinflussen, als Abführmittel nur in beschränktem Maße Gebrauch machen; denn es erscheint wohl zweckmäßiger, die lokalen Reflexe zu benutzen, will man eine Fortbewegung des Darminhaltes erreichen, da diese vielfach miteinander verknüpft sind, als durch eine allgemeine Anregung, die „Bewegung" oder „Zusammenziehung" veranlaßt, in diese koordinierte Bewegungsform zentral einzugreifen. Denn für das Fortschieben ist die Zusammenziehung eines Darmabschnittes und die gleichzeitige Erschlaffung des darunterliegenden nötig, soll die Kontraktion des ersteren von einem mechanischen Effekt gefolgt sein im Sinne eines Abwärtsgleitens der Nahrungsportion. Und so benützen wir nur den anregenden Einfluß von Physostigmin, der mehr eine Erregbarkeitserhöhung als einen Reiz selbst darstellt, zur Beförderung der motorischen Darmtätigkeit. Wo es sich dagegen um hemmende Wirkung handelt, können wir mit Nutzen von solchen auf das gesamte vegetative System wirkenden Stoffen Gebrauch machen, wie vom Uzara, wenn wir die hemmenden Impulse verstärken wollen, oder vom Atropin, wenn wir krankhafte Erregungen, z. B. Darmkrämpfe zu dämpfen trachten.

Dagegen benutzen wir das Nervensystem wieder zum Hervorrufen von Arzneiwirkungen bei der Gebärmutter, dem Uterus. Dieser kräftige Hohlmuskel wird von sympathischen Nerven versorgt, die ihn zur Zusammenziehung bringen. Solche Bewegungen erfolgen nun wie am Darm auch am Uterus unabhängig von den nur regelnd eingreifenden Nerven des Zentralorgans, und wo es sich um ein abwechselndes Zusammenziehen und Erschlaffen des Hohlorgans handelt, wie bei der Ausstoßung des Kindes oder der Nachgeburt, sind unsere auf das Nervensystem wirkenden Stoffe nicht imstande, eine solche Tätigkeit anzuregen, sondern sie sind nur da mit Nutzen verwendbar, wo wir eine Dauerkontraktion herbeiführen wollen, wie bei Blutungen hinter der Geburt oder während der Menstruation. Der Uterus vollführt wie der Darm ständig Bewegungen, die verschieden stark je nach dem physiologischen Zustande des Organs sind. Der sympathische Nerv wirkt zusammenziehend, es werden also die Stoffe, welche die sympathischen Endigungen reizen, in demselben Sinne wirken, z. B. Adrenalin und Uzara. Ebenso wissen Sie, daß Sekale zu Kontraktionen des Uterus führt; auch dieser Droge fehlt es nicht an anderen Wirkungen im Körper, die an die Adrenalinwirkung erinnern. So veranlaßt der chronische Genuß von Getreide, welches mit Mutterkorn verunreinigt ist, die sogenannte Kribbelkrankheit, bei der es zu Empfindungen des Ameisenlaufens besonders an Zehen und Fingern kommt und später ein Absterben der Glieder eintritt, weil ein Gefäßkrampf die Blutversorgung daselbst hindert. Auch zu Krampferscheinungen kann es bei einer solchen chronischen Vergiftung kommen, und man unterscheidet die Form des Gliederbrandes und die der Krämpfe bei den verschiedenen Epidemien. Zunächst aber wirkt Sekale hauptsächlich auf den Uterus, die Zusammenziehung des Organes begünstigend. Sie wissen aber auch, daß seine Wirkung in sehr weiten Grenzen inkonstant ist, daß nur frische Ernten einigermaßen wirksam sind. Dies liegt daran, daß die wirksamen Substanzen, Amine, sehr leicht zersetzlich sind; denn die Hauptwirkung geht vom Paraoxyphenyläthylamin und β-Imidazolyläthylamin aus, die neben einem Alkaloid, dem Ergotoxin, in der Droge sich finden. Es haben nun diese Stoffe nicht die gleiche erregende Wirkung auf alle Endigungen des sympathischen Nervensystems, wie das Adrenalin, sondern sie wirken insonderheit auf den Uterus ein, während die Blutgefäße nur vom P.-Oxyphenylamin verengt werden, vom β-Imidazolyläthylamin eher erweitert werden. Auch im Tierkörper kommen außer dem Adrenalin Substanzen vor, die die gleiche Wirkung entfalten; so besitzt ein Extrakt aus dem Hirnanhang oder Hypophyse, einer Drüse mit innerer Sekretion, eine Wirkung auf den Uterus. Derartige Extrakte sind unter dem Namen Pituitrin, Pituglandol, Glanduitrin, Hypophysin im Handel, von dem Namen der Drüse, Glandula pituitraria, abgeleitet. Auch die Körper des Sekale finden sich im tierischen Organismus oder können aus Stoffen des Tierkörpers dargestellt werden, und zwar durch Kohlensäureabspaltung: das erste Amin aus Tyrosin, einer Aminosäure, das zweite aus Histidin, ebenfalls einer Aminosäure, weswegen man sie auch Tyramin oder Histamin nennt. Ebenso besitzt natürlich das Adrenalin eine ausgesprochene Uteruswirkung und auch das Hydrastinin und Cotarnin zeigt den gleichen Einfluß. Aber alle diese Wirkungen am Uterus zeigen sich nicht immer bei allen physiologischen Zuständen des Organs, sondern am ausgeprägtesten am schwangeren Uterus, während der nicht schwangere träger zu reagieren scheint. Solche Unterschiede in der Anspruchsfähigkeit für Gifte finden sich auch an anderen Organen wieder, wie überhaupt das gegenseitige Gleichgewicht zwischen parasympathischem und sympathischem Nervensystem sich schon in normalen Zeiten verschieben kann oder mit anderen Worten: der jeweilige Erregungsgrad dieser beiden Nervensysteme ist individuell verschieden; die eine Gruppe von Menschen weist eine Betonung der sympathischen Nerven, die andere ein Hervortreten der parasympathischen Funktionen auf. Diese äußert sich in dem, was gewöhnlich Temperament genannt wird, und Hand in Hand mit dem Ablauf von Körperfunktionen geht, entweder mit weiter, lebhaft spielender Pupille, und mit schnellem leicht erregbarem Herzschlage, oder mit enger Pupille und ruhigen langsamen Pulsen.

XIX. Vorlesung.

Temperaturregulierung und Fieber. — Regulierung der Wärmeabgabe. — Wirkung der Fiebermittel. — Ihre sonstigen Wirkungen. — Methämoglobinbildung durch Anilinderivate. — Methämoglobinbildung durch andere Stoffe; Nitrite, chlorsaures Kali, Pikrinsäure, Pyrogallol.

Sie wissen, daß die höheren Tiere sich von der Temperatur der Umgebung bis zu einem gewissen Grade unabhängig gemacht haben, in der Weise, daß die chemischen und physikalischen Prozesse ihres Körpers sich bei einer konstanten Temperatur vollziehen, und daß nun für das Konstanthalten der Temperatur Apparate der Anpassung an die jeweils herrschende Temperatur der Umgebung auf die Außentemperatur reagieren müssen. Eine solche Einstellung auf eine konstante Temperatur ist, wie Sie sich sagen werden, die Vorbedingung für den gleichmäßigen Ablauf der Lebensprozesse, denken Sie nur an den Einfluß der Temperatur auf die Reaktionsgeschwindigkeit und auf chemische Gleichgewichtszustände. Wenn also derartige Vorgänge einigermaßen präzise verlaufen sollen, so ist Konstanz der Temperatur die unerläßliche Vorbedingung. Dabei begünstigt eine höhere Temperatur die Geschwindigkeit der Reaktion, begünstigt das sofortige Einsetzen der Umsetzungen, die Bereitschaft des Körpers für die Anforderungen des Lebens; und in der Tat hat der Warmblüterorganismus die höchstmögliche Temperatur angenommen; denn schon wenige Grade über die Normaltemperatur hinaus beginnt das Gebiet, wo Veränderungen an den Eiweißstoffen einsetzen, wenn auch noch nicht in grober Form der Gerinnung, so doch in einer Zustandsänderung, die einer dauernden Zerstörung gewisser Eiweißstoffe gleichkommt, wie z. B. des Komplementes bei spezifischen Reaktionen von Eiweißkörpern auf artfremde Eiweißstoffe. Andererseits fordert eine solche Körperwärme, d. h. das Konstanthalten der Körpertemperatur auf einem höheren Niveau, als es für gewöhnlich die Umgebung innehält, vom Organismus Leistungen, Verbrennungen, welche die Heizung unterhalten. Denn naturgemäß verliert der Warmblüterorganismus ständig durch Leitung und Strahlung Wärme in der kälteren Luft, besonders bei kleineren Organismen, deren wärmeproduzierende Körpermasse im Verhältnis zur Oberfläche kleiner ist als bei größeren Tieren; denn wenn Sie sich eine Kugel wachsen denken, so wächst ihre Oberfläche mit dem Quadrat des Radius, ihre Masse aber mit dem Kubus, und daher sehen wir, daß das Vergrößern der Organismen in Tier- und Pflanzenreich nicht einfach auf einer Vergrößerung einer Zelle beruht, sondern daß mit der Massenzunahme auch eine reichere Gliederung der Oberfläche Hand in Hand geht, die die Atmung und Ernährung des Organismus, der Masse, besorgt. So sind die größeren Organismen als einfach vergrößerte Zellen unmöglich, weil ihre Oberfläche zu klein wäre im Verhältnis zur Masse, und daher erfolgt in der Tier- und Pflanzenreihe mit der Massenzunahme auch eine Ausdehnung der Oberfläche, bei den Pflanzen durch Ausstülpung, bei den Tieren durch Einstülpung, eine Ausdehnung der Oberfläche, die mit einer Spezialisierung der einzelnen Abschnitte in ernährende, atmende etc. Flächen einhergeht. So sehen wir alle warmblütigen kleinen Tiere gegen Abkühlung äußerst empfindlich, und auch Kinder müssen einen großen Teil der im Stoffwechsel freiwerdenden Energie zur Wärmeerzeugung verwenden. Wärme wird nun bei allen Verbrennungen erzeugt, und der Betrag der Energie, welcher dabei in Arbeit umgesetzt wird, ist nur ein relativ geringer. Es wird also im Körper gewissermaßen nebenbei Wärme gebildet, es entsteht bei der Verrichtung der Körperarbeit sowieso immer Wärme, und der Körper kann diese Wärme dazu benutzen, seine Temperatur höher zu halten als die Außentemperatur. Er müßte nur über Vorrichtungen verfügen, die es ihm ermöglichen, seine Wärmeabgabe je nach der produzierten Wärme zu regeln. Sie werden, wenn Sie von wärmeregulierenden Einrichtungen hören, sofort an Regulationszentren denken, wie Sie sie vom Atemzentrum her kennen und werden meinen, daß jede Überhitzung des Körpers auf die temperaturregulierenden Zentren so wirkt wie die Überladung des Blutes mit Kohlensäure auf das Atemzentrum. Wir hätten dann eigentlich nur ein Zentrum für die Wärmeabgabe nötig, während die Wärmeproduktion von selbst vor sich geht, wie bei der Atmung die Kohlensäure ohne Anregung entsteht. Wir würden dann die Verbrennungen spontan verlaufen sehen, einmal die damit verbundene Wärmeproduktion, auf der anderen Seite die ebenfalls damit zusammenhängende Kohlensäureproduktion, und die Regulierung setzte einmal ein bei der Wärmeabgabe wie das andere Mal bei der Kohlensäureabgabe. Dann hätten wir ein Zentrum für die Wärmeabgabe vor uns, geradeso wie das Atemzentrum die Kohlensäureabgabe regelt. Und wir sehen in der Tat die Temperaturregulierung des Körpers in der Weise verlaufen, daß bei niedrigerer Außentemperatur die Wärmeabgabe durch Zurückdrängen des Blutes in die inneren Organe unter den schützenden Mantel des Unterhautfettgewebes, eines schlechten Wärmeleiters, also durch Erblassen der Haut, eingeschränkt wird, daß dagegen dann, wenn durch die Körperfunktionen mehr Wärme erzeugt wird, als zur Konstanterhaltung der Körpertemperatur nötig ist, die Wärmeabgabe vergrößert wird, die Haut wird warm, blutreich, das Blut tritt in ergiebigen Austausch mit der Luft, die ja fast immer tiefer temperiert ist als der Körper, und eine reichliche Schweißsekretion bringt durch die Verdunstung eine Abkühlung zustande. Solch eine drohende Wärmestauung wird immer dann beobachtet werden, wenn die Wärmeabgabe gering ist, wenn also die Außentemperatur hoch ist und eine Sättigung mit Wasserdampf die Verdunstung des Schweißes verhindert, d. h. wenn die Luft schwül ist. Es reguliert also der Körper umgekehrt wie ein Wärmeschrank; letzterer reguliert die Produktion von Wärme und dadurch die Temperatur, hat aber auf die Wärmeabgabe keinen Einfluß. Der Organismus dagegen stellt seine Wärmeabgabe den wechselnden Mengen von produzierten Kalorien entsprechend auf ein bestimmtes Niveau ein und erreicht dasselbe, die Temperaturkonstanz.

Freilich fehlen dem Körper Einrichtungen nicht, die ihm auch auf die Wärmeproduktion einen regulierenden Einfluß erlauben; und zwar scheint eine solche Anregung zu wärmeliefernden Umsetzungen vom Zentralorgan nach der Schilddrüse, der Leber, den Muskeln zu verlaufen, die im Fieber in Aktion tritt oder die wir beim Zittern vor Kälte in Muskelbewegungen direkt beobachten können. Aber in der Hauptsache ist es die Abgabe von Wärme, die der Organismus einschränkt oder erhöht, wenn die Wärmebildung oder die Außentemperatur sich ändert. Es beherrscht also der Körper hauptsächlich die physikalische Wärmeabgabe und reguliert dadurch seine Temperatur, und nur in geringerem Grade die chemische Wärmeerzeugung. Denn auch bei Fieber sehen wir die physikalische Regulation einsetzen, und zwar mit den analogen subjektiven Empfindungen, die auch bei größeren Schwankungen der Eigenwärme in der Norm vorhanden sind: Gibt der Körper, der durch angestrengte Muskelarbeit seine Eigenwärme erhöht hat, weil ein bestimmter unabänderlicher Betrag der Energie nicht in Arbeit, sondern in Wärme umgesetzt wird, große Wärmemengen ab, so haben wir die Empfindung der Hitze; reguliert der Körper durch Sparen der Wärmeabgabe bei der drohenden Abkühlung, so haben wir die Empfindung der Kälte. Steigt beim Eintritt von Fieber die Körpertemperatur an, so geschieht dies unter den Erscheinungen des Frierens und des Wärmesparens, was bei schnellem Einsetzen des Fiebers zu Schüttelfrost führt. Tritt dann Entfieberung ein, so geschieht dies unter den Erscheinungen der drohenden Überhitzung: gleichzeitig mit dem Gefühl der Hitze entläßt der Organismus große Wärmemengen, die Haut ist rot und heiß und eine lebhafte Schweißabsonderung bringt durch Verdunstung des Wassers große Wärmemengen in Latenz. Dabei handelt es sich um eine geänderte Einstellung der temperaturregulierenden Zentren, denn auch die Empfindung der Eigenwärme ist geändert: der fieberhaft eingestellte Organismus friert anfangs beim Anstieg des Fiebers, der entfiebernde Körper empfindet sich als überhitzt. Ist einmal eine erhöhte Temperatur im Fieber erreicht, so reguliert der Organismus wie ein normaler, wenn auch nicht mit derselben Energie; es kann die fieberhafte Eigenwärme so konstant bleiben wie die normale Körpertemperatur. Man könnte nun auch glauben, der Körper produziere im Fieber so große Wärmemengen, daß auch eine erhöhte Wärmeabgabe sie nicht bewältigen könnte. Dagegen spricht schon, daß sich der Organismus dabei nicht überhitzt vorkommt, wie es doch der Fall ist, wenn er die produzierte Wärmemenge nicht schnell genug abgeben kann. Dagegen spricht aber noch viel mehr der Umstand, daß die produzierte Wärmemenge gar nicht erheblich größer ist als bei normaler Temperatur, sicherlich aber viel geringer ist als bei einem Normalen, der mäßige Muskelarbeit ausführt, ohne dabei seine Körpertemperatur zu erhöhen. Die produzierten Wärmemengen sind also im Fieber nicht etwa übergroße, und der Körper würde sie schon loswerden können, wenn er — sagen wir einmal — wollte. Daß tatsächlich die Einstellung der temperaturregulierenden Zentren eine andere geworden ist, beweist die Reaktion eines fiebernden Patienten auf Erwärmung und Abkühlung: Decken wir einen fiebernden Menschen zu, führen wir ihm Wärme zu in Form von Wärmeflaschen, lassen wir ihn „schwitzen", so fängt er eben an zu schwitzen, d. h. er sucht der Wärmestauung vorzubeugen, er wehrt sich gegen die Überhitzung, bringen wir ihn in ein kaltes Bad, so wird seine Haut blaß, er fängt an zu zittern, er sucht seine Körpertemperatur zu erhöhen durch Sparen an Wärmeabgabe und Produktion von Wärme, geradeso wie es ein normal temperierter Mensch tun würde. Also seine Regulationseinrichtungen funktionieren in demselben Sinne wie beim Normalen; nur betätigen sie sich bei einem anderen Temperaturgrade, sie sind auf einen anderen Grad „eingestellt". Und nun verstehen wir auch das anfängliche Frieren beim Einsetzen des Fiebers, den Schüttelfrost; der Körper kam sich als unterkühlt vor, seine wärmeregulierenden Zentren waren durch die Bakteriengifte, welche das „Fieber" veranlaßten, auf einen höheren Grad eingestellt. Und wenn der Krankheitsprozeß nachläßt und der Körper noch abnorm warm ist, so empfindet er sich als überhitzt, er fängt an zu schwitzen, er beginnt die Wärme in erhöhtem Maßstabe zu entlassen, und seine Temperatur sinkt zur Norm ab. Daher begrüßt man das Schwitzen als ein Zeichen der Gesundung, weil damit ein Sinken des Fiebers einhergeht, geradeso wie mit dem Frieren die Körpertemperatur stieg. Diese krankhafte Einstellung der regulierenden Zentren werden nun durch die Fiebermittel, die Antipyretika, beeinflußt. Setzt jetzt die Entfieberung ein, so erniedrigen die Zentren die Temperatur auf dem Wege der Wärmeabgabe, also so wie auch sonst die Schwankung der entstehenden Wärmemengen und daher die Temperatur des Körpers reguliert wird, in der Norm wie im Fieber. Auf die normale Temperatur haben die Antipyretika keinen Einfluß, oder doch nur in recht großen Dosen; sie führen dann nicht immer zu Temperaturerniedrigung, sondern häufig zu fieberhaftem Anstieg der Eigenwärme. Es gibt nun sehr viele Körper, die die Eigenschaft besitzen, die Fiebertemperatur zu erniedrigen, aber nur solche Stoffe kommen für die arzneiliche Anwendung in Frage, die eine Wirkung über längere Zeiten entfalten. Dabei bevorzugen wir Substanzen, bei denen die Entfieberung nicht zu schnell vor sich geht, die den Temperaturabfall nicht plötzlich auslösen, die milde wirken. Deswegen, weil schon der starke Schweißausbruch lästig ist und dabei häufig Zustände des Kollapses eintreten, aber unangenehmer noch ist das Nachlassen der Wirkung, wenn also die Temperatur wieder ansteigt, und zwar wiederum ansteigt unter den Erscheinungen des Schüttelfrostes. Wenn man dieses Wiederansteigen allmählich gestalten kann, so ist dies ein großer Vorteil, und man hat die plötzlich wirkenden Antipyretika mehr und mehr verlassen zugunsten der Stoffe mit langsamer Entfieberung und mit langsamem Anstieg der Temperatur, wenn ihre Wirkung nachläßt. Dabei besteht auch ein Unterschied in der Wirkung der einzelnen Antipyretika in der Weise, daß gerade bei manchen Erkrankungen die Wirkung eines bestimmten Stoffes eine bessere ist als die der anderen, daß wir von einer spezifischen Wirkung sprechen. So entfaltet Salizylsäure und Antipyrin eine spezifische Wirkung bei Gelenkrheumatismus, Chinin bei Malaria. Dabei handelt es sich wohl um eine direkte Wirkung auf den Krankheitserreger, denn Salizylsäure wirkt bakterientötend und dem Chinin kommt eine starke Beeinflussung des Erregers der Malaria zu. Auch besitzen alle diese Mittel eine schmerzstillende Eigenschaft, und Sie wissen ja, daß sie bei Schmerzen vielfache Anwendung finden. Dabei macht das Chinin in seinem Wirkungsmechanismus bei Fieber eine Ausnahme von der Regel, daß die Antipyrese durch Wärmeabgabe erfolgt; nach Chinin wird die Produktion von Wärme eingeschränkt. Von den Nebenerscheinungen dieser Stoffe erwähnte ich schon den Kollaps bei schneller Entfieberung; außerdem tritt nach Salizylsäure und nach Chinin Ohrensausen auf; und durch Salizylsäure oder ihr Natronsalz wird der Magen belästigt, weshalb man die Ester der Salizylsäure in die Therapie einführte; letztere lösen sich in sauren Flüssigkeiten, wie im Magen, nur sehr wenig, gehen dann im alkalisch reagierenden Darminhalt in Lösung und werden zum Teil verseift. Auch äußerlich macht man vom Salizyl bei Schmerzen Gebrauch, hier entfalten einzelne Ester eine Hautreizung, zur Aufnahme gelangen wohl nur recht geringe Mengen, die sich freilich im Harn nachweisen lassen. Weshalb man aber hauptsächlich die neueren Antipyretika wie Antipyrin und Pyramidon bevorzugt, wenn es sich um die Bekämpfung des Symptoms Fieber handelt, liegt an der schädigenden Wirkung der Anilinderivate auf das Blut. Der Blutfarbstoff, das Hämoglobin wird von diesen Stoffen in eine Form überführt, die den Sauerstoff nicht mehr locker gebunden enthält und an die Gewebe abgibt, sondern fest verankert, und zwar in derselben Menge und an derselben Stelle des Moleküls, an welcher er sonst sitzt. Der Blutfarbstoff sieht dabei braun aus, und die Hautfarbe hat ein eigentümlich blaugraubraunes Aussehen. Ein solch veränderter Blutfarbstoff ist für die Atmung untauglich geworden. Sie sehen hier zunächst das Umschlagen der normal roten Farbe des Blutes in Braun, wenn ich etwas Ferrizyankali, ein Stoff, der zu der gleichen Umwandlung führt, zugebe. Wenn wir durch das Prisma diesen Farbstoff betrachten, so fällt Ihnen ein Streifen im Rot auf, den normaler Blutfarbstoff nicht besitzt. Wie gesagt, sind es nicht nur die Anilinderivate, wie Azetanilid, Phenazetin und alle die vielen als Antipyretika verwandten Abkömmlinge des Anilins, sondern auch eine Reihe von anderen Substanzen, die eine solche Umwandlung des Hämoglobins in Methämoglobin herbeiführen können. Es wird Ihnen verständlich erscheinen, wenn ich unter solchen Giftstoffen oxydierende Substanzen aufzähle, wie Kalium chloricum, und vielleicht auch, wenn die Salze der salpetrigen Säure und ihre Ester wie Amylnitrit, genannt werden, aber auch reduzierende Substanzen sind zu erwähnen, z. B. Pyrogallol. Außerdem rufen Methämoglobinbildung Nitrobenzol und Nitroglyzerin hervor und Pikrinsäure. Auch von allen den als Fiebermittel verwandten Anilinderivaten läßt sich im Reagenzglas die Umwandlung des Blutfarbstoffes zeigen, besonders wenn man die Probe einige Zeit warm stellt. In der Technik können also häufig derartige Vergiftungen mit Methämoglobin im Blut auftreten, da Anilin und seine Derivate so viel verwandte Substanzen sind, und gelegentlich die Dämpfe in größerer Menge zur Einatmung gelangen können, z. B. beim Putzen eines Kessels durch einen Arbeiter. Auch Nitrobenzol hat schon häufig genossen oder eingeatmet zu Erkrankung geführt. Medizinal kommt gelegentlich die Umwandlung von Nitraten zu Nitriten vor, z. B. nach

Einführung größerer Mengen von Bismuthum subnitricum zur Schattenerzeugung bei Röntgenbildern, um ein Hohlorgan wie den Magen in seiner Gestalt abzubilden. Die Reduktion scheint dabei wohl hauptsächlich durch gewisse Bakterien bedingt zu sein, die sich im Darme finden. Und vom Kali chloricum ist die Giftigkeit ja allgemein bekannt, wenn auch in früheren Zeiten die Gefahr unterschätzt wurde. Immerhin haben wir im Kali chloricum ein recht brauchbares Desinfektionsmittel vor uns, so daß wir es noch oft anwenden. Interessant ist, daß bei der Umwandlung des Hämoglobins in Methämoglobin durch Ferrizyankali eine Sauerstoffentwicklung einsetzt; der Sauerstoff, locker an den Blutfarbstoff gebunden, wird in Freiheit gesetzt, und zwar quantitativ, so daß man auf diesem Vorgang eine Sauerstoffbestimmung im Blute aufbauen kann, und dann erst erfolgt die Oxydation des Hämoglobins zu Methämoglobin.

XX. Vorlesung.

Kausal wirkende Stoffe: Chinin bei Malaria, Salizylsäure bei Gelenkrheumatismus, Quecksilber bei Syphilis, Arsen in Form des Salvarsans bei Syphilis. — Antiseptika, Stoffe mit starken Affinitäten: oxydierende Substanzen: Kaliumpermanganat, Wasserstoffsuperoxyd, Kalium chloricum.

Wir sind gewohnt, bei allen fieberhaften Erkrankungen die Körpertemperatur genau zu verfolgen, und sehen in ihrem Verhalten einen Maßstab für den Verlauf der Krankheit, für das Fortschreiten des Prozesses oder für den Eintritt der Heilung. Dabei haben wir also im Fieber ein Symptom der Krankheit vor uns, das an sich lästig bei jeder Entzündung sich geltend macht. Dabei ist es aber nicht ausgeschlossen, daß die Erhöhung der Eigenwärme des erkrankten Körpers auch für den Krankheitsverlauf günstige Vorbedingungen schafft; und im Laufe der Zeit haben die Ansichten vom Nutzen oder Schaden des Fiebers gewechselt, und dementsprechend auch die Bedeutung, welche man den antipyretisch wirkenden Substanzen beilegte. Immer beseitigen sie ja nur ein Symptom der Krankheit, ja es scheint überhaupt ihre Wirkung da am schönsten hervorzutreten, wo schon im Verlauf der Krankheit das Fieber nachläßt. Einige Fälle jedoch kennen wir, wo zweifellos nicht nur ein symptomatischer Effekt erzielt wird, sondern wo der Krankheitsverlauf eine günstige Wendung nach Anwendung dieser Stoffe nimmt. Wir sprechen dann von einer spezifischen Wirkung des Arzneistoffes bei einer bestimmten Erkrankung und sehen dabei, daß außer dem antipyretischen Einfluß noch andere Wirkungen von solchen Stoffen ausgeübt werden, die sich gegen die Krankheitsursache selbst richten. Sie wissen, daß die fieberhaften Erkrankungen in der überwiegenden Mehrzahl durch das Eindringen von Krankheitserregern bedingt sind, die im Körper entweder Giftstoffe produzieren oder selbst giftig sind, nachdem sie zerfallen sind. Da wir nun zahlreiche Substanzen kennen, welche diese Erreger in vitro abtöten, so dachte man bei der spezifischen Wirkung eines Arzneistoffes gegen eine bestimmte Infektionskrankheit an ein solches Abtöten des Erregers im Körper selbst. Freilich standen einer solchen Beeinflussung gewisse Bedenken entgegen, aber wir müssen nach Erfahrungen der neueren Zeit annehmen, daß eine derartige Abtötung von Krankheitserregern im Körper selbst durch Arzneistoffe möglich ist. Die frühesten Erfahrungen stammen von der Wirkung des Chinins bei Malaria. Diese Erkrankung verläuft mit Fieberattacken, z. B. jeden zweiten Tag um dieselbe Tagesstunde, und wird hervorgerufen durch Plasmodien, die in den roten Blutkörperchen sitzen; alle 2 Tage nun schwärmt eine neue Generation aus und sucht sich neue Blutzellen, in denen dann wieder eine Vermehrung der Erreger stattfindet. Am sichersten führt Chinin zu der Abtötung der Plasmodien und zur Heilung der Malaria, wenn sie sich frei im Blute bewegen; man muß also das Ausschwärmen der neuen Generation mit dem Giftstoff treffen, sonst findet ein Abtöten weniger zuverlässig statt. Hat einmal der Fieberanfall eingesetzt, so ist eine Chiningabe ohne Erfolg. Also hier deutet schon bei dem eigentümlichen Verlauf der Erkrankung die Abhängigkeit des Erfolges vom richtigen Moment der Arzneigabe darauf hin, daß es sich um eine direkte Beeinflussung der Erreger handelt. Die Therapie ist also nicht symptomatisch, sondern kausal, beseitigt die Ursache der Erkrankung und daher auch alle ihre Symptome, richtet sich aber nicht gegen ein bestimmtes Anzeichen der Krankheit, gegen einen Folgezustand oder eine bestimmte Beschwerde. Wir haben es also nicht mit der Beeinflussung von Körperfunktionen durch den Arzneistoff zu tun, sondern es findet die Wirkung zwar im Körper selbst statt, aber betrifft nur den Krankheitserreger, den Parasit, wenigstens, soweit sich die gewollte Wirkung erstreckt. Um eine ähnliche Wirkung handelt es sich bei der Heilung des Gelenkrheumatismus durch Salizylsäure. Zunächst läßt sich zeigen, daß in erkrankten Gelenken eine gewisse Anreicherung von Salizylsäure stattfindet, daß daselbst die Salizylsäurereaktion deutlicher ausfällt als in gesunden Gelenken. Sodann hat man Erwägungen darüber angestellt, ob denn eine bakterientötende Wirkung in den alkalisch reagierenden Medien des Körpers zustande kommen kann, da nur die freie Salizylsäure antiseptisch wirkt, nicht aber ihr Natronsalz. Dabei handelt es sich nicht etwa um eine Säurewirkung, also um die Wirkung der H-Ionen, sondern das Molekül Salizylsäure schädigt die Bakterien; und weil dieses Molekül in alkalischen Medien nicht vorkommt, in denen sich nur Ionen der Salizylsäure neben Molekülen von salizylsaurem Natron vorfinden, so ist das Natronsalz nicht mehr bakterientötend. Nun treibt die Salizylsäure aus Karbonaten die Kohlensäure aus, und die Kohlensäure wäre ja die einzige Säure, welche mit der Salizylsäure in Konkurrenz treten könnte. Aber es läßt sich zeigen, daß unter Umständen die Konzentration der Kohlensäure im Blute so groß werden kann, daß auch, wenn man vom salizylsauren Natron ausgeht, freie Salizylsäure in größerer Menge entsteht, die sich an andere Stoffe oder in andere Lösungsmittel flüchtet, weil das Wasser ein schlechtes Lösungsmittel für die Salizylsäure darstellt. Es ist Ihnen ja bekannt, daß man aus sauren Flüssigkeiten die Salizylsäure ausäthern kann, und es genügt die Sättigung der Lösung von salizylsaurem Natrium mit Kohlensäure, um die Salizylsäure in den Äther zu treiben. Daher liegt es nahe anzunehmen, daß wir es bei der heilenden Wirkung der Salizylsäure dem Gelenkrheumatismus gegenüber in letzter Linie mit einer bakterientötenden Wirkung zu tun haben, und zwar einer solchen der freien Säure, die unter dem Einfluß der hohen Kohlensäurekonzentration an der Stelle des Entzündungsprozesses entsteht.

Von anderen solchen kausal wirkenden Stoffen sind Quecksilber und Arsen zu nennen, die beide den Erreger der Syphilis, die Spirochaete pallida, abtöten. Gleichzeitig mit dem Absterben der Krankheitserreger hören natürlich auch alle Erscheinungen der Krankheit auf oder kommen doch allmählich zur Ausheilung; letzteres dann, wenn wir es z. B. mit geschwürigem Zerfall einer Gewebspartie zu tun haben. Dann vergeht noch einige Zeit bis solche Krankheitssymptome vollständig abgeklungen sind, geradeso wie eine Wunde zu ihrer Heilung Zeit beansprucht. Und doch tötet das Quecksilber nicht etwa alle Spirochäten auf einmal ab, und es ist immer das Vorhandensein größerer Mengen von Quecksilber während längerer Zeit im Körper erforderlich, sollen alle Krankheitserreger zugrunde gehen und Rückfälle ausgeschlossen sein. Dabei gibt es gewisse Stadien der Erkrankung, in denen wir durch andere Mittel auch schwere Krankheitserscheinungen, tiefgreifende Geschwüre in viel kürzerer Zeit zur Heilung bringen können, ohne daß wir dadurch die Krankheitserreger selbst beeinflussen. So wirkt das Jod häufig überraschend schnell, und doch vermag es die Krankheit selbst nicht zu beseitigen. Sie wissen, daß das Ehrlichsche Salvarsan ein Arsenpräparat von ungeahnt schneller Wirkung darstellt, daß es sowohl die Erscheinungen zum Schwinden bringt wie auch die Erreger tötet. Freilich gelingt es nur in ganz frischen Fällen, mit einer einzigen Arzneigabe alle Spirochäten zu töten und die Krankheit mit einem Schlage zu heilen, später entgehen häufig einige Spirochätenherde der Vernichtung, die vielleicht besonders geschützt liegen, an welche etwa wegen der schlechten Durchblutung des betreffenden Gewebes wenig von dem Arsenpräparat hingelangt. Dagegen gibt es andere Erkrankungen, welche durch ähnliche Erreger hervorgerufen werden wie der Erreger der Syphilis, die das Salvarsan mit großer Sicherheit bei einmaliger Anwendung in ihrer Gesamtheit tötet; das ist bei einigen Tierkrankheiten der Fall. Auch beim Rückfallfieber, welches anfallsweise in Form einer mehrtägigen Temperatursteigerung auftritt, gelingt es in der Mehrzahl der Fälle, die Krankheit durch eine einzige Injektion zum Verschwinden zu bringen. Ganz allgemein erweisen sich die Verbindungen des dreiwertigen Arsens bei weitem wirksamer als die des fünfwertigen Elementes, wie ja auch die arsenige Säure giftiger ist als die Arsensäure. Dabei war die Anwendung des Salvarsans eine umständliche, weil die schwach alkalische Lösung, die zur Verwendung kommt, nicht haltbar ist, und jedesmal steril aus dem salzsauren Salz des Dioxydiamidoarsenobenzols hergestellt werden mußte. Dabei fiel natürlich zunächst aus der Lösung des Salzes bei Laugenzusatz die neutrale Verbindung aus und erst auf weiteren Zusatz von Alkali entsteht wieder eine Lösung, die alkalische. Heute sind diese Schwierigkeiten ja durch Darstellung des Neosalvarsans, welches sofort neutrale injektionsfertige Lösungen gibt, überwunden. Immerhin sind diese Präparate von großer Zersetzlichkeit, und vielleicht beruht ihre Wirkung auf ihrer raschen Umwandlung. Wir haben es im Salvarsan mit einem Mittel zu tun, welches uns nicht die Natur fertig gab, und dessen Wirksamkeit zu erkennen, uns ein glücklicher Zufall lehrte, wie die Empirie wilder Völkerschaften uns häufig mit brauchbaren Arzneikörpern beschenkte, z. B. mit dem Chinin, sondern das Salvarsan ist ein Resultat zweckverfolgender Forschung. Ehrlich stellte Arsenverbindungen her, welche bestimmte Eigenschaften haben sollten, weil es bekannt war, daß die parasitenvernichtende Wirkung der arsenigen Säure sich in verstärktem Maße in dem Atoxyl, der Aminophenylarsinsäure wiederfand, dessen Giftwirkung auf höhere Organismen geringer war als die der arsenigen Säure. Es konnten also durch ein gewisses Beiwerk im Molekül gewünschte Eigenschaften des Ausgangskörpers gesteigert, andere ungewollte Giftwirkungen dagegen vermindert werden. Und es gelang Ehrlich, durch Prüfung einer großen Anzahl solcher Verbindungen den Einfluß von bestimmten Seitenketten, von bestimmten Gruppierungen festzustellen und so den Weg zu bestimmen, auf welchem man zu immer zweckmäßigeren Mitteln gelangen mußte. Immerhin werden Sie sich wundern, daß es überhaupt möglich ist, ungiftigere Verbindungen herzustellen, die trotzdem wirksamer sind, wenn man als Arzneistoff immer dasselbe Element benützt, das Arsen. Ehrlich gab für diese Tatsache eine Erklärung, die darin gipfelt, daß zwar das Arsen immer der wirksame Körper bleibt, daß aber das Molekül, in welchem es enthalten ist, die Verteilung des Arsens ändert, je nach den Eigenschaften, die dem ganzen Molekül zukommen. Es kommt dann zu einer hohen Konzentration an bestimmten Stellen, z. B. im Parasiten, während andere Gewebe nur Spuren des Giftes aufnehmen, und so kann auch das im Molekül wandernde Arsen eine verschiedene Direktion durch seine Einfügung in verschiedene Moleküle erhalten. Es läßt sich der Beweis erbringen, daß tatsächlich die verschiedenartige Wirksamkeit solcher Verbindungen, welche alle dasselbe wirksame Prinzip enthalten, auf einer Änderung der Verteilung beruht: Nach Atoxyl gibt es Schädigung des Sehvermögens, die der arsenigen Säure fehlen; und übereinstimmend mit der Wirkung geht auch die Festlegung des Stoffes; der Arsennachweis gelingt im Auge nach der Beibringung von Atoxyl, bei der Arsenvergiftung fällt er im Auge negativ aus. Es ist nicht ausgeschlossen, daß man auch bei anderen Metallen Verbindungen wird herstellen können, die gewisse Eigenschaften in höherem Maße zeigen als die einfachen Metallsalze, und daß ihnen wieder andere Wirkungen fehlen. So scheint augenblicklich Kupfer und Gold eine Rolle in der Behandlung der Tuberkulose spielen zu sollen. Sie wissen, daß man nach Entdeckung der Krankheitserreger von allen möglichen Antisepticis in der Therapie Gebrauch machte in der Hoffnung, durch Überschwemmung des Körpers mit solchen bakterientötenden Stoffen die Krankheitserreger im Organismus abzutöten, und daß diese Versuche mit wechselndem Erfolge verliefen. Freilich scheinen z. B. bei der Behandlung der Tuberkulose mit Kreosot und Guajakolpräparaten Erfolge nicht ausgeschlossen, aber sie sind alle nicht überzeugend, wenigstens nicht erheblicher, als wir sie sonst durch diätetisch-hygienische Maßnahmen zu sehen gewohnt sind. Und man spricht heute mehr von der appetitanregenden Wirkung solcher Medikation als von der inneren Desinfektion durch diese Stoffe; denn ihre Konzentration im Blute bleibt nach innerer Eingabe doch allzusehr unter der im Reagenzglas zur Abtötung erforderlichen. Immerhin erscheint es von vornherein nicht unmöglich, daß sich durch irgend einen Stoff, der im Blute in hoher Konzentration erträglich ist, eine Abtötung von Krankheitserregern erreichen ließe, und so sind immer wieder Versuche nach dieser Richtung unternommen worden. Ich erinnere an die Einspritzung von kolloidalem Silber in die Blutbahn, um die Erreger der Eiterungen darin abzutöten, und an die häufig recht guten Erfahrungen, die man mit dieser Methode bei dem Vorhandensein von Eitererregern im Blute, der sogenannten Blutvergiftung, gemacht hat, wenn wir freilich auch andere Erklärungen als eine abtötende Wirkung bevorzugen müssen, so die Beeinflussung der weißen Blutzellen durch das kolloidale Metall. — Leichter ist ein Abtöten da, wo wir ohne Rücksicht auf den Organismus das Vernichten der Bakterien vornehmen können, oder wo dieser Vorgang auf widerstandsfähigem Gewebe vor sich geht, auf der äußeren Haut oder auch den gröberen Schleimhäuten, wo wir also vor einer geringen Ätzwirkung nicht zurückzuschrecken brauchen. Und wir können stark wirksame Stoffe anwenden, wenn eine Aufnahme in die allgemeine Zirkulation ausgeschlossen ist, andererseits ist dann große Vorsicht am Platze, wenn eine solche Aufnahme möglich erscheint. Und so spielt bei der Auswahl der desinfizierenden Stoffe nicht so sehr ihre Wirksamkeit eine Rolle, als der Ort, an dem sie Anwendung finden sollen. — Da überall Bakterien vorhanden sind, die auch für unseren Körper schädlich werden können, so dürfen wir uns immer nur eines Materials bedienen, das durch besondere Methoden keimfrei gemacht ist, wenn wir es mit Körperstellen in Berührung bringen, an denen eine Ansiedlung und Weiterverbreitung der Keime möglich ist. Sie wissen, daß wir Lösungen, die injiziert werden sollen, sterilisieren, ebenso wie wir unsere Hände und Instrumente keimfrei machen, ehe wir an eine Operation herantreten. Am einfachsten geschieht diese Entkeimung durch Kochen. Wenn das Material ein Kochen nicht verträgt, etwa eine Lösung von Eiweißkörpern wie die Sera, so kann man einen antiseptischen Stoff zusetzen, falls seine Giftigkeit nach Art und Menge keine Bedenken erregt. Schwieriger jedoch ist es, die Bakterien dort zu bekämpfen, wo sie sich im Körper angesiedelt haben. Denn dann tritt unseren Bestrebungen die Empfindlichkeit des betreffenden Gewebes hindernd entgegen, aber auch die Bestandteile des Wundgrundes, der Oberfläche der Schleimhautschicht etc. stören in chemischem Sinne unsere Maßnahmen. Wenn wir z. B. durch eine Lösung von Argentum nitricum die Bakterien töten wollen, so wird schon der Kochsalzgehalt des Wundsekretes einen Teil unseres Antiseptikums festlegen und unwirksam machen. Oder wenn wir die Mundhöhle keimfrei machen wollen, indem wir eine verdünnte Sublimatlösung zum Spülen benutzen, so bemerken wir zu unserer Verwunderung, daß die Zahl der Bakterien im Spülwasser des Mundes nach dem antibakteriellen Eingriff zugenommen hat, wohl deswegen, weil der einsetzende Katarrh, den das Antiseptikum veranlaßt, das Bakterienwachstum oder ihre Ausschwemmung begünstigt. Wir sehen also die Verhältnisse komplizierter liegen als im Reagenzglas, und wir müssen daher die Brauchbarkeit eines Antiseptikums immer durch spezielle, dem Verwendungszweck angepaßte Methoden prüfen, ehe wir ein Urteil über die Verläßlichkeit des Mittels abgeben können. Einmal kann man durch Zusatz eines bakterientötenden Stoffes zu einer Nährlösung von Bakterien beobachten, ob dadurch die Entwicklung der Bakterien gehindert wird. Dies geschieht in der Weise, daß man die Zahl der Bakterien feststellt und dann beobachtet, ob sie zugenommen haben; eine solche Zählung ist erst möglich geworden durch Einführen der festen Nährböden durch Robert Koch. Gleichzeitig war diese Methode ein Weg zur Isolierung von Bakterien, wie man sagt; das heißt, zur Trennung der einzelnen Bakterien voneinander. Sie wissen, daß z. B. unsere Mundhöhle ständig eine große Anzahl von Bakterien beherbergt, in gesunden und kranken Tagen. Will man nun bei einer Halsentzündung feststellen, welcher von den vielen Keimen, die die Mundhöhle enthält, Schuld an der Erkrankung ist, so kann man dies nur in der Weise, daß man prüft, ob der dort vorhandene Keim eine ebensolche Erkrankung am Tier hervorruft. Man weiß aber nun unter der Unzahl von verschieden gestalteten Bakterien nicht, welchen derselben man beschuldigen soll, und man kann sie technisch auch zur Überimpfung garnicht voneinander trennen. Zuerst gelang es Pasteur, eine solche Trennung durchzuführen und die Bakterien in „Reinkultur" zu züchten, indem er von einer Bouillon, in der die Erreger gezüchtet wurden, einen Tropfen in ein neues Reagenzglas mit Bouillon verimpfte und so die Bakterien dieses Tropfens auf ein ganzes Reagenzglas verteilte; dann wurde von der neuen Mischung, gewissermaßen Verdünnung, wieder ein Tropfen weiter verimpft und sofort; dann mußte einmal der Fall eintreten, wo nur ein Bakterium in ein neues Reagenzglas kam. Züchtete man nun die Reagenzglaskulturen im Brutschrank, so mußte in dem letzt erwähnten Reagenzglas nur eine einzige Sorte von Bakterien wachsen: man hatte eine „Reinkultur". Mit den festen Nährböden gelang dies leichter; man erwärmte eine Gelatinelösung, in welche man ein Gemisch von Bakterien gebracht hatte, bis zur Verflüssigung, verteilte die Bakterien durch Schütteln und ließ erstarren, dann lagen die einzelnen Bakterien fest, ein jeder an seiner Stelle, an der ihn die Erstarrung überrascht hatte. Stellte man nun die Gelatine in den Brutschrank, so wuchs sich jeder Keim zu einer Kultur aus, die räumlich voneinander getrennt waren und sich durch ihr Aussehen unterschieden: man hatte lauter „Reinkulturen" vor sich. Die Zählung dieser Kulturen, kleiner Fleckchen, die wie Schimmelrasen aussehen, ermöglichte nun auch ohne weiteres, ein Bild von der Zahl der Erreger zu erhalten. Auf diese Weise konnte man feststellen, ob in einer Flüssigkeit, die mit Bakterien beschickt war, ein zugesetztes

Antiseptikum eine Hinderung des Wachstums bewirkt hatte oder gar eine Abtötung aller Erreger. Dann mußte der Vergleich der Abimpfung ein Gleichbleiben, eine Verminderung der Kolonienzahl ergeben oder ein Fehlen jedweder Kolonienbildung bei absoluter Tötung. Durch das Abimpfen wird nämlich die Konzentration des Antiseptikums bis zur Unwirksamkeit herabgesetzt. Man kann auf diese Weise feststellen, ob die Keimzahl im Munde nach Spülen mit einem Desinfiziens abgenommen hat oder nicht, wie lange eine solche Wirkung anhält, bis also die vorherige Kolonienzahl wieder erreicht ist — ferner ob ein Antiseptikum zwar das Wachstum, d. h. die Vermehrung der Bakterien gehindert hat, aber die vorhandenen Keime nicht getötet hat (dann wachsen nachher soviel Kolonien wie vorher), und ähnliches. Von besonderer praktischer Bedeutung ist die Frage nach der Abtötung von Bakterien, der Desinfektion; mit anderen Worten, ob eine bestimmte Konzentration eines Mittels alle Erreger in einer bestimmten Zeit abtötet. Denn es spielt die Zeit eine bedeutende Rolle bei der Einwirkung der Antiseptika, natürlich im Sinne der Diffusionsgeschwindigkeit und der Reaktionsgeschwindigkeit. Wenn man nun Bakterien allein, ohne Züchtungsflüssigkeit der Wirkung der Desinfizientien aussetzen will — eine besonders wichtige Prüfung —, so tut man dies in der Weise, daß man die Bakterien an Granaten oder Seidenfäden antrocknet, dem Antiseptikum verschieden lange Zeit aussetzt und so die Zeit bestimmt, die notwendig ist, bis alle Keime vernichtet sind, ob also eine Waschung der Hände in einer solchen Lösung durch eine bestimmte Zeit genügt, um auf der Oberfläche die Bakterien abzutöten. Dabei sind die einzelnen Arten der Keime sehr verschieden widerstandsfähig, am schwersten werden Sporen abgetötet, die von manchen sonst recht gut wirksamen Stoffen überhaupt nicht angegriffen werden. Endlich muß man häufig das Abtöten der Bakterien in organischen Flüssigkeiten, in Eiter verfolgen, um festzustellen, ob z. B. solche Absonderungen des Körpers in Krankheitsfällen für die Umgebung unschädlich gemacht werden. Man muß also je nach der Verwendungsweise des antiseptischen Stoffes die Prüfungsart modifizieren, will man die Brauchbarkeit einer Substanz für einen bestimmten Zweck feststellen. Dabei wird die Entwicklung der Bakterien schon durch geringere Konzentrationen eines antiseptischen Stoffes gehemmt, völlige Abtötung aber erst durch höhere erreicht. Die chemischen Gruppen, denen wir die antiseptisch wirkenden Körper entlehnen, sind nun recht verschiedene. Stoffe mit starken Affinitäten wie Säuren und Laugen finden Anwendung, freie Halogene, oxydierende und reduzierende Körper, Metalle, und eine Anzahl organischer Substanzen; meist ist diesen Stoffen allen gemeinsam eine Affinität zum Eiweiß, das zur Gerinnung gebracht wird, und wir wenden häufig diese Stoffe als Antiseptika in Konzentrationen an, welche gerade noch nicht eine solche gewebsschädigende, ätzende Wirkung entfalten. Von Säuren und Laugen machen wir praktisch keinen Gebrauch, dagegen benützen wir die Halogene. Zunächst die Chlordämpfe, die sich aus dem Chlorkalk entwickeln; sie dienen zur Raumdesinfektion, aber nur dort, wo wertvollere Gegenstände nicht vorhanden sind. Lösungen von Chlorkalk kann man auch zur Reinigung schwer infizierter Hände benutzen, und eine solche Lösung war denn auch das erste zur Entkeimung der Hände angewandte Antiseptikum, das die moderne Antisepsis und Asepsis einleitete. Denn Semmelweiß, der zuerst die septische Erkrankung, das Wochenbettfieber, auf das Einbringen von Keimen von außen zurückführte, ging den folgerichtigen Weg zur Bekämpfung der Erkrankung: er ließ die Ärzte und Studenten ihre Hände in Chlorkalklösung waschen und sah den Erfolg dieser Maßnahme augenfällig; die Erkenntnis von der Übertragung der Eiterung war gekommen und der Weg gewiesen, den wir alle noch heute beschreiten, die Vorbedingung für ein erfolgreiches Operieren war gegeben, die das Wechselnde des Erfolges, die Unberechenbarkeit ausschloß; der Grundstein des stolzen Gebäudes der modernen Chirurgie war gelegt. Heute benützen wir den Chlorkalk nur in Ausnahmefällen, zur Reinigung von stark jauchenden Wunden in verdünnter Lösung, zum Reinigen von Zahnwurzelkanälen vor der Füllung. Dagegen findet das Jod neuerdings wieder ausgedehnte Anwendung zur Desinfektion der Haut des Operationsfeldes, weil es scheint, als werde durch einfaches Bestreichen der Haut des Patienten eine genügende Entkeimung erreicht. Freilich ist es dabei nicht allein das Jod in der Jodtinktur, sondern zum Teil auch der Alkohol, welcher die Bakterien vernichtet und die Haut hart macht, aber zur Hautdesinfektion scheint sich dieses Mittel deswegen recht gut zu eignen, weil es eine gewisse Tiefenwirkung besitzt; denn wir wissen, daß es leicht gelingt, die oberflächlich sitzenden Bakterien der Haut zu vernichten, daß es aber um so schwerer ist, das Herauswandern derselben aus der Tiefe zu verhindern, das immer stattfindet, wenn die Operation etwas länger dauert. Kommt Jodtinktur mit wäßrigen oder alkalisch reagierenden Flüssigkeiten zusammen, so ist ihre antiseptische Wirkung gering, dagegen entfaltet sie eine mehr oder minder große Reizwirkung.

Oxydierende Substanzen sind stark bakterizid. Freilich ist dabei zu bedenken, daß sie am Organismus angewandt sehr viele oxydable Stoffe vorfinden, so daß der auf die Bakterien entfallende Anteil recht gering sein kann. Und so sind diese Körper häufig als Mittel zur Beseitigung eines schlechten Geruches, wegen der Oxydation der riechenden organischen Verbindungen, in Gebrauch, ebenso häufig wie zur Bakterienvernichtung. Dabei ist die Empfindlichkeit der Bakterien gegen Kaliumpermanganat und Wasserstoffsuperoxyd eine ungemein große und nur das Festlegen an andere Stoffe setzt ihre antiseptische Kraft herab. Aber zur Desinfektion der Mundhöhle ist Kaliumpermanganat ein recht brauchbares Mittel, wenn es auch wegen der Braunsteinbildung nicht als Mundspülwasser Verwendung finden kann. Eine Ätzwirkung fehlt ihm übrigens nicht; denn bei der Umsetzung des Permanganates entsteht neben Manganoxyd und freiem Sauerstoff auch Kalilauge und diese führt zur Zerstörung des Gewebes, zur Verflüssigung. Dies tritt freilich nur dort auf, wo man Kalium permanganicum in Substanz mit Gewebe in Berührung bringt, aber man kann auf diese Weise auch eine recht erhebliche Ätzwirkung herbeiführen. Immerhin ist die lokale Ätzwirkung eine so geringe, daß wir Lösungen von Kaliumpermanganat auch zur

Spülung von empfindlicheren Schleimhäuten benützen können, und ebenso ist die Giftigkeit eine geringe. — Die beiden Eigenschaften, Ungiftigkeit und starke bakterientötende Kraft, besitzt ein anderer oxydierender Körper, in hervorragendem Maße, das Wasserstoffsuperoxyd. Von 3% herab ätzen seine Lösungen nicht mehr, aber wir wenden meist noch verdünntere Lösungen an. Bringt man Wasserstoffsuperoxydlösungen auf Wunden, so findet durch die katalytische Wirkung des Blutes eine intensive Sauerstoffentwicklung statt. Diese Gasentwicklung reißt mechanisch eingedrungenen Schmutz, Haare, Kleiderfetzen mit in die Höhe und wirkt so ausgezeichnet reinigend auf die Wunde ein. Außerdem tritt Gerinnung des Blutes ein; aus allen diesen Gründen haben wir ein gutes Wunddesinfektionsmittel im Wasserstoffsuperoxyd vor uns. Eine eigentliche Giftwirkung besitzt das Mittel nicht, da es zu Wasser und Sauerstoff wird; aber wenn einmal größere Mengen davon bis in die Blutbahn gelangen, etwa beim Spülen von großen Wundflächen, Hohlorganen etc., so kann durch die stürmische Zerlegung der Substanz, die Sie ja früher auf Zusatz eines Tropfens Blut bemerkten, der Sauerstoff in Form von Gasblasen im Blute kreisen und schädigende Wirkungen entfalten, geradeso wie es Gerinnsel in der Blutbahn tun, indem sie in immer engere Blutgefäße getrieben, dieselben verstopfen und die Blutzufuhr abschneiden. Wir haben ja schon früher die Folgen einer plötzlichen Unterbrechung der Blutzufuhr und damit der Sauerstoffversorgung und Nahrungsbereitstellung kennen gelernt, die zu Erscheinungen des Lungenschlages führt, da nach den Kreislaufverhältnissen die Lungen der Sitz der Verlegung sein müssen, wenn die Gerinnsel nicht im Herzen selbst entstanden sind. Dabei ist es ganz gleichgültig, durch was eine solche Verlegung des Blutweges zustande kommt, ob durch Gerinnsel oder durch Gasblasen; denn auch letztere bedingen einen so erheblichen Widerstand, daß der Blutstrom sistiert. Sonst kommen nur noch Fetttröpfchen in dieser Richtung in Frage, die bei Zertrümmerung des fettigen Knochenmarkes bei Knochenbrüchen in die Blutbahn geschwemmt werden können. Immerhin ist diese Gefahr bei der Anwendung des Wasserstoffsuperoxydes recht gering und daher kann man in ausgedehntem Maße von diesem vorzüglichen Antiseptikum Gebrauch machen. Als sauerstoffübertragendes Mittel kommt noch das Kali chloricum in Betracht, das besonders früher sehr ausgedehnte Anwendung gefunden hat. Seine antiseptische Wirkung ist in verdünnten Lösungen nicht allzugroß, doch scheinen die Erfahrungen dafür zu sprechen, daß es besonders zur Desinfektion der Mundhöhle recht geeignet ist. Wenigstens sinkt die Bakterienzahl nach Anwendung von Kali chloricum erheblich. Aber das Mittel besitzt eine große Giftigkeit; denn es verwandelt den Blutfarbstoff in Methämoglobin. Nun kommen ja für gewöhnlich nennenswerte Mengen davon bei der Mundspülung nicht in den Magen und daher auch nicht zur Aufnahme in den Kreislauf; aber es verschlucken ungeübte Personen oder Kinder gelegentlich auch größere Mengen davon, und dann kann neben der Schädigung des Blutfarbstoffes eine Beeinflussung der Niere in der Weise Platz greifen, daß die Blutfarbstoffmassen bei der Ausscheidung in den Kanälchen der Niere eine Verstopfung der Harnwege veranlassen, die den Harnstrom hemmt. Immerhin ist es für die Reinhaltung des Mundes ein recht brauchbares Mittel.

XXI. Vorlesung.

Karbolsäure (Resorzin, Pyrogallol, Chrysarobin, Naphthol, Teer), Borsäure, Alkohol, Jodoform, Pulver; Raumdesinfektion durch Formalin; zusammenziehende Mittel; Gerbsäure.

Da wir bei der Abtötung von Bakterien lediglich eine Schädigung von Zellen vor uns haben, so kann es nicht wundernehmen, wenn dazu recht verschiedene chemische Stoffe geeignet erscheinen, deren Auswahl von dem Anwendungsgebiet abhängt. Bei ausgedehnterer Berührung mit dem Körper werden wir den Hauptwert auf die Ungiftigkeit legen, bei Applikation auf zarte Schleimhäute auf die Reizlosigkeit, bei der Desinfektion von Gegenständen auf die Sicherheit der Wirkung. Lassen Sie uns zunächst unsere Aufmerksamkeit dem Phenol zuwenden, und daran die Besprechung einiger anderer viel gebrauchter Stoffe anschließen, ohne daß wir alle Körper erschöpfend behandeln könnten. Die Karbolsäure fällt in konzentriertem Zustande Eiweiß und auch noch in 5%iger Lösung wird Eiweiß zur Koagulation gebracht, worauf die Eiweißprobe im Harn mit gesättigter Phenollösung beruht. Wichtig für das Zustandekommen der antiseptischen Wirkung scheint die Löslichkeit der Karbolsäure in wäßrigen und öligen Medien zu sein; denn wir sehen einerseits die Wirkung zunehmen, wenn wir durch Kochsalzzusatz die Löslichkeit in Wasser vermindern, also das Phenol zwingen, sich mehr auf die öligen Bestandteile zu verteilen; daß diese veränderte Verteilung der wahre Grund für die Wirkungszunahme des Phenols durch Kochsalz ist, daß nicht etwa eine Summation von schädigender Wirkung des Phenols mit der des Kochsalzes vorliegt, lehrt ein Vergleich mit Sublimat; hier vermindert Kochsalzzusatz die Wirksamkeit; — auf der anderen Seite sehen wir, daß Karbol in öliger Lösung desinfektorisch unwirksam ist, daß also aus einer solchen Lösung an wäßrige Medien fast kein Karbol abgegeben wird; ein Fingerzeig für die Therapie der Karbolvergiftung vom Magen aus: Spülung mit Öl wird hier die Ätzwirkung und die Aufnahme vermindern. Dagegen befähigt die Löslichkeit in Öl das Phenol dazu, in fettige Substrate einzudringen und irgendwelche Absonderungsprodukte von Kranken unschädlich zu machen. Karbol ist ein gutes und sicher wirkendes Antiseptikum; die ausgedehnte Anwendung beschränkt nur seine Giftigkeit. Schon die lokale Ätzung ist häufig recht störend; sie kann übrigens, wenn Karbol auf die Haut oder Schleimhaut gekommen ist, durch Abwaschen mit Alkohol in hohem Grade vermindert werden; aber die resorptiven Wirkungen machen sich sehr häufig geltend, bestehend in Erregungserscheinungen und Lähmungen der Zentralorgane. Auch eine Schädigung der parenchymatösen Organe kommt zustande,

Degeneration von Leber und Niere mit grünem Harn, Oxydationsprodukte des Phenols enthaltend, und die anfängliche ausgedehnte Anwendung in der Chirurgie, wie sie von Lister eingeführt wurde, hat zu mancher chronischen Schädigung des Chirurgen geführt. So segensreich die Erkenntnis war, daß das Fernhalten von Krankheitskeimen einen ungeahnt schnellen Wundschluß garantierte, so wenig geeignet erscheint uns heute die Anwendung des Karbols, wo wir denselben Zweck auf anderem Wege zu erreichen gelernt haben. Denn schon die langsame Löslichkeit des Acidum carbolicum liquefactum in Wasser kann auf dem Boden liegende ölige Tropfen in der Verdünnungsflüssigkeit mit Körpergeweben in Berührung bringen, aber auch die längere Berührung recht verdünnter Lösungen führt zum Absterben der Gewebe. Umschläge von ganz verdünnten Karbollösungen auf Finger etc. bringt die Gewebe nach anfänglichem Kribbelgefühl zu brandiger Abstoßung, nachdem eine Gefühllosigkeit der betreffenden Partie eingetreten ist. Denn auch eine lokalanästhesierende Wirkung kommt der Karbolsäure zu, die in der Zahnheilkunde gelegentlich Verwendung findet. Sie verstehen aber die Bestrebungen, die Karbolsäure durch Stoffe zu ersetzen, welche weniger giftig sind und eine geringere lokale Ätzwirkung entfalten. Dies sind die Kresolpräparate, Liquor Cresoli saponatus und Lysol, die in beiden Richtungen hin vorteilhafter sind. Daß man sich außerdem von Guajakol und Kreosot und seinen Derivaten Erfolge bei Tuberkulose im Sinne einer inneren Desinfektion versprach, erwähnte ich bereits. Da die freie Hydroxylgruppe dieser Präparate eine Magenschädigung bedingt, so hat man sie durch Veresterung gebunden und so entstanden die Präparate Kreosotal und Duotal, die Kohlensäureester der erstgenannten Körper, die beide wasserunlöslich sind, aber durch Einführung einer Sulfosäure löslich gemacht werden können. Ebenfalls ungiftiger und stark bakterizid ist das Resorzin, das besonders in der Behandlung von Hautkrankheiten Anwendung findet. Die gleiche Anwendung finden Pyrogallol, Chrysarobin, Naphthol, und die Teerpräparate, die alle bei chronischen Hautkrankheiten eine gute Wirkung entfalten und bakterientötend wirken. Sie werden leicht oxydiert und diese gemeinsame Eigenschaft scheint der Grund für ihre Wirkung zu sein. Sie können alle zu lokaler Entzündung führen und Veranlassung zu Nierenentzündungen geben.

Ein sehr mildes Antiseptikum ist die Borsäure, die auch in gesättigter Lösung eine Reizwirkung kaum entfaltet. Freilich ist ihre antibakterielle Kraft gering, aber sie verdient wegen ihrer milden Wirkung dort Anwendung, wo wir es hauptsächlich mit dem Zweck der Spülung zu tun haben. Ungefährlich ist sie dabei keineswegs, aber die Aufnahme größerer Mengen sind doch recht selten. Aber andererseits wird auch der Zweck der Antisepsis, die Keimabtötung dadurch nur in unvollkommener Weise erreicht.

Dagegen stellt der Alkohol ein sehr wirksames Antiseptikum dar, nicht nur als Beigabe zu anderen wirksamen Stoffen, wie Jod oder auch Thymol, welches selbst ganz gut desinfizierend wirkt, sondern auch in reiner Form. Nun hat sich die merkwürdige Tatsache gezeigt, daß absoluter Alkohol nicht so gut keimtötend wirkt als verdünnter, und zwar liegt das Maximum der Wirksamkeit bei 70 %. Es nimmt also der Alkohol bei steigender Konzentration an antiseptischer Wirksamkeit zu, wie alle anderen Antiseptika, bis über 70 % hinaus wieder eine Verringerung der Wirksamkeit eintritt. Es könnte nun der Alkohol einmal durch das Zerstören, Herauslösen der Lipoide die Bakterien abtöten oder aber wegen seiner Einwirkung auf die Eiweißkörper im Sinne einer Koagulation. Auf letzterer Eigenschaft beruht die desinfizierende Wirkung, denn man kann ein ebensolches Wirkungsmaximum bei der Einwirkung steigender Konzentrationen auf Eiweiß beobachten. Bringt man trockenes Eiweiß in Alkohollösungen von steigender Konzentration, so findet in ganz verdünnten Lösungen noch eine Lösung von Eiweiß statt, später von etwa 20 % Alkohol an nur noch ein Quellen, das immer geringer wird, bis endlich in absolutem Alkohol gar keine Quellung mehr zustande kommt. Es dringt also die Alkohollösung mit steigender Konzentration immer weniger in das Eiweiß ein. Gleichzeitig damit findet aber eine Umwandlung des Eiweißes in der Weise statt, daß die gelben Schuppen des Eiweißes eine weiße Farbe annehmen, das Eiweiß ist koaguliert worden. Diese weißliche Verfärbung fehlt an dem Eiweiß, das in absolutem Alkohol liegt. Bringt man nun das so vorbehandelte Eiweiß in Wasser, so kann man den Grad der Koagulation an der Löslichkeit messen, und man findet, daß das Eiweiß aus den dünnen Lösungen noch nicht vollständig unlöslich geworden ist, ebenso wie das Eiweiß aus den ganz konzentrierten. Freilich löst sich nur ein Teil, aber der übrigbleibende Rest quillt verschieden stark, am wenigsten, wenn es aus mittleren Konzentrationen kam. Also diese mittleren Konzentrationen haben das Eiweiß am meisten verändert, es am wenigsten quellbar und am wenigsten löslich gemacht, es also am meisten im Sinne einer Koagulation verändert. Ganz löslich ist es nach dem Aufenthalt in absolutem Alkohol geblieben. Eine ebensolche verschiedene Quellbarkeit in Alkohollösungen verschiedener Konzentration zeigt auch die Gelatine, nur quillt sie nachher in Wasser gebracht vollständig wie unbehandelte Gelatine, weil der Alkohol sie zwar fällen kann, aber sie nicht koaguliert. Die Existenz eines Wirkungsgipfels bei steigenden Konzentrationen von Alkohol liegt also daran, daß zwei Prozesse zur Wirkung notwendig sind, das Eindringen und die Koagulation, und daß einer mit steigender Konzentration zu-, der andere abnimmt. Mit steigender Konzentration wächst die koagulierende Wirkung des Alkohols, aber er dringt immer weniger in das Eiweiß ein. Dabei ist der Alkohol ein sehr starkes Desinfiziens. Dazu kommt noch, daß er auf die Haut gebracht, dieselbe härtet, sodaß aus den tieferen Partien die Bakterien nicht so leicht an die Oberfläche kommen. Außerdem schafft er durch Entfettung der Haut den später aufgebrachten wäßrigen Desinfizientien einen Zugang zu den Falten der Haut, sie perlen nicht ab, sondern benetzen die Epidermis und werden auf diese Weise wirksamer.

Wenden wir uns nun, ehe wir die bakterientötende Wirkung der Metalle betrachten, denjenigen Stoffen zu, welchen nur eine ganz spezielle Anwendungsweise zukommt; wir wollen zunächst einen Blick auf die pulverförmigen Präparate werfen. Früher glaubte man, die Heilung einer Wunde am besten zu erreichen, wenn man sie dauernd antiseptisch beeinflußte. Heute wissen wir, daß es zweckmäßiger ist, die Keime von ihr fernzuhalten. Letzteres geschieht zwar auch bei der antiseptischen Behandlung, aber die aseptische Behandlung umgeht die Nachteile der Reizwirkung, der Schädigung des Gewebes. An Stelle der antiseptischen Umschläge setzte man den trockenen Verband. Und man erreichte so auf einfache Weise, daß den Bakterien der Boden entzogen wurde, auf dem sie wuchern konnten. Man lernte nämlich, daß jede gesetzte Operationswunde dann am schnellsten heilte, wenn alle Taschen beim Wundschluß vermieden werden, wenn die Blutstillung eine gute ist, d. h. wenn man auch kleinere Gefäße unterband und so die Ansammlung von Flüssigkeit zwischen dem lebenden Gewebe verhinderte. Denn das lebende Gewebe siegt über einige eingedrungene Bakterien, aber eine Flüssigkeit zwischen Körpergewebe, von ihm erwärmt, führt zu enormer Wucherung der Krankheitskeime. Und ebenso lernte man die Wunde auch äußerlich trocken behandeln und so das spätere Eindringen von Bakterien zu verhindern. Dabei kann man durch Aufstreuen von trockenem Pulver die Wundsekrete aufsaugen, wenn man nicht einfach der Luft Zutritt zur Wunde gestatten will. Man wählte also austrocknende Pulver, die nebenbei noch eine antiseptische Wirkung entfalten. Hier ist in erster Linie das Jodoform zu erwähnen, das zwar selbst nicht antiseptisch wirkt, das aber bei der Berührung mit Wundsekreten wirksame Substanzen bildet, die die Bakterien zum Absterben bringen. Es scheint, daß gerade dann wirksame Substanzen entstehen, wenn Bakterien anwesend sind, so daß das Einbringen von Jodoform eine Art Versicherung darstellt, ein Wächter über den ungestörten Wundverlauf. Immerhin stört zweierlei die Anwendung von Jodoform: die lokale Reizung, die es gelegentlich in hohem Grade entfaltet, seine Giftigkeit, die zu langdauernder Erkrankung mit Degeneration der Organe führt, während die akute Vergiftung narkotisch verläuft, und zweitens sein intensiver Geruch. Für aseptische Wunden ist Jodoform überflüssig; dagegen hat man gesehen, daß es bei tuberkulösen Eiterungen eine recht günstige Wirkung entfaltet, wenn man es z. B. in Form des Jodoformglyzerins in tuberkulöse Abszesse einspritzt. Zahlreich sind nun die sogenannten Ersatzmittel des Jodoforms, einmal handelt es sich dabei um Pulver, die austrocknend wirken oder die doch eine gewisse antiseptische Wirkung entfalten, andererseits um jodhaltige Körper, trotzdem es fraglich ist, ob die Jodoformwirkung auf einer Abspaltung von freiem Jod beruht. Häufig bedingt die Trockenhaltung einer Gegend, die ständig von Wundsekreten überschwemmt wird, schon einen vollen Erfolg, in anderen Fällen genügt das Abdecken mit einer wasserfeindlichen Salbe, wie Vaselin, die Schädigung fernzuhalten. Jedenfalls haben die Erfahrungen gelehrt, daß die starke antiseptische Wirkung bei einer von vornherein nichtinfizierten Wunde gar nicht nötig ist, sondern daß die Aufsaugung des Sekretes dasselbe leistet. Übrigens sind die verschiedenen Pulver in dieser Richtung keineswegs gleichwertig. Denken Sie sich, wir wollten einem Säugling, der in den Falten der Haut wegen der dauernden

Benetzung mit Flüssigkeiten zu einer Hautreizung besonders neigt, ein Pulver zum Pudern geben, das die Eigenschaften des Tones hätte; wir würden grobe Klumpen in die Hautfalten einlagern, die ihrerseits reizen; wenn wir aber Talkum einstreuen, so haben wir einen nichtklumpenden Stoff zur Aufsaugung der Flüssigkeit appliziert, der ein hohes Gleitvermögen aufweist und die Haut vor Reibung schützt. Also durch Trockenhalten allein wird eine gewisse Hinderung für die Bakterienwirkung gesetzt. Ebenso, wenn wir eine frische Wunde gar nicht waschen und desinfizieren, sondern die Bakterien der Umgebung festleimen, wie es bei Anwendung einer alkoholischen Mastixlösung geschieht. Man kann dann bei Wunden, die nicht sonst, etwa zur Blutstillung, ein chirurgisches Eingreifen erfordern, das Eindringen von Keimen fernhalten, indem man einen aseptischen Verband auf die Wundränder festklebt. Dann findet unter dem angetrockneten Wundschorf meist eine Heilung statt, weil eine spätere Infektion ausgeschlossen ist. Freilich darf die Wunde nicht verschmutzt sein, soll sie sich für eine solche Behandlung eignen.

Eine besondere Besprechung erfordern die Maßnahmen, welche wir zur Vernichtung von Krankheitserregern im großen vornehmen müssen, wenn es sich darum handelt, die Keime einer ansteckenden Erkrankung von allen Gegenständen, mit denen der Patient in Berührung kam, zu entfernen. Dies geschieht durch die sogenannte Raumdesinfektion, welche sich also auf ein ganzes Zimmer erstreckt. Wir verwenden dazu das Formaldehydgas, das durch besondere Apparate verdampft oder erzeugt wird. Dieser äußerst reaktionsfähige Körper kann auch in großer Verdünnung bei längerer Einwirkung sämtliche Krankheitskeime, die an den Gegenständen eines Zimmers haften, vernichten; nach der Entkeimung können wir dann den Raum rasch von den ätzenden Dämpfen durch Ammoniak befreien, indem beide Stoffe sich zu Hexamethylentetramin verbinden. Sonst findet Formaldehyd wenig Anwendung zur Desinfektion, weil es die Haut gerbt und zu einer Atrophie der Schweißdrüse führt. Von letzterer Wirkung macht man bei der Behandlung abnormer Schweißabsonderungen Gebrauch. Als Desinfektionsmittel dient aber das Formalin außer bei der Raumdesinfektion in Form von Pastillen mit Zucker, die langsam im Munde zerfließen sollen, wenn eine Infektion der Mandeln vorhanden ist oder droht. Außerdem verwendet man Hexamethylentetramin innerlich, um auf die Harnwege beim Übertritt dieser Verbindung antiseptisch zu wirken; denn es findet dann eine Abspaltung von Formaldehyd im Harne statt. In ähnlichem Sinne wirken auch die Balsamika; freilich ist weder die desinfizierende Eigenschaft der letzteren Körper noch die des Hexamethylentetramins eine besonders große.

Hier reihen sich noch einige Substanzen an, welche ebenfalls kausal wirken, welche die Krankheitserreger vernichten, und deren Anwendung daher auch alle Krankheitssymptome beseitigt, nämlich Stoffe, die bei parasitären Erkrankungen der Haut und des Darmkanals angewandt werden. Eigentlich könnten wir bei der Beschreibung der Wirkungen von chemischen Stoffen auf den Körper diese Substanzen übergehen, aber leider sind sie nicht frei von Beeinflussung des Wirtskörpers. So sehen wir gerade von den besten Mitteln gegen Eingeweidewürmer, dem Extractum Filicis maris (gegen Bandwürmer) und dem Santonin (gegen Rundwürmer) eine Anzahl von Nebenwirkungen, nämlich Krämpfe und Sehstörungen, so daß beide Mittel als recht gefährliche Stoffe gelten müssen.

Direkt gegen die Krankheitserreger wendet sich auch die große Gruppe der Metalle. Aber wir benützen sie nicht nur zur Bakterienvernichtung, sondern auch zur Beeinflussung des Körpergewebes selbst. Es findet nämlich unter ihrem Einfluß eine Verdichtung des Gewebes statt, die die Entzündung mäßigt; in hohen Konzentrationen aber sind sie alle Ätzmittel, welche die Gewebe zerstören, indem sie Verbindungen mit dem Eiweiß eingehen. Diese verschiedenen Wirkungen sind in letzter Linie der Ausfluß ein und desselben Vorganges, ob nun das Vernichten der normalen Konfiguration des Eiweißes die Bakterien betrifft, oder den Wundgrund, ob die Beeinflussung des Eiweißes nur eine krankhafte Auflockerung des Gewebes rückgängig macht oder bis zur Ätzung führt, ob sie also einen entzündungshemmenden Einfluß darstellt oder eine Entzündung setzt. Die leichtesten Grade der Ätzung nennen wir adstringierende Wirkung, ein Ausdruck, der von dem Geschmack der Gerbsäure sich herleitet. Diese Bezeichnung wird sofort verständlich, wenn ich Sie an das Gefühl im Munde erinnere, welches entsteht, wenn wir etwa den Mund mit essigsaurer Tonerde, mit Kaliumpermanganat oder mit Tannin spülen. Zusammenziehend ist dies Gefühl; das geschmeidige Gleiten, das Charakteristikum der Schleimhaut, hat aufgehört. Wenn ich Ihnen sage, daß wir bei der Einwirkung des Tannins auf die Darmschleimhaut eine Hemmung der Schleimabsonderung sehen, so werden Sie diese adstringierende Wirkung sich vorstellen können. Dabei ist sonst ein Einfluß des Tannins auf andere Vorgänge an der Darmschleimhaut nicht zu sehen, es verlaufen die Prozesse der Aufnahme der Nahrung, der Absonderung des Kochsalzes, des Wassers in den Darm hinein ungestört wie ohne Tannin; nur gerade die Absonderung von Schleim wird aufgehoben, und es ist gewiß von Bedeutung, daß eine solche spezielle Funktion der Zelle beeinflußt werden kann, ohne daß andere Tätigkeiten der Zelle leiden. Nun geht jede Entzündung einer Schleimhaut mit der vermehrten Absonderung von Schleim einher, und so wirkt die Einschränkung der Schleimproduktion der abnormen Tätigkeit der entzündeten Schleimhaut entgegen. Auch ist bei der Stopfwirkung des Tannins das Fehlen des Gleitmittels die Ursache der langsameren Bewegung der Massen im Darm; freilich gesellt sich dazu noch eine Beeinflussung in. adstringierendem Sinne, die sich an jedem Körpergewebe äußert, z. B. auch an Wundflächen, also nicht nur die Schleimhaut betrifft mit ihrer speziellen Funktion der Schleimbildung. Ehe wir diese eben erwähnte Wirkung, die Häutchenbildung auf allen Körpergeweben durch die Adstringentien betrachten, wollen wir noch einen Blick auf die Gerbwirkung des Tannins werfen. Eine solche Gerbung ist das Gegenteil von der Quellung, ein Härtermachen der Gewebe, das der entzündlichen Schwellung entgegengesetzt ist. Daher benutzen wir Tannin zur Bekämpfung einer Entzündung auch aus diesem Grunde. Im Magendarmkanal wird das Tannin nun schnell zerstört, und wenn wir z. B. einen Katarrh des Dickdarms vor uns haben, also eine Erkrankung des letzten Darmabschnittes, so wird bei der Eingabe von Tannin nur sehr wenig Tannin bis in diese tieferen Teile des Darmkanals kommen; hauptsächlich im Magen wird es seine Wirkung entfalten, seine Gerbwirkung, und wird daher den Magen schädigen, den Appetit verderben. Man bevorzugt also in solchen Fällen entweder tanninhaltige Drogen, deren Gerbstoffgehalt erst allmählich ausgelaugt wird, oder Präparate, die erst langsam Tannin abspalten, wie Tannigen, das Diazetyltannin, oder Tannalbin, eine Tannineiweißverbindung. Dadurch erreicht man, daß die Magenbelästigung wegfällt, und daß noch wirksame Mengen in die tieferen Darmpartien kommen. Am Darm ist also das bevorzugte Adstringens das Tannin, welches mit seiner allgemein „häutchenbildenden" Eigenschaft die Hemmung der Schleimabsonderung verbindet. Sonst aber wenden wir öfters Adstringenzien an, welche gleichzeitig bakterientötend wirken, die Metalle. Die entzündungswidrige Wirkung dieser Stoffe beruht nun auf der häutchenbildenden Eigenschaft, welche den Metallen zukommt, und welche eine erste Etappe der Eiweißfällung darstellt. Durch eine solche Fällung entsteht eine Niederschlagsmembran, welche z. B. auf Wundflächen ein Hindernis für das weitere Durchtreten einzelner Stoffe aus den Blutgefäßen oder überhaupt aus den Geweben auf die Wundfläche darstellt. Zeigen läßt sich eine solche Wirkung am besten am Argentum nitricum. Sie hatten früher bei Betrachtung des Blutlaufes des Frosches (Abb. 3) gesehen, daß bei einer Entzündung durch Austrocknung des Präparates ein Auswandern von weißen Blutzellen beginnt, welche für ihren Durchtritt durch die Gefäßwand Lücken in denselben benutzen. Diese Lücken sind nun die Zellzwischenräume, die Zellgrenzen der die Blutgefäße auskleidenden Innenschicht, Endothel genannt. Diese Zellgrenzen sind ausgefüllt mit einer Kittsubstanz, welche eine besondere Affinität zum Silber hat; denn es gelingt durch Behandeln mit Argentum nitricium in Präparaten diese Kittlinien sichtbar zu machen, indem sich gerade an diesen Stellen das Silber anhäuft, so daß eine spätere Belichtung uns im Präparat die Kittlinien als dunkle Linien (wegen des reduzierten Silbers) sichtbar macht. Wenn nun gerade dort das Metall festgelegt wird, so wird die Bildung eines Niederschlagshäutchens an dieser Stelle die weitere Auswanderung der weißen Blutzellen aus den Blutgefäßen verhindern und zu einer Einschränkung der „Eiterbildung" führen; denn Sie wissen, daß die Anhäufung von weißen Blutzellen in dem abgesonderten Serum der Flüssigkeit den Charakter des Eiters verleiht. Es wirkt also die Niederschlagsbildung durch die Metalle der Entzündung entgegen. Sie werden aber vielleicht jetzt fragen: woher kommt es denn, daß eine solche Eiweißfällung einerseits die Entzündung bekämpfen kann; andererseits, wenn man die Einwirkung steigert, diese selbe Eiweißfällung zur Entzündung durch Verätzung führt. Dazu ist einmal zu bemerken, daß eine Einwirkung, also auch eine Ätzung aufhört, wenn die ätzende Substanz aufgebraucht ist; wenn wir also nur geringe Konzentrationen anwenden, die gerade durch die Häutchenbildung, durch das Entstehen einer Niederschlagsmembran aufgebraucht werden, so hört eben eine weitere, etwa entzündlich wirkende Beeinflussung auf; ferner sehen wir, daß tatsächlich auch eine Ätzwirkung entzündungswidrig wirken kann, wenn nur der Ätzwirkung Grenzen gesetzt sind. Hat zum Beispiel ein Zahn durch Abbrechen eines Teiles seiner Krone, wie es bei der Zerstörung durch Karies vorkommt, die Wangenschleimhaut lädiert, so etabliert sich an der betreffenden Stelle ein Geschwür, das starke Schmerzen und eine Schwellung der Schleimhaut bedingt. Verätzen wir dies Geschwür, etwa durch Bestreichen mit Argentum nitricum, so hört die Entzündung auf; unter dem festen Ätzschorf, der nicht zerfließlich ist, der nicht in die Tiefe greift, heilt das Geschwür wie unter einem Verbande ab. Es handelt sich also in diesem Falle darum, daß zunächst der Ätzschorf selbst fest, unlöslich ist, und zweitens darum, daß das Ätzmittel vollständig aufgebraucht ist, was hier — beim Silbersalz nicht nur die Affinitäten des Eiweißes, sondern auch das Chlor der Körpersäfte besorgen —; dann also wird der Ätzschorf zum Verbande, setzt weiter keine Möglichkeiten neuer Entzündung. Es kommt also auf die Natur des Metalles an, ob wir es als Adstringens verwenden können, oder nur als bakterientötendes Mittel oder als Ätzmittel, wenn grundsätzlich auch allen Metallen alle Einflüsse derart zukommen.

XXII. Vorlesung.

Metalle: Quecksilber, Blei, Silber, Kupfer, Zink, Wismut, Eisen.

Wir lernten in den Metallen schon stark antiseptisch wirksame Stoffe kennen, welche auch in recht verdünnter Lösung die Bakterien vernichten können. Und wir sahen, daß sie alle eine adstringierende Wirkung entfalten, wenn wir sie auf Schleimhäute oder Wunden bringen. Die Auswahl, welche Metalle der adstringierenden Wirkung wegen Anwendung finden, welche wir zum Abtöten der Bakterien verwenden und welche als Ätzmittel in Gebrauch sind, hängt von den Eigenschaften der Metalle in der Weise ab, daß die Anwendungsbreite eine verschiedene ist, daß Aluminiumsalze deswegen hauptsächlich als Adstringentien Verwendung finden, weil sie auch bei nicht genauem Einhalten der Konzentration immer noch diese zusammenziehende Wirkung entfalten, ohne zu ätzen, daß dagegen Quecksilbersalze schon in so geringer Konzentration ätzend wirken, daß sie als Adstringentien überhaupt nicht in Betracht kommen. Aber auch als Ätzmittel können wir das Quecksilber wegen seiner Giftigkeit nicht verwenden, sondern nur zur Abtötung von Krankheitskeimen. Dabei sind die Erscheinungen der Metallwirkung auf den Körper selbst allemal die gleichen, nur treten sie in sehr verschiedener Intensität auf. In der Hauptsache verwenden wir die Metalle als kausal wirkende Mittel, als Stoffe, die die Krankheitserreger beeinflussen, und deren Wirkung auf den höheren Organismus nur als Nebenwirkung oder Giftwirkung in Betracht kommt. Sie werden vielleicht wissen, daß das Sublimat der am stärksten bakterientötende Stoff ist, den wir kennen, daß Lösungen von 1: 5000 bis 1: 1000 schon in kurzer Zeit alle Bakterien vernichten. Dabei zeigt sich, daß die Quecksilberionen die Träger dieser Eigenschaft sind; daß also beim Vergleich von verschiedenen Quecksilbersalzen mit demselben Quecksilbergehalt dasjenige am stärksten bakterientötend wirkt, welches die meisten Ionen des Metalles enthält. Diese ionale Wirkung hängt offenbar mit der eiweißfällenden Eigenschaft zusammem; bei letzterer sehen wir die Wertigkeit von ausschlaggebender Bedeutung. Denn wenn wir die fällende Kraft verschiedener Salzlösungen dem Eiweiß gegenüber bestimmen, so zeigt sich der Einfluß der Größe der elektrischen Ladung der fällenden Ionen ohne weiteres: gehen wir vom natürlichen, also negativ geladenen Eiweiß aus, so sehen wir die Salze mit zweiwertigen Kationen wirksamer als die mit einwertigen Kationen, und am stärksten fällen Salze mit dreiwertigen Kationen, also die dreiwertigen Metalle, Machen wir solche Versuche mit Kolloiden, die eine positive elektrische Ladung haben, so kommt es auf die Wertigkeit der Säure an, also auf die elektrische Ladung der Anionen, indem auch hier die fällende Wirkung mit der Größe der elektrischen Ladung steigt. Die Eiweißfällung beruht also auf einer elektrischen Beeinflussung, und zwar wohl auf einer Entladung, und zeigt daher die Abhängigkeit von der Ladungsstärke der (entgegengesetzt geladenen) Ionen. Da nun auch die antiseptische Wirkung der Metalle auf einer Eiweißfällung beruht, so verstehen wir, warum es bei solchen antiseptischen Lösungen auf den Gehalt an Ionen ankommt. Daher sind bei der verschiedenen Dissoziation der verschiedenen Salze eines Metalles nicht äquimolekulare Lösungen gleich wirksam, sondern solche mit gleicher Ionenzahl. So entfaltet das Quecksilberchlorid die stärkste bakterientötende Wirkung, das Bromid (in derselben Konzentration) schon eine schwächere, am geringsten erweist sich das Zyanid wirksam; und in derselben Reihe nimmt auch ihre Dissoziation ab. Also nicht der Gehalt an Quecksilber ist für die Abtötung maßgebend, sondern der Gehalt an Quecksilberionen. Und auch die Sublimatlösung selbst ändert ihre Wirksamkeit mit dem durch andere Salze bedingten Wechsel des Ionisationsgrades. Sie wissen, daß die Dissoziation der Salze durch das Vorhandensein gleichnamiger Ionen in der Lösung zurückgedrängt wird, daß also die Dissoziation der Quecksilberionen und Chlorionen des Sublimates durch Zugabe von Kochsalz beeinflußt wird, weil Kochsalz ebenfalls Chlorionen abspaltet. Dabei kommt es zur Bildung eines komplexen Salzes, das Sublimat + Kochsalz darstellt. Dieses komplexe Salz zerfällt nun einerseits in die positiven Natriumionen, andererseits in das negative komplexe Ion $HgCl_4$, wobei immer auf zwei positive Kationen ein doppeltgeladenes negatives Anion kommt; und erst durch sekundären Zerfall des Anions treten Quecksilberionen in der Lösung auf. Daher wird die Dissoziation des Sublimates durch Kochsalzzusatz stark herabgesetzt und dementsprechend auch seine desinfizierende Wirkung. Wenn wir trotzdem in den Sublimatpastillen Sublimat + Kochsalz als Desinfiziens gebrauchen, so liegt dies an der besseren Löslichkeit des komplexen Salzes, das immer noch stark bakterientötend wirkt. Ein höherer Zusatz von Kochsalz zum

Sublimat würde aber die bakterientötende Wirkung rasch zu Null sinken lassen. Auch hierbei besteht die Reihe Chlorid, Bromid, Zyanid zu Recht, auch hier bei den komplexen Salzen sind die stärker dissoziierten Verbindungen den schwächer dissoziierten überlegen. Es ist nicht uninteressant auf das gegensätzliche Verhalten des Kochsalzzusatzes hinzuweisen, welches derselbe beim Phenol und beim Sublimat zeigt: Phenol wird stärker desinfizierend, Sublimat schwächer, wenn man den Lösungen der beiden Stoffe Kochsalz zufügt. — Die Anwendung von Sublimat als desinfizierender Stoff wird durch seine Giftigkeit stark eingeschränkt; Wunden kann man kaum mit Sublimat desinfizieren. Und auch die Aufnahme von kleinen Mengen führt schon zu Schädigungen des Organismus. Zunächst kommt es zu Speichelfluß und entzündlicher Reizung des Mundes, die nach der Aufnahme des Quecksilbers in den Körper eintritt, also nicht etwa nur als lokales Symptom bei innerer Einnahme. Dann setzt eine Entzündung des Darmes ein, die hauptsächlich den Dickdarm betrifft; es kommt zu einer Abstoßung der oberflächlichen Schleimhautschichten, zu einer Membranbildung durch Gerinnung des durchtretenden Blutserums und zu stinkenden blutenden Durchfällen. Dann degenerieren die Epithelien der Harnkanälchen, und eine Einlagerung von Kalk findet daselbst statt; durch solche Vorgänge leidet die Ausscheidung des Sublimates einerseits, wie andererseits auch die der Schlakken des Stoffwechsels, und diese Nierenschädigung führt in so vielen Fällen zum Tode. Solche Erscheinungen, wie sie nach dem Eindringen von Sublimat auftreten, finden wir auch nach der Aufnahme anderer Quecksilberverbindungen wieder, ja sie sind das Charakteristikum jeder Metallvergiftung, und wir werden der Trias: Mundentzündung, Entzündung des Dickdarmes und der Niere bei allen Metallvergiftungen wieder begegnen. Daß die Niere eine Schädigung erleidet, erscheint verständlich, weil sie das Ausscheidungsorgan darstellt, an welchem die Giftstoffe in höherer Konzentration auftreten als im übrigen Körper. Nun werden die Metalle auch im Dickdarm ausgeschieden, also nicht nur von der Niere beseitigt, sondern kommen auch mit den Speiseresten zur Eliminierung. Man könnte also darauf die dickdarmschädigende Wirkung der Metalle zurückführen. Aber es scheint, als spiele die dort herrschende Fäulnis eine Rolle. Denn die Munderkrankung läßt sich bei Reinhaltung des Mundes vermeiden, wie wir von unseren Quecksilberkuren her wissen. D. h. aber, bei Herabsetzung des Bakterienwachstums wird auch die Schädigung durch das Metall herabgesetzt. Denn die Metallwirkung besteht wohl in erster Linie in einer Erweiterung der Haargefäße mit Blutstauung daselbst, und gibt die Vorbedingung für die Entzündung. Übrigens findet auch sonst eine Ausscheidung von Stoffen in den Magendarmkanal statt und die Metalle nehmen nicht eine Sonderstellung ein; auch Alkaloide werden in den Magendarmkanal ausgeschieden, so besonders Morphin in den Magen, von wo es dann wieder zur Aufnahme gelangen kann und neue Nachschübe der Vergiftung setzt. Freilich besteht eine Sonderstellung der Metalle in der Weise, daß die Hauptausscheidungsstätte der Metalle der Dickdarm, also der letzte Darmabschnitt, ist. — Wenn wir noch einen Blick auf andere Verbindungen des Quecksilbers werfen, die Anwendung beim Menschen gefunden haben, so ist in erster Reihe das Kalomel zu nennen. Diese unlösliche Substanz muß, ehe eine Wirkung möglich ist, löslich gemacht werden, entweder indem in Spuren Sublimat entsteht, oder indem Quecksilberalbuminate gebildet werden, die wohl auch bei der Sublimatvergiftung eine Rolle spielen. Und daher besitzt Kalomel eine geringe Quecksilberwirkung, weil eben wohl nur geringe Mengen eine solche Umwandlung erleiden. Außerdem entfalten alle Metalle eine lähmende Wirkung auf die kleinen Blutgefäße, sie bringen diese Verzweigungen der Blutgefäße zur Erschlaffung. Eine solche Erweiterung der Blutgefäße scheint die Ursache für die harntreibende Wirkung von Kalomelgaben zu sein, ebenso wie sie in letzter Linie Schuld an der Beeinflussung des Dickdarms durch die Metalle ist. Das Kalomel kann nun wegen der bei ihm in milder Form ausgeprägten Darmwirkung als Abführmittel Anwendung finden, wenn auch bei solchen unlöslichen Mitteln, die erst umgewandelt zur Wirkung kommen, die Dosierung immer etwas ungenau ist. Immerhin besteht auch bei diesem Präparat die Gefahr der Nierenschädigung des Quecksilbers. Auf der anderen Seite ist Kalomel eines der wirksamsten Mittel gegen Lues, wenn man es in Form der Injektion in die Muskulatur anwendet. Sie wissen, daß man auch das metallische Quecksilber in Form einer Verreibung mit Öl als Injektion gegen Lues verwendet; eine solche Medikation stellt eine sehr nachhaltige Einwirkung auf die Spirochäten dar, wenn auch die Wirkung nicht allzuschnell einsetzt. Sie werden sich sagen, daß lösliche Verbindungen des Quecksilbers immer eine viel raschere Wirkung bei Lues entfalten müssen, als unlösliche, die erst allmählich umgewandelt werden, daß aber unlösliche Verbindungen länger wirken werden, und man muß je nach den Erscheinungen zwischen rasch oder langsam wirkenden Stoffen die Wahl treffen und auch die zeitlichen Verhältnisse der Anwendung modifizieren. Bei Anwendung des metallischen Quecksilbers sehen wir in besonderer Deutlichkeit die ausschlaggebende Bedeutung der Verteilung, wie bei allen ungelösten Stoffen. Es spielt der Feinheitsgrad der Verteilung eine große Rolle, da für die Umwandlung, für das Überführen in die lösliche Form, die Größe der Oberfläche maßgebend ist, mit der sich Gift und Körperflüssigkeit berührt. Und gerade beim metallischen Quecksilber zeigt sich der Unterschied in der Giftigkeit verschiedener Verteilungsarten augenfällig: während von metallischem Quecksilber in früheren Zeiten große Mengen ohne Schaden gegeben worden sind — um eine Darmverschlingung durch das „Gewicht des Metalles", wie man sagte, wieder zu lösen, den Darm wieder durchgängig zu machen —, sehen wir sofort schwere Vergiftungserscheinungen eintreten, wenn dasselbe Metall in feiner Verteilung, etwa in Form der grauen Salbe innerlich eingeführt wird. Dies geschieht in einigen Gegenden Deutschlands zum Zweck der Fruchtabtreibung und hat schon häufig zum Tode geführt. Auch die Dämpfe des Quecksilbers führen zu Vergiftungen, die sich in heimtückischer Weise auch bei der chronischen Einatmung geringer Mengen einstellen können. Eine solche dauernde Einatmung des leicht verdunstbaren Quecksilbers kommt zum Beispiel nach Verschütten im Laboratorium vor, ja selbst in einem Stockwerk unter dem Raume, auf dessen Boden Quecksilber verspritzt wurde, sind Menschen erkrankt, weil sie von dem durch die Decke hindurchsickernden Metall genügende Mengen durch Einatmung aufgenommen hatten. Überhaupt sind die chronischen Vergiftungen bei Metallen nicht selten. Beim Quecksilber bestehen die Symptome der chronischen Vergiftung in Erscheinungen von seiten des Mundes, des Darmes und der Niere, wie wir sie auch nach der einmaligen Aufnahme vergiftender Dosen sehen; aber es entsteht außerdem ein Zustand von Blutarmut und eine Erregbarkeit des Nervensystems, die sich auf psychischem Gebiet in Verlegenheit, „Nervosität" oder Zornausbrüchen außert, von körperlichen Symptomen können sich Zittern, ja Krämpfe einstellen.

Die häufigste Form der chronischen Metallvergiftung ist die Bleivergiftung, das klassische Beispiel für eine chronische Vergiftung. Ihr sind so viele Menschen ausgesetzt, da wir ständig von einer großen Menge bleihaltiger Gegenstände umgeben sind; unsere Wasserleitungen bestehen aus Blei; Blei findet sich in der Geschirremaille, in Farben, Schminken, im Stanniol, an allen gelöteten Gegenständen, wird zum Reinigen der Flaschen als Schrot verwandt, zum Dichten von Rohrleitungen als Mennige, kommt in den Bleisoldaten und anderen Spielsachen vor und liefert das Material für die Lettern. Es besitzt eine vorzügliche adstringierende Wirkung und findet, wie Sie wissen, in Salben, Pflastern ausgedehnte Anwendung, ebenso wie als Bleiwasser zu Umschlägen. Akute Vergiftungen sind selten, sie weisen dieselben Erscheinungen wie jede Metallvergiftung auf; natürlich fehlen Ätzwirkungen nicht, wenn lösliche Salze getrunken wurden. Die Hauptgefahr aber ist die chronische Zufuhr von Bleiverbindungen: sehr bald tritt eine graue Verfärbung des Zahnfleisches um die Zähne herum auf, der Bleisaum, wohl eine Einlagerung von Schwefelblei in die Schleimhaut. Dann kommt es zu Lähmungen, besonders an der Hand, zu Degeneration von Nervenzellen im Zentralorgan, zu Schrumpfniere, Bleigicht und Verhärtung der Arterien. Außerdem stellen sich anfallsweise Darmkoliken ein, die äußerst schmerzhaft sind. Dabei hat man zeigen können, daß bei der chronischen Aufnahme von kleinen Mengen Blei nicht etwa eine Festlegung im Körper stattfindet, wie man früher allgemein annahm, sondern daß der Körper das Blei kontinuierlich ausscheidet, und daß zum Zustandekommen einer chronischen Vergiftung ein Bleistrom von einer gewissen Dichte durch den Körper fließen muß. Eine gewisse Dichte muß dieser Strom von Gift aufweisen, und er muß eine gewisse Zeit den Körper durchsetzen. Sinkt die tägliche Aufnahme unter einen bestimmten Betrag, so tritt keine Vergiftung auf, und ebenso wird für kurze Zeit eine Giftmenge vertragen, die bei längerer täglicher Aufnahme schädigend wirken würde. Man kann experimentell solche chronische Vergiftungen erzeugen, wenn man Tieren Depots von unlöslichen Bleisalzen, die allmählich abgebaut werden, einspritzt, dann ist man in der Lage die Ausscheidung des Giftes und auch die Aufnahme zu verfolgen, da man den Rest des Bleies im Depot bestimmen kann.

Ein Metall, welches ausgedehnte Anwendung als Adstringens gefunden hat, ist das Aluminium; ihm fehlen starke Ätzwirkungen, seine Giftigkeit ist gering, und so stellt die essigsaure Tonerde eines der besten adstringierenden und auch desinfizierenden Mittel dar. Ätzend dagegen wirken Kupfer- und Zinksalze. Und so verwenden wir den Stift von Kupfersulfat in der Augenheilkunde zum Ätzen veränderter Lidschleimhaut oder bei Lupus zur Zerstörung der Hautknötchen. Sonst dient es als Brechmittel von prompter Wirkung. Zink hat früher als Zinkchlorid seiner ätzenden Wirkung wegen vielfach Anwendung gefunden; aber seine Ätzwirkung ist schwer zu begrenzen, da die entstehenden Eiweißverbindungen zerfließen, und die Zerstörung in die Tiefe greift. Eine merkwürdige Zinkvergiftung stellt das Gießfieber dar, das durch Einatmung zustande kommt. Dabei scheint Zinkoxyd aufgenommen zu werden, und das Vorhandensein von einem solchen feinverteilten Stoff im Blute führt zu Fieberabfällen, die auch bei Injektion von feinverteiltem Paraffin auftreten. Das vielverwandte Zinkoxyd entfaltet auf der Haut oder auf Wunden eine gelind adstringierende Wirkung.

Bei der Ätzwirkung der Metalle ist es von großer Bedeutung, ob der Ätzschorf zerfließend ist oder hart; und man wird je nach dem beabsichtigten Zweck der Ätzung solche Stoffe anwenden, die entweder eine tiefgreifende Zerstörung setzen oder nur einen oberflächlichen harten Schorf. Als Beispiel dieser letzteren Art der Ätzwirkung kann das Silbernitrat dienen, dessen Ätzwirkung niemals in die Tiefe geht. Bei Entzündungen der Schleimhaut, z. B. derjenigen der Harnröhrenschleimhaut würden wir es gern sehen, wenn das gerade bei diesen Krankheiten so gut bakterientötende Mittel etwas größere Tiefenwirkung entfalten würde, wenn auch nicht gerade eine Ätzwirkung erwünscht ist, ja nicht einmal eine adstringierende Wirkung. Denn die Sekretion der Schleimhaut schwemmt selbst die Krankheitserreger aus der Tiefe der Schleimhaut hervor. Daher hat man in vielfacher Modifikation Silberverbindungen in die Therapie eingeführt, die nicht ätzend wirken, die Eiweiß nicht fällen, wodurch die Schmerzhaftigkeit der Anwendung und die adstringierende Wirkung in Wegfall kommt, die aber auch nicht durch Kochsalz gefällt werden und also tiefer in die Schleimhaut eindringen. Denn sowohl die Verbindung mit Eiweiß wie die mit Chlor setzt die Tiefenwirkung stark herab. So ist z. B. das Protargol eine Silbereiweißverbindung, welche mit Eiweiß nicht mehr reagieren kann, aber auch durch Kochsalz nicht gefällt wird. Daß das Silber in Form des kolloidalen Silbers auch eine Wirksamkeit bei Eiterungen im Körper entfalten kann, habe ich schon erwähnt. — Eine gering adstringierende und antiseptische Wirkung kommt auch den unlöslichen Wismutverbindungen zu; daß sie gelegentlich auch Metallvergiftungen hervorrufen können, erscheint erwiesen, wenn auch die häufigste Form der Vergiftung durch Einbringen von Bismuthum subnitricum auf die reduzierte Salpetersäure zurückzuführen ist, also eine Nitritvergiftung ist. Auch bei diesem Metall bemerkt man einen dunklen Metallsaum am Zahnfleische.

Alle die Metalle entfalten also sehr ähnliche Wirkungen, wenn sie in den Körper eindringen. Aber gerade die Aufnahme der Metalle scheint sehr große Differenzen aufzuweisen. So ist z. B. eine chronische Kupfervergiftung nicht bekannt. Andererseits zeigt das Eisen, das doch wohl als recht unschuldiger Körper gilt, die gleichen Vergiftungserscheinungen, wie auch die anderen Metalle, wenn man es in nichtätzender Form in die Blutbahn einspritzt. Daß diese Stoffe eine Wirkung auf den Stoffwechsel entfalten, sahen wir schon beim Entstehen der Gicht durch die chronische Zufuhr von Blei. Und das Eisen spielt ja, wie Sie wissen, eine große Rolle als ein Stoff, der auf den Körper kräftigend wirkt. Dabei ist es in erster Linie eine Einwirkung auf das Blut, welche dem Eisen zukommt, in der Weise, daß bei Blutarmut die Zahl der roten Blutzellen zunimmt, und daß sie hämoglobinreicher werden. Dabei denkt man natürlich sofort daran, daß Eisen als Material zur Blutkörperchenbildung diene, da ja der Blutfarbstoff eisenhaltig ist. Aber es scheint, daß doch die Verhältnisse so einfach nicht liegen, sondern, daß das Eisen einen Reiz auf die Bildungsstätten der roten Blutkörperchen ausübt, z. B. auf das Knochenmark. Im Tierversuch ist diese Einwirkung auf die Bildungsstätten der Blutzellen deutlich, man sieht das Knochenmark in seiner Farbe verändert, röter werden. Eine solche Wirkung fehlt auch den anderen Metallen nicht; wir konstatieren dieselbe Einwirkung beim Quecksilber, nur daß mit einer solchen Veränderung des Knochenmarkes durch Quecksilber eine Blutarmut verknüpft ist. Über die Bedingungen der Eisenwirkung hat lange Zeit Unklarheit geherrscht. Man sah nämlich, daß alles eingegebene Eisen im Kot wiederzufinden war, und man glaubte daher, daß das Eisen auf irgend einem Umwege wirken müsse. Da nun für die Blutbildung genügend Material in dem Nahrungseisen, und zwar in organischer Form gebunden, vorhanden war, so meinte man, daß das medikamentös gegebene anorganische Eisen nur den Schwefelwasserstoff des Darmes wegfinge, welcher das Nahrungseisen sonst niederschlägt, daß also das medikamentös gegebene Eisen nur das Nahrungseisen schütze. Dies hat dazu geführt, daß man auch dem Mangan eine ebensolche Wirkung zuschrieb, und wir finden noch zahlreiche Eisenmanganpräparate, welche diesem Gedankengang ihre Herstellung verdanken. Weiterhin glaubte man, daß zur Blutbildung immer nur organisch gebundenes, nichtionales Eisen verwendet werden kann, und man bevorzugte daher solche organische Präparate. Heute wissen wir, daß diese Präparate zwar besser vertragen werden, aber eher weniger wirksam sind als die anorganischen Salze. Und zweitens wissen wir, daß trotz fast quantitativen Wiederfindens des Eisens im Kot doch eine Aufnahme des Eisens stattgefunden hat, und daß der Darm, besonders der untere Abschnitt, die Ausscheidungsstätte der Metalle ist, so daß also trotz der großen Mengen von Eisen im Kot nach der Einnahme dieses Metalles eine Aufnahme stattgefunden hat und daher auch eine Wirkung zustandekommen konnte. Und auch die organischen Eisenpräparate werden wohl bei der Aufnahme erst zertrümmert, abgebaut, so daß in letzter Linie auch hier das Eisen als solches übertritt; freilich belästigen sie den Magen nicht.

XXIII. Vorlesung.

Stoffwechselgifte; Arsenik, Phosphor, Antimon, Jod. — Produkte der Drüsen mit innerer Sekretion. — Serumtherapie.

Die Lebensprozesse bestehen in der Umsetzung der in den Nahrungsstoffen enthaltenen Energie; wir bedürfen daher dauernd der Zufuhr von Nahrung als Kraftquelle; wir nehmen oxydable Körper auf, verbrennen sie und scheiden die Verbrennungsprodukte wieder aus. Diesen Vorgang nennen wir Stoffwechsel. Außerdem aber verliert der Körper dauernd an Körpersubstanz wegen der Abnutzung, wegen des Zugrundegehens von Zellen, und muß auch diesen Verlust aus der Nahrung wieder wett machen, soll das Körpergewicht nicht abnehmen. So besteht neben dem Kraftstoffwechsel noch ein Stoffwechsel, der das Material des Körpers selbst betrifft, und wir buchen die Einnahmen, Ausgaben und den Bestand an allen Stoffen, die den Körper zusammensetzen; wir reden also von einem Kalkstoffwechsel, Eisenstoffwechsel, wie wir von einem Eiweißstoffwechsel, Zuckerstoffwechsel usw. sprechen. Dieser Haushalt mit den verschiedenen Stoffen ist nun geregelt durch eine Anzahl von Drüsen mit innerer Sekretion, d. h. wird durch die Absonderung von chemischen Substanzen beeinflußt, welche einige Drüsen an das Blut abgeben, also an den Körper selbst, nicht nach außen wie die gewöhnlich als Drüsen bezeichneten Organe. Eine solche Drüse ist die am Halse gelegene Schilddrüse, welche keinen Ausführungsgang besitzt. Ihr Fehlen oder ihre Entfernung führt zu einem abnormen Fettansatz, der mit Verblödung einhergeht. Fehlt die Drüse von Geburt an, so entsteht Kretinismus. Man kann nun durch künstliche Zufuhr, durch Fütterung mit Schilddrüse oder Schilddrüsenpräparaten die fehlende Drüse ersetzen und den Kretinismus mit Erfolg bekämpfen; es handelt sich also dabei um den Wegfall von Stoffen, die von der Schilddrüse abgesondert werden. Gleichzeitig wird der Stoffwechsel nach Schilddrüsengaben ein regerer, und es kann zum Rückgang des Fettansatzes kommen. Das der Idiotie entgegengesetzte klinische Bild ist die Basedowsche Krankheit, die mit Abmagerung, lebhaftem Stoffwechsel, und gewissen Erscheinungen am Auge einhergeht. Gleichzeitig handelt es sich um Änderungen in der Empfindlichkeit der vegetativen Nerven, die bei den Erkrankungen der Drüsen mit innerer Sekretion auftreten. Die Basedowsche Erkrankung stellt man sich also als eine zu lebhafte Tätigkeit der Schilddrüse vor, den Kretinismus als einen Ausfall der Schilddrüsenfunktion. Nun werden Sie an die Absonderung der Nebennieren denken und an das Sekret derselben, das Adrenalin, welches das vegetative Nervensystem beeinflußt, und zwar die Endigungen der sympathischen Nerven reizt. Dabei bestehen Beziehungen zwischen der Schilddrüse und den Nebennieren in der Weise, daß sich beide Drüsen in ihrer Funktion zu fördern scheinen. Der Ausfall der Nebennierenfunktion durch Erkrankung dieser Organe führt ebenfalls zu einer Krankheit, die mit Abmagerung, Schwächegefühl, niedrigem Blutdruck und dunkler Verfärbung der Haut einhergeht. Andere Drüsen mit innerer

Sekretion sind zum Beispiel die Geschlechtsdrüsen, deren innere Sekretion den ganzen Habitus beeinflußt, Fettansatz, Bartwuchs, Wachstum, Länge der Stimmbänder, also Anlaß zur Ausbildung des männlichen oder weiblichen Typus gibt. Dabei besteht ein Zusammenhang zwischen Geschlechtsfunktionen und Nebennierensubstanz, und eine besondere Form der Knochenerweichung kann sowohl durch Entfernung der Ovarien wie auch durch Adrenalinzufuhr geheilt werden; also gehen die verschiedensten Impulse von derartigen Drüsen mit innerer Sekretion aus, und sie beeinflussen sich gegenseitig, wirken gleichsinnig oder gegeneinander. So entfaltet auch die Bauchspeicheldrüse eine solche Tätigkeit, denn ihre Entfernung läßt Zucker in vermehrter Menge im Blut auftreten und im Harn erscheinen, und einige Formen der Zuckerkrankheit hat man in Zusammenhang mit Erkrankung der Bauchspeicheldrüse bringen müssen. Nun vermehrt auch Injektion von Adrenalin den Zuckergehalt des Blutes, und man hat feststellen können, daß sich die Sekrete von Bauchspeicheldrüse und Nebennieren gegenseitig in ihrer Wirkung hemmen. Daher hat man eine solche Zuckerkrankheit als ein Überwiegen der sonst durch die Speicheldrüse gehemmten Nebennierenfunktion aufgefaßt, besonders da sich in einigen Fällen eine Überempfindlichkeit der Patienten gegenüber Adrenalin erweisen ließ. Es besteht also im Körper bei der Tätigkeit seiner vegetativen Organe nicht nur eine Gegensätzlichkeit zwischen zwei Nervensystemen, sondern auch von Drüsen, die Stoffe für diese Nervensysteme liefern, die ihren Reizzustand beeinflussen. Freilich kennen wir genauer nur das Adrenalin, aber ähnliche Substanzen finden sich auch im Hirnanhang, das Pituitrin oder Pituglandol, von dem wir schon gesprochen haben. Es müssen aber noch andere Zusammenhänge bei dem gesamten vegetativen Leben des Körpers, bei seinem Stoffwechsel, vorhanden sein, die in dem Spiel von gegeneinander gerichteten Sekretionen innerer Drüsen bestehen, wenn wir auch nicht im einzelnen den Angriffspunkt der Stoffe kennen, ja nicht einmal wissen, in welcher Weise der Körper seinen Stoffwechsel reguliert. Es spricht vieles für nervöse Einflüsse, aber es ist auch nicht unmöglich, daß eine direkte chemische Beeinflussung der Stoffwechselvorgänge zustande kommt, indem z. B. Fermente aktiviert werden oder inaktiviert. Denn häufig finden wir Vorstufen von Fermenten oder begegnen doch fermentativen Vorgängen, die erst durch die Mitwirkung eines zweiten Körpers zustandekommen. Um solche chemische Beeinflussung handelt es sich wohl, wenn wir sehen, daß Blutserum einen die proteolytische Wirkung der weißen Blutzellen aufhebenden Stoff, das Antiferment, enthält. Und auch die Schilddrüse liefert einen Stoff, der chemische Umsetzungen beeinflußt, und zwar in förderndem Sinne. Wenn wir Organe, die dem Körper entnommen sind, stehen lassen, so findet eine Zerlegung des Eiweißes statt, die den koagulierbaren Stickstoff vermindert, den löslichen vermehrt. Diese Autolyse der Organe ist bei den Organen von Tieren gering, denen die Schilddrüsen genommen sind, gesteigert aber bei Tieren, denen Jod zugeführt wurde. Es scheint also, als werde durch Jodzufuhr das jodhaltige Sekret der Schilddrüse in vermehrter Menge abgesondert und kann nun die abnormen Schwellungen und Gewebsbildungen zum Schwinden bringen, geradeso wie den normalen Fettbestand auch. Umgekehrt wissen wir von dem wirksamen Stoff der Schilddrüse, daß er eine Wirkung gegenüber Giftstoffen ausübt, freilich nicht im Sinne einer Anregung des Stoffumsatzes wie ihn sonst das Schilddrüsensekret entfaltet, sondern in einer Hemmung der normalen Umwandlung. Dies äußert sich in zweierlei Weise, je nachdem ob man Vorstufen der Gifte eingibt oder Gifte, die im Körper zerstört werden. Gibt man Mäusen Azetonitril, so wird dieser Stoff durch Abspaltung von Blausäure giftig; nach Schilddrüsenfütterung leidet dieser Abbau und die Tiere vertragen mehr Azetonitril. Bei Morphinzufuhr wird Morphin zu Oxydimorphin; da auch dieser Abbau durch Schilddrüsenfütterung leidet, so ist jetzt Morphin giftiger geworden. Vielleicht handelt es sich um ähnliche Vorgänge, wenn wir sehen, daß Chinin bei Fieber die Körpertemperatur durch Einschränkung der Verbrennungen, durch Einschränkung der Wärmeproduktion herabsetzt.

Denn auch körperfremde Substanzen können einen Einfluß auf den Stoffwechsel ausüben. So sehen wir unter dem Einfluß von Arsen, das längere Zeit gegeben wird, den allgemeinen Ernährungszustand sich heben; besonders an wachsenden Tieren nimmt das Körpergewicht zu, die Tiere bekommen ein stärkeres Knochengerüst, die hohlen Knochen der Extremitäten weisen eine größere Wandstärke auf, das Fell der Tiere wird dichter, glänzender, ihr Fettpolster nimmt zu. Die Erscheinungen der akuten Vergiftung haben dazu nur Beziehungen, wenn die Vergiftung etwas langsam verläuft; dann kommt es zu einer Degeneration von Organen und Verfettung derselben, die beim Phosphor noch deutlicher ist, und die ebenfalls der Ausdruck einer Störung des Stoffwechsels ist. Bei der Zufuhr sehr großer Gaben tritt der Tod unter Lähmungserscheinungen ein. Die gewöhnlichste Form der Arsenikvergiftung ähnelt in ihrem äußeren Bilde der Cholera asiatica, indem ein Brechdurchfall mit starkem Wasserverlust im Vordergrunde der Erscheinungen steht. Außerdem senkt die arsenige Säure den Blutdruck durch Lähmung der Blutgefäße des Unterleibes und macht eine Entzündung der Niere. Nun tritt bei der dauernden Zufuhr von Arsenik ein hoher Grad von Gewöhnung ein, so daß die vielfach tödliche Dosis ohne Schaden vertragen werden kann. In einzelnen Gegenden, wie in der Steiermark, ist das Arsenikessen zur Gewohnheit geworden; die Leute meinen, sie werden durch diese Arsenzufuhr leistungsfähiger; sie können dann unglaublich große Mengen ohne Vergiftungserscheinungen vertragen. Freilich gibt es auch eine chronische Vergiftung mit Arsen. Diese merkwürdige Erscheinung der Arsengewöhnung findet ihre Erklärung in der Tatsache daß der Magendarmkanal allmählich immer weniger des dargebotenen Giftes aufnimmt, so daß also von den großen eingenommenen Mengen immer weniger zur schließlichen Wirksamkeit kommt. Es beruht also die Arsengewöhnung nicht etwa darauf, daß die Zellen des Organismus, dem chronisch Arsen zugeführt wird, unempfindlicher gegen das Gift werden. An Hunden läßt sich zeigen, daß sie sich bei Fütterung mit steigenden Dosen von Arsenik ebenfalls an das Gift gewöhnen, so daß Dosen vertragen werden, die bei ungewöhnten Tieren zum Tode führen würden. Gleichzeitig mit dieser Gewöhnung nimmt aber der Arsengehalt des Kotes zu, es wird also weniger resorbiert, die Hauptmenge geht schließlich wieder unresorbiert ab. Wenn man solchen an Arsen gewöhnten Hunden dann unter Umgehung des Magendarmkanals Arsen beibringt, es also in die Vene oder unter die Haut spritzt, so erweisen sie sich als geradeso empfindlich gegen das Gift wie normale, an Arsen nicht gewöhnte Tiere. Der Gefahr einer Arsenikvergiftung begegnen wir häufig; es dient zum Haltbarmachen von Tierbälgen, kommt also in ausgestopften Tieren vor, findet vielfache Anwendung als Farbe von Kreiden, von Tapeten und ähnlichem. Dabei erweisen sich die dreiwertigen Verbindungen des Arsens als giftiger als die fünfwertigen; und man hat geglaubt, die Wirkung des Arsens mit dem Übergange der arsenigen Säure zu Arsensäure erklären zu können, indem es im Körper bald oxydierend, bald reduzierend wirke. In der Tat haben einige Stoffwechselwirkungen eine Ähnlichkeit mit Erscheinungen wie sie bei Sauerstoffmangel auftreten, dazu gesellen sich aber Erscheinungen wie sie die Metalle hervorrufen. Die Schädigung der parenchymatösen Organe beobachten wir in noch deutlicherer Form als nach Arsenik, bei der Phosphorvergiftung. Hier kommt es sehr schnell zu einem massenhaften Zugrundegehen von Zellsubstanz; die dabei entstehenden Lücken des Gewebes werden dann durch Fett ausgefüllt. Es handelt sich also um eine sogenannte fettige Degeneration, die aber nicht, wie man früher glaubte, dadurch zustande kommt, daß aus dem Eiweiß Fett unter Abspaltung des Stickstoffes entsteht, sondern auf einer Einwanderung von Fett aus den Depotstellen des Körpers in die zugrundegehenden Organe beruht. Besonders das Unterhautfettgewebe ist der Lieferant dieser Fettmengen. Die sonstigen Erscheinungen der Phosphorwirkung sind ganz ähnliche wie die der Arsenwirkung, auch hier wird das Wachstum der Knochen gefördert. Und in vergiftenden Mengen dem Körper zugeführt, tritt ebenfalls Brechdurchfall und Schädigung des Kreislaufes ein. Im Vordergrunde steht aber die Leberschädigung, die zum Übertritt von Gallenfarbstoff ins Blut führt, zu Gelbsucht. Auch bei chronischer Phosphorzufuhr stellen sich Vergiftungserscheinungen ein, die man früher in den Zündholzfabriken häufig fand. An den Rändern der Zähne, besonders wenn sie kariöse Stellen zeigten, bilden sich Entzündungsherde, die bis auf den Knochen reichen; allmählich geht dann der Kiefer teilweise zugrunde, es wird neuer Knochen gebildet, so daß die normale Konfiguration des Kiefers hochgradig leidet. — Auch die Wasserstoffverbindungen von Arsen und Phosphor sind heftige Gifte. Besonders der Arsenwasserstoff führt gelegentlich zu Vergiftungen, und zwar bei den Händlern mit den bunten Gummiballons für Kinder, die sie mit Wasserstoff füllen. Diese Füllung findet nun unter wenig günstigen Verhältnissen statt, indem auf dem Hof aus altem Metall, Dachrinnen usw. und roher Schwefelsäure Wasserstoff entwickelt wird. Sie wissen aber, daß beide Ausgangsstoffe immer mit Arsen verunreinigt sind, wenn sie nicht besonders vom Arsen befreit werden. Und so entsteht der giftige Arsenwasserstoff, der eingeatmet werden kann. Und ich möchte auch Sie vor der Einatmung dieses giftigen Gases warnen, das

Sie im Marshschen Apparat zum Arsennachweis entwickeln. Die Erscheinungen der Vergiftung treten dabei ziemlich spät auf, einige Stunden nach der Einatmung, so daß man nicht durch sofortige Vergiftungserscheinungen vor der weiteren Einatmung gewarnt wird; es kommt zu einem Zerfall der roten Blutkörperchen mit Freiwerden von Blutfarbstoff und blutigem Harn. Dementsprechend reichen die übrigbleibenden Blutkörperchen für die Atmung nicht aus: Atemnot und ein hochgradiges Schwächegefühl setzt ein. Der dritte Körper dieser Reihe, das Antimon, entspricht in seiner Giftigkeit ganz den eben genannten Stoffen. Wie Sie eben hörten, wirken sie alle auf den Magendarmkanal schädigend und führen zu Brechdurchfall. Bei dem Antimon nun tritt die brechenerregende Wirkung mit einer solchen Promptheit ein, daß eine Aufnahme des Giftstoffes verhindert wird; daher hat man vom Tartarus stibiatus als Brechmittel Gebrauch gemacht; immerhin ist ein solches therapeutisches Vorgehen mit Gefahren verknüpft, weswegen der Brechweinstein viel an Bedeutung verloren hat. Auch auf die Haut gebracht, entfaltet er eine heftige Reizung, die man früher durch die sogenannte Pockensalbe zu Heilzwecken hervorrief; und Kleiderstoffe, die mit Antimonverbindungen gebeizt sind, können gelegentlich zu Hautentzündungen Veranlassung geben, besonders dann, wenn sie naß werden, wenn also der Schweiß die Beize löst, wie z. B. bei Strümpfen, Hosentaschenfutter oder auch bei Badehosen.

Ebenfalls Stoffwechselwirkungen entfaltet das Jod; wir sahen schon oben, daß durch Jodzufuhr die Autolyse vermehrt wird und dies wohl darauf beruht, daß Jod die Tätigkeit der Schilddrüse anregt. Es ist nämlich Jod ein normaler Bestandteil der Schilddrüse und auch der für die Drüsentätigkeit charakteristische Stoff, das Thyreojodin, enthält Jod. Die Drüse speichert nur einen Teil des eingegebenen Jods auf und dabei kommt es zu Erscheinungen einer erhöhten Absonderung dieses Organs. Außerdem wirken Jodgaben reizend auf die Schleimhäute, führen zu Schnupfen und können die Absonderung in der Luftröhre vermehren und dadurch aushustend wirken.

Lassen Sie mich Ihnen im Anschluß an diese Betrachtungen einen kurzen Überblick über die so vielfach studierten Vehältnisse der Serumtherapie geben, wenn wir auch ein chemisches Bild von dem Geschehen im Körper nicht besitzen. Es bildet sich nach Überstehen einer Infektionskrankheit im Organismus ein Zustand der Unempfindlichkeit gegen diese Krankheit aus, der längere oder kürzere Zeit anhält. Dabei handelt es sich um eine chemische Veränderung der Blutflüssigkeit; denn dieser Schutz gegen die betreffende Infektion kann durch das Blut auf andere Individuen übertragen werden. Solche Schutzstoffe, die unter dem Einfluß einer Infektion gegen sie gebildet werden, haben verschiedene Wirkungen; sie lösen einmal die betreffenden Erreger auf, wie sich, auch wenn man einem Tiere Blutkörperchen einer anderen Tierart injiziert, in seinem Blute Stoffe bilden, die imstande sind, die Blutzellen des anderen Tieres zu lösen. Sodann treten Substanzen auf, welche die Erreger zusammenklumpen, sie agglutinieren wie eine Rizinlösung die Blutzellen. Diese Schutzstoffe wirken also auf die zelligen Gebilde des organisierten

Erregers. Andere Stoffe wirken auf die Eiweißkörper des Erregers ein, flocken sie z. B. aus. Auf diese Weise lassen sich die einzelnen Eiweißarten voneinander unterscheiden. Hat man ein Kaninchen mit Pferdeblut geimpft, so enthält das Blut des geimpften Kaninchens Stoffe, die mit Pferdeserum einen Niederschlag geben; man nennt solche Stoffe präzipitierende Stoffe. Und das Charakteristikum aller dieser im Tierkörper entstehenden Substanzen ist das der spezifischen Wirkung: nur gegen den betreffenden Eiweißstoff wirken die gebildeten Substanzen, nicht aber gegen einen anderen. Ebenso sind die auf die Zellen wirkenden Substanzen streng spezifisch, reagieren nur mit dem betreffenden Erreger oder der betreffenden Blutkörperchenart. Nun scheint der Stoff, welcher die Immunität nach einer Infektionskrankheit bedingt, der also den Organismus gegen eine neuerliche Infektion mit diesem Erreger schützt, eine Substanz zu sein, die mit den Eiweißstoffen des Erregers reagiert, entweder mit Stoffen, mit Giften, die er absondert, oder mit Giften, die bei seinem Zerfall entstehen. Es richten sich also die Gegengifte, die Schutzstoffe des Blutes eines Patienten gegen Giftstoffe, die der Erreger liefert. Man kann sie durch Impfung am Tier gewinnen, und man sieht dann, daß ein Gemisch aus Giftstoff und Gegengift ungiftig geworden ist. Diese Absättigung ermöglicht uns eine Dosierung aufzustellen, indem man die rettende Dosis gegen eine gewisse Giftmenge ermittelt. Und so fängt auch im Blut des Patienten das Diphtherieheilserum das Diphtheriegift ab. Dabei scheint es nicht mehr möglich zu sein, Gift, welches schon an die Organe festgelegt ist, zu binden oder zu zerstören, sondern nur das im Blut des Patienten noch zirkulierende Gift. Über die Natur des Antitoxins wissen wir soviel, daß es an den Eiweißkörpern haftet, die im Blutserum vorhanden sind, daß sich also das aus Pferdeblut gewonnene Diphtherieserum nicht von den Eiweißstoffen des Pferdeserums trennen läßt. Dies ist bedeutungsvoll; denn es scheidet der Körper das Antitoxin, geradeso wie Pferdeeiweiß wieder aus, d. h. der Schutz, den eine Injektion von Heilserum verleiht, vergeht nach einiger Zeit wieder, wenn der Körper den fremden Eiweißstoff — in einigen Wochen — wieder losgeworden ist. Hat dagegen der menschliche Organismus selbst durch eine Erkrankung Antitoxin in seinem Blute gebildet, so hängt diese antitoxische Eigenschaft mit den Serumstoffen des menschlichen Körpers zusammen, und diese werden nicht so schnell ausgeschieden, wie das fremde Eiweiß: die selbst erworbene, aktive Immunität hält länger vor als die übertragene, die passive. Über die Herkunft dieser Stoffe im Blute nun hat man sich naturgemäß Vorstellungen gemacht, die eine Erklärung dieser Vorgänge ermöglichen. In der Ehrlichschen Seitenkettentheorie begegnen wir der Anschauung, daß schon ein normalerweise vorkommendes Reaktionsvermögen des Körpers unter dem dauernden Zufluß von Giftstoffen gesteigert ist; denn wir haben ja schon im normalen Stoffwechsel eine Regeneration von Bestandteilen der Körperzellen vor uns, indem vielleicht beim Verlust einer Seitenkette eines Kernes sich diese Seitenkette wieder regeneriert. Nun erscheinen alle solche Regenerationsvorgänge über das Ziel hinaus zuschießen, jede heilende Wunde zeigt eine gewisse Wucherung, und so werden auch die durch die Giftbindung veränderten oder verlorenen Seitenketten sich wieder neu bilden, aber in vermehrter Zahl. Es wird nun bei dem reichlichen Auftreten von solchen Seitenketten zu einer Abstoßung derselben kommen, die dann dem Blute beigemischt werden. Mit anderen Worten: die giftempfindliche Seitenkette, die zu einer Anlagerung des Giftes an die Zelle führte, zu der Vergiftung Veranlassung war, wird — im Übermaß gebildet und ins Blut abgestoßen — zu einem Schutz der Zellen, indem sie nun den Giftstoff abfängt kraft derselben Affinität, die die Giftbindung vermittelte. Auf diese Weise erklärt Ehrlich also das Auftreten der Antitoxine durch Mehrproduktion von verlorenen Teilen der Zelle, die dann dem Blut beigemischt werden. Es werden nun nach der subkutanen Zufuhr von körperfremdem Eiweiß immer vom Organismus Gegengifte gebildet, auch wenn das körperfremde Eiweiß nicht von Bakterien stammt. Ja selbst gegen das Eiweiß von Organen seines eigenen Körpers bildet der Körper Abwehrstoffe, wenn das Organeiweiß in die Blutbahn gebracht wird oder durch Erkrankungen hineingelangt. Diese von Abderhalden beschriebenen Abwehrstoffe sind imstande, das Organeiweiß abzubauen, gegen welches sie gerichtet sind, und so treten in dem Gemisch Blutserum mit Abwehrstoffen und Organeiweiß niedere Bausteine des Eiweißes, wie Aminosäuren auf, die dialysabel sind. Also geradeso wie der Körper die in den Magen aufgenommenen Eiweißstoffe vor der Aufnahme weitgehend abbaut, so zertrümmert er auch blutfremde Eiweißstoffe in der Blutbahn durch die Bildung von Abwehrfermenten, und diese Bildung ist durch Übung anzuzüchten, durch Impfen hervorzurufen. Nun sehen wir, daß zu den fiebererregenden Körpern Stoffe gehören, die den Albumosen nahestehen und man hat versucht, ein allgemeines Schema für das Zustandekommen der Infektionskrankheiten und der Immunität zu geben. Wenn nämlich das Eindringen von Bakterieneiweiß in den Körper ebenso wie die Beibringung irgend eines anderen Eiweißstoffes zum Auftreten von Abwehrfermenten führt, so müssen dabei in allen Fällen niedrigere Bausteine des Eiweißes entstehen und das allen Infektionskrankheiten gemeinsame Symptom des Fiebers wäre die gemeinsame Folge des Auftretens der Abbauprodukte von Bakterieneiweiß. Dabei dauert es eine Zeit, die Inkubationszeit, ehe die eigentliche Erkrankung nach der Infektion einsetzt; geradeso wie auch bei Eiweißimpfungen erst einige Tage verstreichen müssen, ehe eine erneute Impfung die Erscheinungen der Anaphylaxie hervorruft, die wohl gleichfalls auf einem erlernten Abbau des injizierten Eiweißes beruhen. Ist endlich die Fähigkeit des Körpers, solchen Stoff zu zerstören, in erheblichem Maße ausgebildet, so daß auch der Abbau der Zwischenprodukte sehr prompt erfolgt, so resultiert daraus die Immunität. Und endlich wäre bei dem Fermentcharakter der Abwehrstoffe erklärt, daß sie gerade immer nur mit denjenigen Eiweißkörpern reagieren, die ihre Bildung veranlaßte, daß sie also alle streng spezifisch sind.

XXIV. Vorlesung.

Schluß, Indikation für die ärztliche Anwendung der Arzneien. — Erste Hilfeleistung bei Vergiftungen.

Ich habe versucht, eine Anzahl von Arznei- oder Giftwirkungen Ihrem Verständnis näher zu bringen und die Grundbedingungen besprochen, unter denen eine Substanz auf den Organismus wirken kann. Wir haben dabei verschiedene physiologische Tatsachen gestreift, deren Kenntnis notwendig war zum Verständnis des Angriffspunktes, zum Verständnis vieler Folgeerscheinungen einer chemischen Einwirkung auf den Körper. Sie werden dabei in vielen Fällen erfahren haben, welche Wirkungen es sind, die uns veranlassen, einen bestimmten Stoff zur Beeinflussung einer Krankheit heranzuziehen. Aber für die Entscheidung, in welchen Fällen ein bestimmter Arzneistoff eine günstige Wirkung entfaltet oder eine schädliche, genügt die Kenntnis der Wirkungsweise der Arzneikörper keineswegs. Denn sie ist nur eine der Vorbedingungen für eine durchdachte Arzneianwendung, und ebenso unerläßlich wie das Wissen der Wirkungsweise des anzuwendenden Stoffes ist die Erkenntnis der Krankheit und ihres Verlaufes. Man benötigt also zur Arzneianwendung noch die Krankheitsdiagnose und Krankheitslehre. Es ist jedesmal ein Abwägen notwendig, ob in diesem speziellen Falle ein Arzneistoff angewandt werden soll oder nicht, ob ein solcher Stoff angezeigt ist, oder ob die konkrete Erkrankung die Anwendung verbietet. Denn wir müssen bei der Verordnung von Arzneien nicht nur die wechselnden Verhältnisse der Erkrankung, die jeweils verschieden starke Beteiligung der einzelnen Organe am Krankheitsvorgang, sondern auch die Eigentümlichkeiten des Patienten, seine Konstitution, sein Alter, ja auch den Ausgang der Erkrankung berücksichtigen. So läßt sich zum Beispiel zwar sagen, daß wir die Antipyretika bei fieberhaften Zuständen anwenden, nicht aber, ob wir im Einzelfalle antipyretisch vorgehen werden oder nicht, sind nicht erst eine Anzahl von Vorfragen entschieden. Dazu gehört natürlich in erster Linie die Erkenntnis der Ursache des Fiebers, d. h. welche Erkrankung vorliegt, und zwar deswegen, weil wir Krankheiten kennen, die durch die Temperaturerhöhung selbst in günstigem Sinne beeinflußt werden, indem die Erreger derselben bei höheren Graden der Körperwärme absterben; ferner aber müssen wir Rücksicht darauf nehmen, wie lange das Fieber besteht oder bestehen wird, ob das Fieber an sich die Kräfte des Patienten aufbrauchen wird oder nicht, wir müssen also den gewöhnlichen Verlauf einer derartigen Erkrankung kennen, und weiterhin muß der Zustand des Patienten, seine Besonderheiten, Alter, Ernährungszustand, chronische Erkrankungen anderer Art, physiologische Zustände zeitlicher Natur (Schwangerschaft, Wachstumsalter) für die Erwägung ausschlaggebend sein, und endlich müssen wir entscheiden, ob wir unter Berücksichtigung der Schwere der Erkrankung die Nebenwirkungen eines Arzneistoffes mit in Kauf nehmen können, oder ob die Beschwerden durch eine kausale Behandlung, etwa eine Operation von selbst verschwinden werden, oder ob wir eine Kur mit Arzneistoffen einleiten, ob wir ein Symptom der Erkrankung bekämpfen sollen oder nicht. Denn von allen Krankheitszuständen bemerkt der Patient ja nur einige Symptome, die ihm besonders lästig erscheinen, wie Schmerzen, Durchfall, Husten. Stellen Sie sich vor, es habe jemand Schmerzen auf dem Scheitel, so wird es keineswegs zweckmäßig sein, diese Schmerzen nun in allen Fällen mit einem Analgetikum beseitigen zu wollen, sondern nur dann, wenn ihnen nicht eine Erkrankung zugrunde liegt, die auf andere Weise zu beseitigen ist, wenn also zum Beispiel nicht ein Mittelohrkatarrh besteht, der große Gefahren in sich bergen kann und behandelt werden muß, wenn nicht ein kariöser Zahn die Ursache solcher Schmerzen ist, die an unvermuteter Stelle auftreten und die durch Füllung des Zahnes dauernd beseitigt werden, nicht nur für einige Stunden. Und so ist nicht nur bei allen ernsteren Erkrankungen, wo zum Beispiel eine Operation in Frage kommt, deren Hinausschieben durch eine symptomatische Behandlung Lebensgefahr in sich bergen kann, oder bei Infektionserkrankungen, bei denen — wie bei der Syphilis — das rechtzeitige Eingreifen die Krankheit durch einige Dosen heilen kann, während ein Verzögern nur um eine Woche, das völlige Abheilen selbst nach vieljährigen Kuren in Frage stellt, die Erkenntnis der Erkrankung von so ungeheurer Wichtigkeit für Patient und gefährdete Umgebung, sondern auch bei scheinbar ganz harmlosen Symptomen kann durch eine fehlerhafte Medikation eine Verschlimmerung herbeigeführt werden oder doch ein Verzögern der Heilung. Wollte man in allen Fällen von Durchfall diesen stopfen, so würde man in so überaus zahlreichen Fällen einen Vorgang der Selbstheilung, nämlich die Ausstoßung faulender, gärender und zersetzter Massen verhindern und die Erkrankung verlängern. Und so gibt es eine Anzahl krankhafter Symptome, die zunächst als bekämpfenswert erscheinen, und welche keineswegs für das objektive Befinden des Patienten schädlich sind, und wieder andere, deren Beseitigung durchaus erwünscht ist, nicht nur mit Rücksicht auf das Wohlbefinden des Kranken, sondern auch im Hinblick auf eine Heilung. Wir werden manche Formen des Hustens beseitigen, nicht nur, um dem Patienten Ruhe und Schlaf zu verschaffen, sondern wir werden damit bei einer Kehlkopferkrankung auch das erkrankte Organ zur Ausheilung kommen lassen; in anderen Fällen von Husten werden wir aber durch Unterstützung dieses Vorganges das Sekret aus den Luftwegen herausbefördern und so die Krankheit schneller zum Ablauf bringen, ja vielleicht weiteren Störungen der Gesundheit vorbeugen, die durch Zersetzung der stagnierenden Massen in der Lunge, durch Ausbreiten des Prozesses, durch Fieber und durch Verschleppen von Keimen entstehen können. Ja auch in Fällen, wo die Behandlung auf der Hand zu liegen scheint, können zwei ähnliche Behandlungsarten gänzlich verschiedenen Effekt haben: Geben wir bei saurem Aufstoßen ein säurebindendes Mittel, wie Magnesia usta oder Natrium bicarbonicum, so kann der Erfolg recht verschieden sein; je nach der Natur der Säure, die im Magen vorhanden war; sind durch das Vorhandensein von Milchsäurebakterien oder Buttersäurebakterien die entsprechenden Fettsäuren gebildet, die das Gefühl des Sodbrennens hervorrufen, so wird dies durch beide der genannten Stoffe beseitigt, kommt aber nach Magnesia usta bald wieder zum Vorschein, während die auf den Kohlensäurereiz nach Na bicarbonicum einsetzende Salzsäuresekretion dem Spiel der Bakterien ein Ende macht. Umgekehrt wird bei übermäßiger Salzsäuresekretion die gebrannte Magnesia zweckmäßiger sein, weil sie nicht nach der Absättigung eine neue Salzsäureabsonderung anregt. Sie sehen also, daß die genaue Kenntnis des Krankheitsvorganges erst eine zweckmäßige Arzneianwendung ermöglicht, ja wir müssen häufig sogar nur mit der Möglichkeit einer drohenden Erkrankung rechnen, wie z. B. bei der so harmlos erscheinenden Anwendung eines Abführmittels bei Verstopfung; wir könnten bei einer entstehenden Blinddarmentzündung den Umschwung zur Katastrophe auslösen, wenn wir den lokalen Entzündungsprozeß zur Verbreitung über das ganze Bauchfell durch stürmische Darmbewegungen bringen. Aus allen diesen Gründen möchte ich Sie vor der Anwendung auch einfacherer, gänzlich harmlos erscheinender medikamentöser Eingriffe warnen, schon deswegen, weil die vorläufige Anwendung einer richtigen oder falschen Behandlung den Patienten beruhigt, er hätte schon etwas für seine Erkrankung getan und ihn zu einer Verzögerung der ärztlichen Untersuchung veranlaßt; denn ihr Hinausschieben kann in vielen Fällen für ihn und seine Umgebung verhängnisvoll werden. So erschwert bei einer Seuche natürlich jede Stunde der Aussaat das Erfassen des Krankheitskreises ganz außerordentlich. Ich glaube aber, daß Sie gerade dadurch, daß Sie von der Wirkungsweise der Arzneikörper sich ein Bild in Umrissen haben machen können, auch gleichzeitig werden eingesehen haben, daß zum Verständnis jeder Wirkung recht weitgehende Kenntnisse nicht nur physiologischer Art, sondern auch solche der Krankheitslehre erforderlich sind, ohne die wir die Wirkung und den Wirkungsgrad der Stoffe nicht beurteilen können. Ich habe mich daher von einer Besprechung der Indikationsgebiete der einzelnen Arzneistoffe frei gehalten, und nur die Wirkung selbst dargestellt, wenn auch das Anwendungsgebiet häufig im Namen der Arzneigruppe schon umgrenzt erscheint. Aber ich glaube, daß eine nähere Kenntnis der Arzneiwirkung Ihnen eher die Schwierigkeiten der Behandlung gezeigt hat, die ich eben zum Schluß mit ein paar Beispielen belegte, als daß es Sie zur Behandlung in scheinbar einfachen Fällen verleiten könnte. Denn ich bin der Meinung, daß jede Vertiefung unserer Kenntnisse ganz allgemein von Nutzen ist, daß sie unserem Handeln unter allen Umständen Kritik zuführt, und ich hoffe mich von einer allzuoberflächlichen Behandlung des Gegenstandes ferngehalten zu haben, wenn wir hier auch freilich nicht auf einer Basis aufbauen konnten, wie sie das systematische Studium der Medizin gibt. — Vielleicht haben Sie aus unseren gemeinsamen Betrachtungen einzelne Gesichtspunkte kennen gelernt, die Ihnen für Ihr späteres Arbeiten von Nutzen sein können und Sie vor Substanzen warnen, deren Schädigungen Sie sich häufig aussetzen müssen. Erfahrungsgemäß nützt die allgemeine Kenntnis vom Giftcharakter wenig in der Verhütung von Unglücksfällen, denn das stete Hantieren mit solchen als Gifte bekannten Körpern führt zu einer Unterschätzung der Gefahr, wenn bisher eine Schädigung sich nicht bemerkbar machte. Nur die nähere Kenntnis des Zustandekommens einer Giftwirkung bewahrt uns vor den schädlichen Folgen und lernt uns die Gefahr erkennen und beherrschen. Und Sie werden auch Ihre Angestellten mit mehr Nachdruck auf die Gefahren aufmerksam machen können, wenn Ihnen Genaueres darüber bekannt ist.

Lassen Sie uns zum Schluß noch einen Blick auf die erste Hilfe bei Vergiftungen werfen, weil in sehr vielen Fällen ein rasches Eingreifen allein den Erfolg bedingt. Im allgemeinen müssen wir uns von jeder Art von Eingriff hüten, der selbst eine Schädigung darstellt. Wir werden also nicht etwa bei Säurevergiftung sofort eine Lauge zuführen, denn sonst würden wir der ersten Schädigung eine zweite hinzufügen. Daß wir im allgemeinen von einer chemischen Vernichtung der Gifte Gebrauch machen werden, ist selbstverständlich. Zunächst werden wir z. B. bei Säureverätzung die schädliche Konzentration des Ätzgiftes herabsetzen, indem wir viel Wasser zu trinken geben. Von chemischen Neutralisationsmitteln wenden wir einen Alkaliüberschuß an, der selbst nicht ätzt, d. h. Magnesia usta. Bei Laugenverätzung ist ebenfalls Verdünnen am Platze. Zur Neutralisation dient eine schwache Säure, Essig verdünnt, nicht etwa Essigsäure; Metalle schlagen wir in unlöslicher Form nieder, durch Magnesia usta, durch Karbonate, oder wie es Sie die Chemie lehrt, z. B. Blei durch Glaubersalz, Silber durch Kochsalz. Außerdem geben wir Eiweiß als Hühnereiweiß oder als Milch bei allen Metallvergiftungen. Doch stellt die Milch aus leicht begreiflichen Gründen nur dort ein wirksames Gegenmittel dar, wo ein Ätzgift vorliegt, dem wir totes Eiweiß zum Festlegen darbieten anstatt des lebendigen des Gewebes. Dagegen geben wir bei allen in Öl löslichen Giften keine Milch, weil wir sonst die Aufnahme z. B. eines unlöslichen Körpers begünstigen würden, wenn wir ihn in lösliche Form überführten. Besonders gilt dies vom Phosphor, dann sind Milch und Öl, z. B. Rizinusöl von Schaden. Bei Phosphorvergiftung ist Cuprum sulfuricum am Platze, welches reduziert den Phosphor einhüllt. Öl aber werden wir zuführen, wenn wir in ihm ein so gutes Lösungsmittel vor uns haben, daß der Giftstoff nicht mehr an wäßrige Flüssigkeiten abgegeben wird; wie bei der Einnahme von Karbol und Lysol. Dann heben wir die Ätzwirkung durch Einführen von Öl kurzerhand auf. Bei Alkaloiden geben wir Gerbsäuren, um sie niederzuschlagen oder auch verdünnte Kaliumpermanganatlösung, um sie zu zerstören. Immer aber handelt es sich bei diesen fällenden Substanzen um das provisorische Festlegen des noch nicht aufgenommenen Giftstoffes, wir müssen uns daher darüber klar sein, daß wir dadurch dem schon aufgenommenen Gifte nicht steuern können und ebenso nicht einer späteren Aufnahme des provisorisch gefällten. Denn durch die Verdauungsvorgänge können auch unlösliche Verbindungen aufgeschlossen werden und später noch giftig wirken. Es ist also notwendig den Magen auch nach Eingabe des Gegengiftes noch zu waschen, was durch Magenspülung geschieht, und zwar mit reichlichen Mengen Wasser. Denn wir dürfen uns nie auf das quantitative Arbeiten des Erbrechens verlassen. Sind giftige Gase in die Lunge eingedrungen, so ist natürlich erstes Erfordernis — wie immer —, der weiteren Giftaufnahme zu steuern, das heißt, für die Zufuhr von frischer Luft zu sorgen. Bei Atemstillstand muß in allen Fällen künstliche Atmung eingeleitet werden, und zwar so lange, bis ein Arzt zur Stelle ist, der dann über die weitere Fortsetzung entscheidet. Die Maßnahmen zur künstlichen Atmung sind dabei folgende: Man entfernt Fremdkörper aus dem Munde, künstliche Gebisse, eingedrungenen Schmutz, Erbrochenes, letzteres durch Auswischen. Dann zieht man die Zunge mit einem Tuche hervor und hält sie dauernd vor den Zähnen fest, damit der Kehlkopfeinhang frei bleibt. Dann wird der Patient auf den Rücken gelegt, eine Rolle, etwa Kleider, unter das Kreuz geschoben, und mit der künstlichen Atmung begonnen. Diese erfolgt dadurch, daß abwechselnd ein Druck auf den Brustkorb des Patienten ausgeübt, dann wieder der Brustkorb entlastet wird. Auf diese Weise treibt man die Luft aus der Lunge aus, dann dringt wegen der Elastizität des Brustkorbes wieder frische Luft in die Lungen. Zum Ausüben dieses Druckes benutzt man die Arme des Patienten. Man hebt sie, bis die Ellbogen rechts und links neben dem Kopfe des Patienten liegen, dann legt man sie nebeneinander auf den Brustkorb, daß die Ellenbogen in der Gegend des Herzens und des Magens zu liegen kommen. Dies geschieht ungefähr 16 mal in der Minute. Ist man zur Vornahme der künstlichen Atmung allein, so kniet man über dem Patienten rechts und links neben seinem Bauche nieder, indem man sein Gesicht dem Kopfe des Patienten zuwendet und faßt die beiden Arme des Patienten am Unterarm dicht neben dem Ellenbogen und führt dann die Bewegungen in der oben geschilderten Weise aus. Stehen zwei Personen zur Verfügung, so stellt sich jede neben den Patienten auf, faßt mit einer Hand das Handgelenk, mit der anderen den Ellenbogen des Patienten und macht nun nach Kommando die Bewegungen. Künstliche Atmung muß eventuell durch Stunden fortgesetzt werden; Sie werden einsehen, daß dies mit einer gewissen Anstrengung verknüpft ist; daher ist es zweckmäßig, den Patienten auf einen schmalen Tisch zu legen, damit man bei der Vornahme der Bewegungen stehen kann. Auch ist es gut, für Ersatz zu sorgen.

M. H.! Auch wenn Ihnen die einzelnen Maßnahmen nicht geläufig bleiben sollten, so werden diese Betrachtungen Sie doch mit solchen Dingen etwas vertrauter gemacht haben, und Sie werden bei Unglücksfällen nicht einem neuen Unbekannten gegenüberstehen, sondern es wird Ihnen manches wieder in Erinnerung kommen, was sie hier gehört haben. Und Sie können schon deswegen, weil Sie wissen, welche Maßnahmen wohl notwendig werden können, in dem Sinne die Heilbestrebungen unterstützen, daß sie organisatorisch tätig sind. Eine Person läuft zum Arzt, eine andere sorgt für reichlich warmes Wasser zur Magenspülung, 10—20 Liter, eine dritte sorgt für Wärmflaschen, es wird ein genügend großer Tisch bereit gehalten zur künstlichen Atmung, Beleuchtung wird vorbereitet und dafür gesorgt, daß nicht alle Personen nach Ankunft des Arztes fortlaufen, froh die Verantwortung los zu sein. Und wenn Sie bei Unglücksfällen in dieser Weise sich betätigen, so werden Sie viel zur Rettung eines sonst verlorenen Lebens beitragen können. Und Sie werden vielleicht als Ergebnis der Beschäftigung mit den Wirkungen von Giften etwas besitzen, was die Hauptsache bei Unglücksfällen ist, Ruhe und Besonnenheit.

Sachverzeichnis.

(Vorlesung = römische Ziffer; Seite = arabische Ziffer.)
Die Stoffe sind mit deutschem Namen aufgeführt; z. B. Phenol oder Karbol, nicht Acidum carbolicum.

Die Gifte in der Weltgeschichte. Toxikologische, allgemeinverständliche Untersuchungen der historischen Quellen von Prof. Dr. L. **Lewin**. 1920.
Preis M. 56.—; gebunden M. 68.—.

Die Kohlenoxydvergiftung. Ein Handbuch für Mediziner und Unfallrichter. Von Prof. Dr. **L. Lewin.** Mit einer Spektrentafel. 1920.
Preis M. 60.—.

Handbuch der experimentellen Pharmakologie. Bearbeitet von hervorragenden Fachgelehrten. Herausgegeben von **A. Heffter**, Professor der Pharmakologie an der Universität Berlin. In drei Bänden. Zuerst erschien: Band II, 1. Hälfte. Mit 98 Textabbildungen. 1920. Preis M. 48.—.

Die zweite Hälfte des II. Bandes erscheint in Kürze. Der Erwerb der ersten Hälfte verpflichtet zur Abnahme der zweiten. Auch der erste und dritte Band werden in absehbarer Zeit zur Ausgabe gelangen.

Einfaches pharmakologisches Praktikum für Mediziner. Von Prof. **R. Magnus**, Utrecht. Mit 14 Abbildungen.
Mit Schreibpapier durchschossen Preis etwa M. 15.—.

Der Gang der qualitativen Analyse. Für Chemiker und Pharmazeuten bearbeitet von Prof. Dr. **F. Henrich**, Erlangen. Mit 4 Textabbildungen. 1919. Preis M. 2.80.

Anleitung zur qualitativen Analyse. Von Geh. Regierungsrat Dr. **E. Schmidt**, Marburg. Achte Auflage. 1919. Preis M. 5.—.

Praktikum der quantitativen anorganischen Analyse. Von **Alfred Stock** und **Arthur Stähler.** Dritte, durchgesehene Auflage. Mit 36 Textfiguren. Preis M. 16.—.

Qualitative Analyse auf präparativer Grundlage. Von Prof. Dr. **W. Strecker**, Greifswald. Mit 16 Textfiguren. 1913. Preis M. 5.—.

Einführung in die Chemie. Ein Lehr- und Experimentierbuch von **Rudolf Ochs.** Zweite, vermehrte und verbesserte Auflage. Mit 244 Textfiguren und 1 Spektraltafel. Gebunden Preis etwa M. 48.—.

Hierzu Teuerungszuschläge.